古今 解酒醒酒妙方

GUJIN JIEJIU XINGJIU MIAOFANG

第 2 版

主 编　黄世敬　崔翰明

编 者　（以姓氏笔画拼音为序）

陈宇霞　崔翰明　黄世敬

雷小明　王家龙　张　颖

张盈颖　张秋艳　黄世敬

U0293532

河南科学技术出版社

·郑州·

内容提要

本书在第1版的基础上,经系统整理、进一步修订和完善而成。全书分概述、各论上下两篇。概述从制酒、饮酒及健康的角度,阐述了酒的理化性质,酒精分类、含量、代谢、血中浓度、限度,食用酒基本分类,饮酒与健康,防醉与解酒等基本概念和基础知识。各论对常用醒酒药、效验方,根据主材按食物(蔬菜、水果、其他)、药物(中药及成方制剂)等逐一介绍了其来源、性味归经及解酒醒酒功用,并对食物和中药按文献辑萃、现代研究、解酒方选及成方制剂的组成、功效、适应证、使用注意等进行了说明。本书内容全面,资料翔实,层次清晰,实用性强,对饮酒健康及卫生保健具有较大的参考意义,可供临床医师、研究人员、中医药爱好者参考。

图书在版编目(CIP)数据

古今解酒醒酒妙方/黄世敬,崔翰明主编. —2版.
—郑州:河南科学技术出版社,2019.1
ISBN 978-7-5349-9318-3

Ⅰ.①古… Ⅱ.①黄… ②崔… Ⅲ.①醇中毒—验方
Ⅳ.①R289.51

中国版本图书馆 CIP 数据核字(2018)第 245361 号

出版发行:河南科学技术出版社
北京名医世纪文化传媒有限公司
地址:北京市丰台区丰台北路 18 号院 3 号楼 511 室 邮编:100073
电话:010-53556511 010-53556508
策划编辑:焦 赞
文字编辑:韩 志
责任审读:周晓洲
责任校对:龚利霞
封面设计:中通世奥
版式设计:王新红
责任印制:陈震财
印 刷:河南瑞之光印刷股份有限公司
经 销:全国新华书店、医学书店、网店
开 本:850 mm×1168 mm 1/32 印张:8.75 字数:187 千字
版 次:2019 年 1 月第 2 版 2019 年 1 月第 1 次印刷
定 价:39.00 元

如发现印、装质量问题,影响阅读,请与出版社联系并调换

作 者 简 介

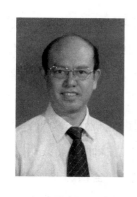

黄世敬，博士，主任医师，研究员，教授，博士生导师。中国中医科学院广安门医院中药研发中心主任。兼任中国中药协会科技交流与合作专业委员会副主任委员、世界中医药联合会脑病分会常务理事、中华中医药学会神志病分会常务委员、中国医疗保健国际交流促进会中医药质量优化分会常务委员、中国性病艾滋病防治协会理事、世界中医药联合会艾滋病分会常务理事、国家自然科学基金评审专家、第三届中医药名词审定委员会委员等职。主持完成国家自然科学基金课题3项、国家科技重大专项课题2项，参与国家支撑计划、创制新药专项、国家自然科学基金、国家科技重大专项等课题10余项，主持或参与其他各级各类课题20多项。主编专著6部，副主编及参编专著10余部，在国内外发表论文100余篇，获中华中医药学会学术著作二等奖、中国中西医结合学会科学技术二等奖、中国中医科学院科学技术三等奖各1项。

前　言

　　许多人会在某些场合，因为某些原因饮酒，特别是节假日、喜庆或交际场合。在中国传统文化中，酒是友情和亲情的媒介。适当饮酒，有益于健康，但是饮酒不当或过量饮酒不仅有损于身体健康，还可能危害公共安全，影响社会和谐。本书旨在帮助饮酒相关人士建立对饮酒的正确认识，科学普及饮酒的相关知识，以避免或减少酒的危害，而并非提倡大众饮酒。因此阅读者需根据自身具体情况，全面考虑，对于饮酒做出合理判断。由于科学研究进展迅速，本书根据相关文献研究进行整理，内容存有错谬之处，敬请读者批评指正。

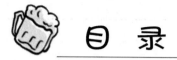

目　录

下篇　各　论

上 篇

概 述

第一章 酒的基本知识

一、酒的理化性质

(一)物理性质

酒的主要功能成分是乙醇,俗名酒精。乙醇化学式是C_2H_6O,分子量46.07,为无色澄清液体;有特臭,味灼烈;易挥发,易燃烧,燃烧时现淡蓝色火焰,同时释放出大量的热能。相对密度(水=1):0.789,熔点,−114.3 ℃;沸点,78.4 ℃;pKa,15.9;黏度(20.0 ℃),1.200 mPa·s(cP);饱和蒸气压(19 ℃),5.33 kPa;燃烧热,1365.5 kJ/mol;闪点,12 ℃;爆炸上限(V/V),19.0%;爆炸下限(V/V),3.3%。乙醇能跟水以任意比例互溶,也可混溶于醚、氯仿、甘油等多数有机溶剂。

(二)化学性质

乙醇可以看作是乙烷分子里的一个氢原子被羟基(—OH)取代后的产物,是具有一个羟基的2碳饱和醇。

1. 乙醇的可电离性 乙醇分子中含有可极化的氧氢键,电离时生成烷氧基负离子和质子。乙醇pKa=15.9,与水相近。乙醇的酸性很弱,但是电离平衡的存在足以使它与重水之间的氢同位素迅速进行交换。因为乙醇可以电离出极少量的质子,可以和少数金属(碱金属为主)反应,生成醇盐和氢气,醇盐遇水则迅速水解生成醇和碱。

2. 乙醇的氧化反应 乙醇在催化剂铜(Cu)或汞(Ag)的作用下加热可被氧化成为乙醛(工业中制备乙醛的方法)。乙醇经过氧化作用,依其氧化方式和氧化强弱程度而逐步变化为乙醛、乙酸,最后变为二氧化碳(CO_2)和水。酒精中毒的罪魁祸首通常被认为是有一定毒性的乙醛(由摄入的乙醇经乙醇脱氢酶的催化而来),而并非喝下去的乙醇。

3. 酯化反应 酒精与无机酸反应生成无机酸酯,与有机酸作用生成有机酸酯。"酸"脱"羟基","醇"脱"羟基"上的"氢",生成水和酯。

4. 与氢卤酸反应 乙醇可以和卤化氢发生取代反应,生成卤代烃和水。

5. 消去反应(分子内脱水反应) 乙醇在有浓硫酸作催化剂的条件下,加热到170 ℃即生成乙烯,并脱去一分子水。

6. 分子间脱水反应 如果把乙醇和浓硫酸共热的温度控制在140 ℃,乙醇将以另一种方式脱水,即每两个乙醇分子间脱去一分子水,反应生成的是乙醚。

(三)生化性质

酒精具有一定的杀菌作用。其原理为酒精的脱水作用使菌体蛋白凝固,失去生命活力而死亡。常配置75%(V/V)酒精溶液为杀菌剂,因该浓度时杀菌能力最强。酒精极易被人体的消化道吸收,吸收后迅速分解,放出热量。饮用适量酒精性饮料,能使人的循环系统发生一定兴奋效能,对消化系统也能产生一种良好作用,可刺激食欲,促进胃酸分泌,有助于食物营养的吸收。但饮用过量后,对人体有麻醉作用;饮用大量酒精,对肝细胞和神经系统有毒性,重者会造成死亡。

二、酒精分类

酒精产品按用途可分为食用酒精、医药用酒精、工业酒精、无水乙醇和变性燃料乙醇等不同品种。按产品质量分类方法,食用酒精分为特级食用酒精、优级食用酒精和普级食用酒精;工业酒精也可分为优等品、一级品、合格品、粗酒精;化学试剂用乙醇(化学试剂乙醇)常分为优级纯、分析纯、化学纯等。

食用酒精是以谷物、薯类、糖蜜或其他含糖类可食用农作物为原料,经发酵,蒸馏精制而成,常作为供食品工业使用的原料酒精。

食用酒精的感官要求

项目	特级	优级	普通级
外观	无色透明		
气味	具有乙醇固有的香气,无异味		
口味	纯净,微甜	纯净,微甜	较纯正

食用酒精的理化要求

项目	特级	优级	普通级
色度/号	≤10		
乙醇/%(体积分数)	≥96.0	≥95.5	≥95.0
硫酸试验/号	≤5	≤10	≤60
氧化时间/min	≥40	≥30	≥20

（续　表）

项目	特级	优级	普通级
醛（以乙醛计）/mg/L	≤1	≤3	≤30
甲醇/mg/L	≤2	≤50	≤150
正丙醇/mg/L	≤2	≤35	≤100
异丁醇＋异戊醇/mg/L	≤1	≤2	≤30
酸（以乙酸计）/mg/L	≤7	≤10	≤20
酯（以乙酸乙酯计）/mg/L	≤10	≤18	≤25
不挥发物/mg/L	≤10	≤20	≤25
重金属（以 Pb 计）	≤1		
氰化物（以 HCN 计）[①]	≤5		

①以木薯为原料的产品，其他原料制成的食用酒精则无此要求

三、酒精代谢

酒精在体内的代谢 90％在肝中进行。少量酒精可在进入人体之后，马上随肺部呼吸或经汗腺排出体外，绝大部分酒精在肝中先与乙醇脱氢酶（ADH）作用，生成乙醛，乙醛对人体有害，但它很快会在乙醛脱氢酶（ALDH）的作用下转化成乙酸，乙酸可进一步氧化成二氧化碳和水，同时提供人体需要的热量。酒精在人体内的代谢速率是有限度的，如果饮酒过量，酒精就会在体内器官，特别是在肝和大脑中积蓄，积蓄至一定程度即出现酒精中毒症状。（下图为乙醇在肝中代谢的过程）

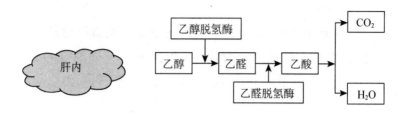

四、酒精含量计算

酒精含量计算公式:酒精量(g)=饮酒量(ml)×酒精含量%(V/V)×0.8(g/ml)。

一般来说,1 g 酒精相当于 25～40 ml 啤酒、8～10 ml 黄酒、5～12 ml 葡萄酒、3～7 ml 保健酒、2～3 ml 白酒。有报告显示,男性如果每天酒精摄入量大于 20 g,随着饮酒量增加,收缩压和舒张压均会升高。如果每天饮酒量超过 100 g(相当于白酒 4 两),发生高血压的危险会增加 3～4 倍。从健康安全饮酒的角度考虑,人们每天摄入的酒精量应有限度。具体为:男性饮酒量应控制在每天不超过 2 杯,女性和轻度肥胖者每天不超过 1 杯。在这里,1 杯酒的量相当于啤酒 250 ml,酒精度 12 度的葡萄酒 125 ml 或酒精度 50 度的烈性酒 40 ml。

五、血液内酒精浓度计算

血液中的酒精浓度计算公式:血中酒精浓度(g/

1000ml，即‰）＝饮入酒精量（g）/饮者体重（kg）×系数 r。其中：系数 r 一般取 0.75。

在日常生活中，成人饮酒后可按下面方法进行估算血液中酒精浓度：20 mg/100 ml 大致相当于一杯啤酒；80 mg/100 ml，则相当于 3 两低度白酒或者 2 瓶啤酒；100 mg/100 ml，大致相当于半斤低度白酒或者 3 瓶啤酒。

李时珍在早期就指出："过饮伤胃败胆，丧心损寿，甚则黑肠腐胃而死。"所以饮酒一定要有限度，小量有益健康，过量损伤身体。

有人将血液中酒精浓度对应于人的不同精神状态：

如果血清浓度是万分之二（20 mg/100 ml），就是喝二两低度白酒的时候是最好的。此时人精神兴奋，语言增多，情绪愉快，表现得像君子，这是最佳状态。——君子状态！

如果喝到万分之四（40 mg/100 ml），人就像孔雀开屏，喜欢吹嘘、炫耀自己，展示自己，滔滔不绝。——孔雀状态！

如果喝到万分之八（80 mg/100 ml），人会变得目中无人，爱吹嘘而且骄傲，脾气也变大了。这个人就觉得力大无比，想跟人打架，这个阶段人就像狮子。——狮子状态！

如果还接着喝，喝到万分之十二（120 mg/100 ml），就上蹿下跳，成了猴子状态，失去自控能力；不该说的说了，不敢办的事也敢办了。酒后误事就是在猴子阶段。——猴子状态！

再接着喝，超过万分之十六，就变成了狗熊状态，就睡觉了。这时候体内的酒精浓度为 160～200 mg/100 ml。此时人思维混乱、语无伦次，然后昏睡，甚至出现昏迷或死亡。——狗熊状态！

六、摄入酒精限度

本部分所提及的摄入酒精的限度,是指在一定限度内对人体健康是相对安全的。由于个体差异,这个限度并不能完全避免酒精带来的危害,应根据个人实际情况选择参考。

国际酒精政策中心(ICAP)的饮酒指南显示:每天饮酒不超过 20 g 酒精(为各国饮酒指南中建议量的较低值)。此外,世界卫生组织国际协作研究还指出:男性安全饮酒的限度是每天不超过 20 g 酒精,女性每天不超过 10 g 酒精。不论什么性别,每周应至少有 2 天滴酒不沾。美国国家酒精滥用与酒中毒研究所(NIAAA)也向人们发出以下忠告:男性不管是每天喝酒,或是每周喝一两次,或是偶尔喝一次,纯酒精的单次摄入量不应超过 30～40 ml,女性不要超过 20～30 ml。并指出对酒精的敏感度和耐受度存在一定程度的个体差异,因此要制定出一个饮酒的安全标准是比较困难的。澳大利亚的饮酒指南,将长期和短期损害减至最小的建议量。男性一天平均不超过 4 标准杯,并且每周不超过 28 标准杯;任何一天不超过 6 标准杯;每周有 1～2 天不饮酒。女性,一天平均不超过 2 标准杯,并且每周不超过 14 标准杯;任何一天不超过 4 标准杯;每周有 1～2 天不饮酒。(注:1 标准杯含 10 g 酒精,且这些饮酒应当分布在几个小时内,缓慢饮酒可以减少醉酒的可能。)中国营养学会制定的《中国居民膳食指南》中建议,每天不超过低度白酒(38 度)50 ml(1两)所含的酒精量为适量,约相当于葡萄酒 150 ml(1 杯),啤酒 450 ml(1 瓶)。目前多数国家制定的膳食指南都是原则性地强调适量饮酒,建议不要养成长期饮酒的习惯。

我国部分医学专家的观点:流行病学研究表明,每日饮少量酒能降低部分人群冠心病的患病率和病死率。适量饮酒能缓解紧张,改善情绪,有助于人际交往。按我国标准为每日饮酒不应超过 15 g 酒精,但鉴于酒精成瘾的潜在性,即使适量或少量饮酒,由于时间的积累亦可能产生危害,因此并不提倡每日饮少量酒来减少冠心病。

上述建议量应基于假定饮酒者未服用药物,无酒精相关疾病家族史,身体状况良好,没有饮酒会加重的有关疾病,年龄不低于 18 岁,没有怀孕,也没有打算去从事危险活动或要求技能的活动(如开车、飞行、水中运动、滑雪、使用复杂或重型设备、高空作业等)。上述建议仅适用于一般身高和体重者(50 kg,160 cm),如果身高和体重低于标准者,饮酒量也应低于此建议水平。(注:上述各种的酒精量与不同度数酒的酒量换算如下表所示)

不同度数的酒(%vol,即体积浓度)	酒精量				
	10 g	15 g	20 g	25 g	30 g
5	250 ml	375 ml	500 ml	625 ml	750 ml
10	125 ml	187.5 ml	250 ml	312.5 ml	375 ml
15	83.33 ml	125 ml	166.67 ml	208.33 ml	250 ml
20	62.5 ml	93.75 ml	125 ml	156.25 ml	187.5 ml
25	50 ml	75 ml	100 ml	125 ml	150 ml
40	31.25 ml	46.88 ml	62.5 ml	78.13 ml	93.75 ml
60	20.83 ml	31.25 ml	41.67 ml	52.08 ml	62.5 ml

另外,专家指出,夏天喝酒,白酒最多不能超 3 两,葡萄酒以 4 两为宜,啤酒每天别超 2 瓶。白酒中的成分很复杂,其主要成分为乙醇和水。一般来说,乙醇含量越高,酒度越烈,对人体越不利。除白酒外,还有许多种酒。例如,葡萄酒是低度酒,酒精度一般在 12 度左右,维生素和单宁类含量很丰富,并含有锰、锌、钼、硒等微量元素。少量饮用对心血管系统有益处。由于酒的种类较多,酒精度不一,人体差异也较大,所以饮用时应根据自身实际情况和酒精含量适量饮用。

第二章　食用酒基本分类

　　酒的种类繁多,风格各异,因其生产方法、酒精含量、商业习惯的不同,酒的分类方法众多。

一、以生产方法分类

　　1. 发酵酒　　又称酿造酒。是将制酒原料经糖化,发酵后,不蒸馏所产生的酒,如黄酒、果酒、啤酒、绍兴加饭酒等。

　　2. 蒸馏酒　　指用含糖原料经发酵后,须经蒸馏、陈酿、勾兑所得的酒。如中国白酒、白兰地、威士忌、伏特加、朗姆酒等。

　　3. 配制酒　　指以蒸馏酒、发酵酒或食用酒精为酒基,以食用动植物、食品添加剂作为呈香、呈味、呈色物质,改变了原酒基风格,经过调味配制而成的酒。如华台补酒、广台王酒、五加皮酒、劲酒等。

二、以酒精及糖含量分类

　　1. 按酒精含量分类

　　(1)高度酒:酒精度在 50 度以上者。以蒸馏酒为主,如茅台酒、伏特加等。

（2）中度酒：又称降度酒,酒精度为 40～50 度。以配制酒为主,如五加皮酒。

（3）低度酒:酒度在 40 度以下者。以发酵酒为主,如黄酒、各种果酒,以及保健酒都属低度酒。

2. 按酒的含糖量分类

（1）甜型酒:含糖 10％以上。

（2）半甜型酒:含糖 5％～10％。

（3）半干型酒:含糖 0.5％～5％。

（4）干型酒:含糖 0.5％以下。

三、以商品类型分类

我们在市场中选择购买的商品酒可基本划分为白酒、黄酒、果酒、啤酒和药酒五大类。读者可根据自己的喜好和身体状况进行选择,适量小酌。

（一）白酒

白酒是我国传统而独具特色的产品,是世界上独有的一种蒸馏酒,又叫作烧酒。因其酿造工艺和原料丰富多彩,酿制出的酒风味千姿百态。而白酒的风味是由酒的色、香、味三大要素组成,1979 年,我国在第三届全国评酒会上将白酒按香型进行划分,自此,白酒按照香型划分遂为国内广大消费者接受。

1. 白酒的风味（香型）分型和代表酒　目前,白酒的香型主要分为五种:酱香型、浓香型、清香型、米香型和其他香型(1993 年国家又颁布了"兼香型"和"凤香型")。前四种香型比较成熟,趋于标准化和定型化。除前四种香型外,还有不少具有独特风味的酒,其在香气、口味、工艺上不同于已定型的香型酒,每种酒都有自己特殊的工艺、风味。但目前又不能拿出定性定量的数据说明其化学组分,划定成型,进而恰如其分地表达其香型名称,如董酒(药香型)、西凤酒(凤香型)、白云边(兼香型)、玉冰烧(豉香型)、四特酒(特香型)等就是这样的酒。

事实上,酒香只是表面现象,是人们的直观感受,本质是成分的差异;因酿酒原料中的香味成分是多种多样的,酒曲不同,工艺亦不同,则酒的香味也会不断变化,不断增加,出现百花齐放的局面。

下面具体介绍五种香型及其代表名酒。

(1)酱香型:又称为茅香型,以贵州茅台酒为代表。酱香型的白酒酱香突出,香而不艳,郁而不猛,低而不淡,醇香幽雅,回味悠长;倒入杯中过夜香气久留不散,且空杯比实杯还香,令人回味无穷。这种香味又分前香和后香。所谓前香,主要是由低沸点的醇、酯、醛类组成,起呈香作用;所谓后香,是由高沸点的有机酸性物质组成,对呈味起主要作用,是空杯留香的构成物质。茅台酒是这类香型的楷模。启瓶时,首先闻到幽雅而细腻的芬芳,这就是前香;继而细闻,又闻到酱香,且夹带着烘炒的甜香,饮后空杯仍有一股类似香兰素和玫瑰花样的幽雅芳香,而且5~7天不会消失,美誉为空杯香,这就是后香。前香后香相辅相成,浑然一体,卓然而绝。此型白酒多由酱香酒、窖底香酒和醇甜酒等勾兑而成。本类酒发酵工艺最为复杂,所用的酒曲多为超高温酒曲。

(2)浓香型:又称泸香型,以五粮液(多粮酒)、泸州老窖(单粮酒)等为代表。浓香型的酒具有窖香浓郁,绵柔甘洌,香味协调,入口甜,落口绵,尾净余长等特点,这也是判断浓香型白酒酒质优劣的主要依据。构成浓香型酒典型风格的主体是己酸乙酯,这种成分香气突出且持久。浓香型白酒的品种和产量均属全国大曲酒之首,全国八大名酒中,五粮液、泸州老窖特曲、剑南春、洋河大曲、古井贡酒都是浓香型白酒中的优秀代表。此类酒发酵原料多为以高粱为主的多种原料,发酵采用混蒸续渣工艺,多用陈年老窖。浓香型白酒的香气成分主要是己酸乙酯和丁酸乙酯。泸州老窖酒的己酸乙酯比清香型酒高几十倍,比酱香型白酒高十倍左右。另外还含丙三醇,使酒绵甜甘洌。酒中含有机酸,起协调口味的作用。浓香型白酒的有机酸以乙酸为主,其次是乳酸和己酸,特别是己酸的含量比其他香型酒要高出几倍。另外酒中还有醛类和高级醇。在醛类中,乙缩醛含量较高,是构成喷浓香的主要成分。

(3)清香型:又称汾香型,以汾酒、衡水老白干为主要代表。清香型白酒酒气清香芬芳醇正,口味甘爽协调,酒味纯正,余味爽净,甘润爽口,醇厚绵软。主要香气成分是乙酸乙酯和乳酸乙酯,从含酯量看,它比浓香型、酱香型都要低,而且突出了乙酸乙酯,但乳酸乙酯和乙酸乙酯的比例协调,两者结合成为该酒主体香气,其特点是清、爽、醇、净。清香型风格基本代表了我国老白干酒类的基本香型特征。山西杏花村汾酒、衡水老白干、宝丰酒、特制黄鹤楼酒是这类香型的代表。本类酒多采用清蒸清渣发酵工艺,发酵采用地缸。

(4)米香型:小曲米酒,以清、甜、爽、净见长,以桂林三花酒为主要代表。米香型酒蜜香清柔,幽雅纯净,入口柔绵,落口爽洌,回味怡畅,给人以朴实纯正的美感。米香型酒的香气组成乳酸乙酯含量大于乙酸乙酯,高级醇含量也较多,共同形成其主体香。如果闻香的话,有点像黄酒酿与乳酸乙酯混合组成的蜜香。这类酒的代表有桂林三花酒、全州湘山酒、广东长东烧等小曲米酒。在桂林三花酒中,β-苯乙醇和乳酸乙酯这两种成分每百毫升高达 3 克,具有玫瑰的幽雅芳香。从酯的含量看,米香型酒中仅有乳酸乙酯和乙酸乙酯,基本上不含其他酯类。这是米香型白酒的特点之一。本类酒多以大米为原料,小曲为糖化剂。

(5)兼香型:又称为复香型或其他香型酒,它不属以上四种香型,或兼有以上两种主体香气的白酒,以西凤酒(凤香型)、董酒(药香型)和白沙液为代表。这类酒在酿造工艺上兼有清香型、浓香型和酱香型酒之不同特点,是在继承和发扬传统酿造工艺的基础上独创而成。兼香型白酒之间风格相差较大,有的甚至截然不同,这种酒的闻香、口香和回味香各有不同香气,具有一酒多香的风格。蒸馏工艺多采用串香法。以董酒为典型代表,酒质既有大曲酒的浓郁芳香,又有小曲酒柔绵醇和、落口舒适甜爽的特点,它的风格特点是香气馥郁,药香舒适,醇甜味浓,后味爽快。它的主要香气成分也是乙酸乙酯和乳酸乙酯,其次是丁酸乙酯,它的药香是以肉桂醛为主。在口味上,由于含酸量较高,而且有一定比例的丁酸,所以风味特殊,带有腐乳的香气,因为风格特异被人们称为董香型。

以上几种香型只是中国白酒中比较明显的香型,但是,有时即使是同一香型白酒,香气也不一定完全一样,就拿同属于浓香型的五粮液、泸州老窖特曲、古井贡酒等来说,它们的香气和风味也有显著的区别,其香韵也不相同,因为各种名酒的独特风味除取决于其主体香含量的多寡,还受各种香味成分的相互烘托、缀冲和平衡作用的影响。

下表列出15种曾荣获国家名酒称号的代表性白酒。

中国名酒一览

酒名	产地	获奖名称和时间	香型和特点
茅台酒	贵州仁怀县茅台镇	1915年获巴拿马万国博览会金奖 1985年获法国国际金质奖 1952年、1963年、1979年获第一届至第三届全国评酒会国家名酒称号 1984年、1989年获第四届、第五届全国评酒会国家金质奖	酱香型。酱香突出,幽雅细腻,酒体醇厚,回味悠长,香而不艳,酒度低而不淡,空杯留香,经久不散
汾酒	山西汾阳县杏花村	1915年获巴拿马万国博览会金奖 1952年、1963年、1979年获第一届至第三届全国评酒会国家名酒称号 1984年、1989年获第四届、第五届全国评酒会国家金质奖	清香型。酒液晶亮,清香幽雅,醇净柔和,回甜爽口,饮后余香悠长
衡水老白干	河北衡水	1915年荣获巴拿马万国博览会甲等金质大奖章 1992年67度老白干酒荣获香港首届食品博览会金奖 1992年47度精制老白干酒荣获中国名优酒博览会金奖 2004年衡水老白干为代表的"老白干香型"被国家标准委员会批准和认定 2008年衡水老白干酒的酿造技艺被文化和旅游部认定为"非物质文化遗产"	清香型。芳香秀雅,醇厚丰柔,甘冽爽净,回味悠长

酒名	产地	获奖名称和时间	香型和特点
五粮液	四川宜宾市	1915 年获巴拿马万国博览会金奖 1988 年获香港国际食品展国际金龙奖 1989 年获日本大阪"89 关西国际食品展"国际金奖 1963 年、1979 年获第二届、第三届全国评酒会国家名酒称号 1984 年、1989 年获第四届、第五届全国评酒会国家金质奖	浓香型。浓香突出,香气悠久,滋味醇厚,进口甘美.入喉净爽,各味谐调,恰到好处
泸州老窖特曲	四川泸州	1915 年获巴拿马万国博览会金奖 1990 年获第十四届巴黎国际食品博览会金牌奖 1952 年、1963 年、1979 年第一届至第三届全国评酒会国家名酒称号 1984 年、1989 年获第四届、第五届全国评酒会国家金质奖	浓香型。晶莹清澈,浓香飘逸、醇和纯正,绵甜甘洌,回味悠长
古井贡酒	安徽亳县减店集	1988 年获第十届巴黎国际食品博览会金奖 1963 年、1979 年获第二届、第三届全国评酒会国家名酒称号 1984 年、1989 年获第四届、第五届全国评酒会国家金质奖	浓香型。酒色清澈,滋味甘醇,浓郁芳香,回味悠长
剑南春	四川绵竹县	1988 年获香港第六届国际食品展金花奖 1979 年获第三届全国评酒会国家名酒称号 1984 年、1989 年获第四届、第五届全国评酒会国家金质奖	浓香型。无色透明,芳香浓郁,醇和回甜,甘洌爽净,余味悠长

（续　表）

酒名	产地	获奖名称和时间	香型和特点
洋河大曲	江苏泗阳县洋河镇	1915年获巴拿马万国博览会金奖 1979年获第三届全国评酒会国家名酒称号 1984年、1989年获第四届、第五届全国评酒会国家金质奖	浓香型。清澈透明,芳香浓郁,入口柔绵,鲜甜甘爽,醇厚圆净,回香悠久
象山牌桂林三花酒	广西桂林市	1963年、1970年获第二届、第三届全国评酒会国家名酒称号 1984年、1989年获第四届、第五届全国评酒会国家银质奖	米香型。清亮透明,蜜香幽雅,入口香醇柔绵,落口爽洌,余香绵绵,与湘山酒、长乐烧并称米香型小曲米酒中的"三魁"
湘山牌湘山酒	广西全州县	1963年、1970年获第二届、第三届全国评酒会国家名酒称号 1984年、1989年获第四届、第五届全国评酒会国家银质奖	米香型。清亮透明,蜜香浓郁,醇甜可口,落口净爽
西凤酒	陕西凤翔县柳林镇	1952年、1963年获第一届、第二届全国评酒会国家名酒称号 1984年、1989年获第四届、第五届全国评酒会国家金质奖	兼香型。香气纯正入口绵柔,落口甘爽,诸味协调,尾净香长
董酒	贵州遵义市郊董公寺	1963年、1970年获第二届、第三届全国评酒会国家名酒称号 1984年、1989年获第四届、第五届全国评酒会国家金质奖	兼香型。酒液晶莹透明,香气幽雅舒适,入口醇和浓郁,饮后甘爽味长,且有祛寒活络、促进血液循环、消除疲劳、宽胸顺气等功能
沱牌曲酒	四川射洪县	1989年获第五届全国评酒会国家金质奖	浓香型。窖香浓郁,清洌干爽,绵软醇厚,尾净余长

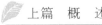

（续　表）

酒名	产地	获奖名称和时间	香型和特点
郎酒	四川古蔺县二郎滩	1984年、1989年获第四届、第五届全国评酒会国家金质奖	酱香型。酱香浓郁，醇厚净爽，幽雅细腻，回甜味长
特制黄鹤楼酒	湖北武汉市	1984年、1989年获第四届、第五届全国评酒会国家金质奖	清香型。清澈透明，清香纯正，入口醇厚绵软，后味爽口干净

2. 按生产工艺区分名品白酒　用曲酿酒是我国劳动人民的伟大创造,大约有四五千年的历史,早在周朝就设立了专门机构,指定专职官员管理酒的生产。《礼记·月令篇》记载了我国古代酿酒的方法:"秫稻必齐,曲蘗必时,湛炽必洁,水泉必香,陶器必良,火齐必得。"随着历史的发展,制曲和酿酒技术不断提高。如秦汉时期已由散曲发展到曲丸、曲饼、曲块。曲的质量也不断提高。古书《汉书·食货志》《齐民要术》《北山酒经》《清异录》等对制曲的原料、配方、工艺条件、成品鉴定都有详细的记载。

随着现代科学的发展,白酒的生产技术也取得了重大进步:进行人工培养老窖和防止窖泥退化的研究;总结了烟台白酒操作法与四川小曲酒操作法,推动了白酒工业生产的发展;采用了GC色谱法研究白酒中微量的香味组分,找到了一些名品白酒主型香型的组成成分,为提高白酒质量和科学管理生产提供了理论依据;在GC研究的基础上采用人工增香的酿造和勾兑工艺等。

在液态白酒生产方面,探索出"液态去杂,固态增香、固液勾兑"的新工艺;同时利用己酸菌和产酶酵母进行发酵增香,大大提高了液态白酒的质量。在小曲酒酿制方面,利用根霉菌与酵母菌培养制成混合曲来酿造小曲酒取得了显著的效果,为小曲酒机械化生产创造良好的条件;白酒生产机械化有很大发展,有效提高了名优白酒的产量,成功地解决了白酒降度的工艺与除浊问题。

另外,勾兑技术越来越受到人们的重视,不少厂家已采用完全自动化的勾兑方法,采用生料酿酒也取得了一定的经验。将耐高温酒精活性干酵母应用于酱香型白酒、清香型白酒、浓香型白酒、其他香型白酒酿造,均取得了成功的经验。但应该清醒地认识到,我国白酒生产中仍存在劳动强度大,机械化程度低,出酒率低,酒品质稳定性差,过分依赖经验和品调酒师等问题。白酒工艺上复杂的发酵机理,有益微生物的选育与利用,香味成分的定量测定及生产机械化等均有待进一步提高。

原料、酒曲、酿造和勾兑工艺等的差异共同决定了酒的香型,因此我们根据所用原料、酒曲和生产工艺的差异,将白酒分为固态发酵法白酒、固液结合发酵法白酒和液态发酵法白酒三类。

(1)固态发酵法白酒及其主要种类

大曲酒:以大曲为糖化发酵剂,大曲的原料主要是小麦和大麦,或加上一定数量的豌豆。大曲又分为中温曲、高温曲和超高温曲。一般用于固态发酵,大曲酒所酿的酒质量较好,多数名优酒均以大曲酿成。

小曲酒:小曲是以稻米为原料制成的,多采用半固态发酵,米香型白酒多是小曲酒。

麸曲酒:这是在烟台白酒操作法的基础上发展起来的,分别以纯培养的曲霉菌及纯培养的酒母作为糖化发酵剂,发酵时间较短,生产成本较低,现为多数酒厂采用。此种类型的酒产量最大,品质较差。

混曲法白酒:主要是大曲和小曲混用所酿成的酒。

其他糖化剂法白酒:这是以糖化酶为糖化剂,加酿酒活性干酵母(或生香酵母)发酵酿制而成的白酒。

(2)固液结合发酵法白酒及其主要种类

半固、半液发酵法白酒:这种酒是以大米为原料,小曲为糖化发酵剂,先在固态条件下糖化,再于半固态、半液态下发酵,而后蒸馏制成的白酒,其典型代表是桂林三花酒。

串香白酒:这种白酒采用串香工艺,使用大曲或大小曲共同发酵制成,其代表有四川沱牌曲酒、董酒等。还有一种香精串蒸法白酒,此酒在香醅中加入香精后串蒸而得。

勾兑白酒:这种酒是将固态法白酒(不少于10%)与液态法白酒或食用酒精按适当比例进行勾兑而成的白酒。

(3)液态发酵法白酒:又称"一步法"白酒,生产工艺类似于酒精生产,但在工艺上吸取了白酒的一些传统工艺,酒质一般较为淡泊;有的工艺采用生香酵母加以弥补。

此外还有调香白酒,这是以食用酒精为酒基,用食用香精及特制的调香白酒经调配而成。

3. 白酒的香型与工艺的关系　白酒的香型与其化学组分密切相关,这些化学组分都是不同原料经不同酒曲和发酵工艺后的产物。因此,原料不同、工艺不同、酒曲不同,酒的化学组分不同,香型不同。现将香型与工艺的关系综述如下。

（1）酱香型与生产工艺的关系：酱香型酒的代表茅台酒，原料有高粱（酿酒）、小麦（制大曲）；大曲工艺是高温曲（60℃以上），原料清蒸，采用七次发酵七次蒸酒，用曲量大（1∶1.2），入窖前采用堆集工艺，窖池是石壁泥底等，贮存期3年以上。

（2）浓香型与生产工艺的关系：浓香型酒则不同，原料虽然是高粱、小麦；制大曲则是中温（55～60℃），原料混蒸混烧，采用周而复始的万年糟发酵工艺，用曲量为20％左右。窖池是肥泥窖，为丁己酸菌等微生物提供了良好的栖息地，并强调百年老窖。泸州特曲、五粮液都号称是数百年老窖酿成，贮存期为一年。

（3）清香型与生产工艺的关系：清香型酒的代表汾酒，其原料除高粱外，制曲用大麦、豌豆，制大曲的温度较上两种低，不得超过50℃，并用清蒸工艺，地缸发酵等，贮存期也是一年。

（4）米香型与生产工艺的关系：米香型白酒其原料为大米，糖化发酵剂不是用大曲，而是传统的米小曲，发酵工艺特点属半液态法，而别的香型白酒多属固态法。发酵周期比用大曲者少1/5以上，仅7天左右，贮存期一般也较大曲酒少，仅3～6个月。

（5）其他香型与生产工艺的关系：其他香型白酒中，其工艺与上述4种香型不同，形成工艺绚丽多姿，各具特点，风格自成一家的门类。现仅列数种酒进行说明。国家名酒董酒采用大小曲工艺，制曲加入中草药，窖池既非肥泥、石窖，也不用地缸、瓦缸，而是用白垩土、石灰和猕猴桃藤的汁来筑窖，采用串香工艺制得董酒。贵州的平坝窖酒、匀酒虽也是大小曲工艺，有的加中药，有的不加，有的串香，有的无，窖池与董酒又不同,是肥泥窖,酒的风格与董酒亦不相同。西凤酒也是其他香型,但其制曲原料与汾酒相同,用大麦和豌豆,制曲温度较高,达到60℃,用曲量13%～16%,发酵不用地缸,用生泥窖,不强调老窖,发酵期比汾酒少10天,仅10～11天。致使酿制出的西凤酒具有酸、甜、苦、辣、香的特点。"泸头酱尾"的兼香型,顾名思义,其工艺特点既有浓香型又有酱香型,如白云边酒。所以,有的厂家干脆按比例分别生产酱香型酒和浓香型酒,通过将这两种酒相互勾兑,制得兼香型酒。也就是说,勾兑的比例要恰当,否则非浓非酱,又非浓头酱尾,也就谈不上浓酱兼有的风格特色。

综上所述,白酒香型的划分是相对的,而不是绝对的。凡酒虽同属一种香型,仍有自己的"小自由",即个性,风格特点。有人把白酒的香型比成京剧的流派,既有梅、尚、荀、程四大派,又允许四大流派中有支流,发展个性,形成新的流派,同时又允许四大流派之外,并存其他流派。一言蔽之,工艺与香型密切相关。随着科研的进步,工艺的改革,今后将会出现更多的新工艺,更多的新香型。

(二)黄酒

黄酒又称老酒,是我国生产历史悠久的传统酒品,已有四千多年历史,因其颜色黄亮而得名。酒精含量一般为15%～20%。黄酒也是用谷物酿造的。它与白酒的酿造方法完全不同,以糯米、黍米和大米为原料,经过蒸煮、糖化和发酵、压滤而成。因而较好地保留了发酵过程中产生的氨基酸、葡萄糖、糊精、甘油、矿物质、醋酸、醇、醛、酯等。据分析,黄酒可提供给人们的热量比啤酒和葡萄酒都高得多。黄酒中含有十多种氨基酸,大多数是必需氨基酸。据测定,每升黄酒中赖氨酸的含量,在中外各种营养酒类中最丰富,所以人们把黄酒誉为"液体蛋糕"。由于黄酒酒精含量远远低于白酒等蒸馏酒,不但营养丰富,且具补血气、助运化、舒筋活血、健脾益胃、祛风寒的功能,所以医学上广泛用于治病制药。如绍兴的加饭酒、状元红、即墨老酒等。黄酒的特点是酒质醇厚幽香,味道谐和鲜美,酒度适中,有很好的营养价值,且能养胃健脾,又是烹饪佳肴必不可少的佐料,根据黄酒中含糖量不同分为如下几类。

1. 干黄酒　含糖量小于 0.01 g/ml(以葡萄糖计)。"干"表示酒中含糖量少,糖分全部发酵变成酒精,故酒中的糖分含量最低。发酵温度控制比较低,酵母生长较为旺盛,发酵彻底,残糖量很低。

2. 半干黄酒　含糖量为 0.01～0.03 g/ml。"半干"表示酒中糖分未全部发酵成酒精,还保留了一些糖分。在发酵过程中要求较高,可长久贮藏,是黄酒中的上品。

3. 半甜黄酒　含糖量为 0.03～0.10 g/ml。该酒工艺独特,是用成品黄酒代水,加入发酵醪中,在糖化发酵开始之际,发酵醪中的酒精浓度就达到较高水平,在一定程度上抑制了酵母菌的生长速度,使发酵醪中产生的糖分不能完全转化成酒精,所以成品酒中的糖分较高。该酒酒香浓郁,味甘甜醇厚,为黄酒中之珍品。

4. 甜黄酒　含糖量为 0.10～0.20 g/ml。一般采用淋饭操作法,拌入酒曲,搭窝先酿成甜酒酿,当糖化至一定程度时,加入 40%～50%浓度的米白酒或糟烧酒,以抑制微生物的糖化发酵作用,酒精度较高。

黄酒质量的高低也按其色、香、味评定,色泽浅黄澄清,无沉淀物者为优,香气以浓郁者为优,味道以醇厚稍甜,无酸涩味者为优。

(三)啤酒

属于外来品,十九世纪末进入中国。是风行世界、男女老弱咸宜的大众饮料。它以大麦为原料,经过糖化,加入啤酒花发酵而成。啤酒是含酒精度数最低的一种酒,只有 3~5 度,拥有丰富的营养成分。除水和碳水化合物外,还含有酒花、蛋白质、二氧化碳、丰富的氨基酸、钙、磷和维生素等,能帮助消化、促进食欲,有清凉舒适感。据测定,一公升 12 度啤酒(啤酒瓶上所标的这种度数不是酒精度数,而是特指啤酒液中原麦汁重量的百分数,也就是糖度)相当于 770 g 牛奶或 210 g 面包的营养。因此,啤酒又素有"液体面包"之美誉。还因为啤酒花含有挥发性的芳香油,使啤酒兼备了特殊香气和爽口的苦味,因而有健胃、利尿和镇静的保健功效,而二氧化碳,使啤酒有消暑散热之功能。

啤酒的特点是有显著的麦芽和啤酒花的清香,味道纯正爽口;啤酒酒精含量低,不易醉人伤人,但含糖分高,因此糖尿病患者当忌之。啤酒虽然酒精度低,也切忌经常大量饮用啤酒。事实证明,经常大量饮用啤酒的人,可致心肌组织中出现脂肪沉积,心肌肥大,有"啤酒心"之称。

1. 根据啤酒是否经过灭菌处理分类

鲜啤酒又称生啤酒,没有经过杀菌处理,保存期较短,在 15℃下保存 3~7 天,口味鲜美。也是消费者所欢迎的"扎啤"。

熟啤酒:经过杀菌处理的啤酒,稳定性好,一般可保存 3 个月,但口味及营养不如鲜啤酒。

2. 根据啤酒的颜色分类

黄色啤酒:又称淡色啤酒,口味淡雅。目前我国生产的啤酒大多属此类,其颜色的深浅各地不完全一致。

黑色啤酒:又称浓色啤酒,酒色呈咖啡色,有光泽,口味浓厚,并带有焦香味,泡沫细腻。

白色啤酒:是以白色为全色的啤酒,酒精含量很低,适合不善饮酒的人饮用。

3. 根据啤酒中麦芽汁的浓度分类

低浓度啤酒:麦芽汁的浓度为 7～8 度。酒精含量为 2％左右。

中浓度啤酒:麦芽汁的浓度为 10～12 度。酒精含量为 3.1％～3.8％。

高浓度啤酒:麦芽汁的浓度为 14～20 度。酒精含量为 4％～5％。

4. 根据啤酒中有无酒精含量分类

含酒精啤酒。

无酒精啤酒。其特点是保持了啤酒的原有味道,又不含酒精。

5. 根据啤酒发酵工艺分类

上面发酵啤酒——采用上面酵母。发酵过程中,酵母浮到发酵面上,发酵温度 15～20℃。啤酒的香味突出。

下面发酵啤酒——采用下面酵母。发酵完毕,酵母凝聚沉淀到发酵容器底部,发酵温度 5～10℃。啤酒的香味柔和。世界上绝大部分国家采用下面发酵啤酒。我国的啤酒均为下面发酵啤酒,其中著名啤酒有青岛啤酒、五星啤酒等。

6. 根据生产方法分类

比尔森(Pelsen)啤酒,原产于捷克斯洛伐克,是目前世界上饮用人数最多的一种啤酒,是世界上啤酒的主导产品。中国目前绝大多数啤酒均为此种啤酒。它为下面发酵的浅色啤酒,特点为色泽浅,泡沫丰富,酒花香味浓,苦味重但不长,口味纯爽。

多特蒙德啤酒(Dortmunder beer)是一种淡色的下面发酵啤酒,原产于德国的多特蒙德。该啤酒颜色较深,苦味较轻,酒精含量较高,口味甘淡。

慕尼黑啤酒(Mumich dark beer)是一种下面发酵的浓色啤酒,原产于德国的慕尼黑。色泽较深,有浓郁的麦芽焦香味,口味浓醇而不甜,苦味较轻。

博克啤酒(Bock beer)是一种下面发酵的烈性啤酒,棕红色,原产地为德国。发酵度极低,有醇厚的麦芽香气,口感柔和醇厚,泡沫持久。

英国棕色爱尔啤酒(English Brown Ale)是英国最畅销的啤酒。色泽呈琥珀色,麦芽香味浓,口感甜而醇厚,爽口微酸。

司陶特(Stout)黑啤酒是一种爱尔兰生产的上面发酵黑啤酒。都布林 Guinmess 生产的司陶特是世界上最受欢迎的品牌之一。特点为色泽深厚,酒花苦味重,有明显的焦香麦芽味,口感干而醇,泡沫好。

小麦啤酒为在啤酒制作过程中添加部分小麦所生产的啤酒。此种啤酒的生产工艺要求较高,啤酒的储藏期较短。此种啤酒的特点为色泽较浅,口感淡爽,苦味轻。

7. 依照啤酒酿造过程的不同,可将啤酒分成五大族类

熟啤族:此类是我们最熟悉也是市面上出售最多的啤

酒,在包装上也无须另加标签说明身份。其制作过程是将麦芽浸泡至发芽,然后烘干、除根,再和白米一起粉碎处理后,经过糖化作用,再加入适量啤酒花,经过低温发酵、过滤后装瓶、装罐,然后在杀菌机内将啤酒酵母孢子杀死,就完成了熟啤酒,这种杀菌的啤酒稳定性较高,颜色也较深,通常可存放2~3个月。

生啤族:生啤族是指啤酒在制造过程中,无高温灭菌程序,也因为如此,使得生啤酒的风味较熟啤酒的风味更佳且更新鲜。但因酵母仍会持续发酵而使生啤酒口味有所改变,所以未经启封过的生啤酒也只能存放1~2周,过了这个期限,生啤酒很快就会变质,就不能饮用了。

黑啤族:顾名思义,黑啤酒就是要将麦芽放到太阳下先做日光浴,然后再进烤箱烘焙成黑美人,接下来的酿造过程就和其他啤酒一样了。

红啤族:红啤酒的历史比较短,大约是1997年才在市面上看到。这类啤酒介于熟啤酒与黑啤酒之间,做红啤酒时,麦芽烘焙的时间比黑啤酒短一些,颜色较近于琥珀色,故名为红啤酒。

冰酿啤族:仅听冰酿就知道它的酿造过程有清凉镜头的出现,没错!冰酿啤酒在第二次发酵时,经过大约-4℃的低温处理,这道程序可将第一次发酵时无法凝固的杂质凝固,然后去除,所以口感比较冰爽甜美。

(四)果酒

果酒是以水果为原料发酵而酿成的酒。各种果酒大都以果实名称命名。其特点是滋味甘美,色泽澄亮,有原料鲜果的特殊清香。由于葡萄酒的产量、质量和品种、名声都远远超过其他水果酒,自然也就成为果酒类的代表。由于葡萄酒不经过蒸馏过程,属于发酵酒类,因此较好地保留了鲜葡萄果实中的各种营养成分,同时在发酵和存贮过程中经一系列化学变化,又产生了对人体非常有益的新营养物质。这些成分共同形成了葡萄酒的特殊风味,也构成了其营养功能。葡萄酒中含有醇、酸、糖、酯类、矿物质、蛋白质、多种氨基酸和多种维生素。因此,适量饮用,非常有益于健康,不仅能滋补健身开胃和助消化,而且对心血管疾病、贫血、低血压、神经衰弱等症均有较好的保健效果。葡萄酒酒精含量较低,一般为 8~24 度,现在市场上出售的我国生产的葡萄酒大多在 12 度左右。

(五)药酒

属配制酒,中医称之为酒剂。药酒是中国的传统产品。明代李时珍的《本草纲目》中载有 69 种药酒,有的至今还在沿用。药酒品种繁多,功效各异,既有滋补功能,又有医疗效用。药酒剂量浓缩,针对性强,疗效快,服用简单,便于储藏和携带,所以被广泛应用于内科、外科和妇科等某些疾病。但由于酒性强,适用范围有一定的限度,有些病人不宜内服,在临床上应遵医嘱,切忌滥用。酒素有"百药之长"之称,其本身具有治疗疾病的作用。药酒是用白酒或黄酒,加入相应的药材,经过浸泡等不同加工技术制成的澄明液体。药酒按其作用不同大体可分为:

1. **滋补性药酒** 虽然对人体的某些疾病有一定的预防作用,但主要是滋补保健作用,促进身体健康。此类药酒多具有较好的色、香和独特的风味。

2. **治疗性药酒** 以治疗或预防疾病为主要作用,在配方上有不同要求。

第三章 饮酒与健康

国外有关专家对于饮酒益处的共识为：年龄超过 40 岁的男性和已过绝经期的女性，每天少量饮酒可以帮助预防冠心病。但是从不提倡通过饮酒来预防冠心病，因为健康的生活方式，如锻炼身体、戒烟、平衡膳食可以带来更大的好处。

《美国膳食指南 2005》中称大部分美国成年人都饮酒，应当将饮酒量控制在适度的范围内。同时该指南指出，中老年人每天饮酒 1～2 标准量（注：1 个标准量约 40 度白酒 40 ml），与最低的全因死亡率相关。与非饮酒者相比，每天饮酒 1～2 标准量的成年人患冠心病的危险性较低。相反，年轻人几乎无法从饮酒中获益，而且健康上的收益与年轻人饮酒带来的交通意外和死亡相比微不足道。远离慢性病、保持健康的措施包括健康膳食、体育运动、戒烟、维持健康的体重等，不能出于健康的考虑建议人们开始饮酒或多饮酒。

在《中国居民膳食指南》2016 年版中也明确提出，要"控糖限酒"。少年儿童、孕妇和乳母不应饮酒，成人如饮酒也应限量。男性饮酒每天的酒精摄入量不应超过 25 g，女性不应超过 15 g。同时指出高度酒含能量高，其他营养素含量低。若饮酒可少量饮用低度酒、果酒、啤酒、黄酒等。无节制地饮酒，会使食欲下降，食物摄入减少，以致发生多种营养素缺乏,严重时还会造成酒精性肝硬化。过量饮酒会增加患高血压、中风等危险,并可导致交通事故及暴力的增加,对个人健康和社会安定都是有害的。应严禁酗酒,有研究表明,酗酒与犯罪、车祸及慢性病患病率均高度相关。

1. **少量或适量饮酒有益健康**　酒给人体一定的热量,还有一定的营养价值。如葡萄酒含有人体需要的氨基酸、维生素等多种营养素,所含白藜芦醇具有抗氧化活性。

少量饮酒有益于心血管系统,轻中度饮酒者较不饮酒者和重度饮酒者,其冠心病的危险性为低。

适量饮酒能使小动脉血管扩张,促进血液循环。

适量饮酒有助于振奋精神,缓和忧虑和紧张心理,提高生活情趣。

适量饮酒能刺激胃酸分泌,增进食欲,提高消化能力。

保健酒因含有食药两用或国家批准使用的原料,而具有补益健身、理气活血、调节免疫、抗疲劳等功效。

2. **过量饮酒有害健康**　大量研究证实,过量饮酒会对身体健康造成伤害。酒精主要在肝内代谢,过量饮酒会损害肝,并刺激胃黏膜,产生恶心和呕吐症状,还可能导致神经组织缺血、缺氧,抑制中枢神经系统,引起头痛、昏迷等其他症状。

饮酒还可能导致酒依赖。酒依赖(酒成瘾)是指由于反复饮酒所致的对酒渴求的一种心理状态,连续或周期性出现,表现为经常需要饮酒的强迫性体验,对酒精的耐受性增加,出现戒断症状。

一、饮酒方式

酒是日常生活不可缺少的饮品,酒为谷物酿造之精华,能补益肠胃。饮酒与怡情增谊、养生保健、防病治病有着密切的联系。而饮酒方式是非常重要的,正确的饮酒方式对人体健康有着重要的保护和促进作用,能有效地调节和改善机体的代谢,预防许多疾病。因此,养成良好的饮酒方式有益于健康,而不适当的、或错误的饮酒方式则对人体危害极大。

(一)怡情增谊非"尽兴"

亲朋好友之间边谈笑边饮酒能给生活增添活力,拥有好的心情。因此,饮酒宜在欢乐的氛围中进行。对饮酒者而言,精神状态很重要,情绪低落、心情烦躁、郁闷、孤独时最好不要喝,独自喝闷酒更不可取,会损伤五脏六腑,对健康有很大危害。中国 55 个少数民族中,各民族都有自己的酒文化,没有不饮酒的,虽然饮酒者在各民族人口中占的比例、饮酒场合的多少及耗酒量的大小不同,但从总体上呈现出丰富多彩的特点。例如饮咂酒:这是古代遗留下来的独特的饮酒方式,西南、西北许多地方在喜庆日子或招待宾客时,人们就会抬出一坛酒,围坐在酒坛周围,每人手握一根芦管,斜插入酒坛吸吮酒汁,可达五到八个人。这种独特的饮酒方式,使饮酒时的气氛欢快热烈,加强了人与人之间的感情交流。"转转酒":这是彝族人特有的饮酒习俗,这个习俗来自一个动人的传说。在一座大山中,住着汉人、藏人和彝人三个结拜兄弟,一次,三弟彝人请两位兄长吃饭,米饭多了没吃完,结果吃剩的米饭在第二天变成了香味浓郁的米酒,米酒味道香醇,但又不多,三个兄弟都想将酒留给其他兄弟喝,于是你推我让,每人就喝一小口,从早转到晚,酒也没有喝完,后来神灵告知只要辛勤劳动,酒喝完后,还会有新的涌出来,于是三人就转着喝开了,一直喝得酩酊大醉。这就是"转转酒"的由来。其实所谓"转转酒",就是饮酒时不分场合地点,宾客皆围坐成一个一个的圆圈,一杯酒从一个人手中依次传到另一人手中,各饮一口。需要注意的是,饮酒切忌逞强好胜、饮得过猛过快。要按自己的速度饮酒,以饮用后身心愉悦为宜。不要去迎合别人的速度,要顾及自己肝对酒精的处理能力,而且也不要去强行劝人喝酒。"喝酒要尽兴"是旧观念,亲朋聚会,单位聚餐,宴请客户或贵宾,主人公纵情喝酒被认为性情开朗豪迈、潇洒倜傥,这不得不说是一种错误观念。尽管人们都能充分意识到过量饮酒会严重损害健康,但在他们的个人行动和潜意识中,纵情畅饮的痼疾仍在作怪。

(二)养生健体不过量

酒营养价值丰富,白酒中的成分是很复杂的,例如茅台酒,其中含有香味素就达 70 余种。这些物质中有不少是人体健康所必需的。但白酒由于含醇量高,人体摄入量受到一定的限制。黄酒是以大米和黍米为原料,经过长时间的糖化、发酵,易被人体消化吸收。黄酒含有糖分、糊精、有机酸、氨基酸和各种维生素等,具有很高的营养价值。特别是所含多种多量的氨基酸,如加饭黄酒含有十七种氨基酸,其中有七种是人体必需氨基酸,这是其他酒所不能比拟的。黄酒的发热量也较高,超过啤酒和葡萄酒。果酒也含有丰富的营养物质,以葡萄酒为例,除含有维生素 B_1、维生素 B_2 和十多种氨基酸等营养成分外,还含有维生素 B_{12}。喝葡萄酒有开胃、健身的作用。啤酒被人们称为"液体面包",一瓶啤酒含有30 g糊精、糖分及多种维生素和矿物质,可见其营养之丰富,是一种优良的饮料。啤酒饮用方式与白酒不同,许多人在饮用啤酒时,就跟饮用白酒一样,慢慢地饮,这种饮用方法是错误的。啤酒应该尽快喝完。为什么呢?因为啤酒刚倒入杯中时,啤酒的醇香和麦芽香是很浓郁、很诱人的,若放置时间过长,香气就会挥发掉。啤酒倒入杯中时,杯底升起细腻洁白的泡沫,是一串串很好看的二氧化碳气泡。酒内含有的这些二氧化碳饮入口中,能减少啤酒花的苦味,减轻酒精对人的刺激。而且若啤酒倒在杯内的时间过长,其温度上升,气体含量减少,此时啤酒苦味突出,失去爽快的感觉。奶酒又称乳酒,是中国北方蒙古、哈萨克等牧业区民族的传统饮料,在元代,马奶酒已成为宫廷国宴的饮料,至现代,蒙古族男女老幼皆喜饮马奶酒。科学研究证明,马奶酒含有丰富的营养成分,不仅能促进人体的新陈代谢、补肾活血、助消化,而且对胃病、气管炎、神经衰弱和肺结核等疾病有明显疗效。《鲁不鲁乞东游记》中记载的奶酒制法是:以马、牛、羊的乳汁发酵加工而成,把奶倒入一只大皮囊里,然后用根特制的棒开始搅拌,这种棒的下端像人头那样粗大,是挖空了的。当很快地搅拌时,马乳开始发气。提取出奶油,有辣味时,就可以当酒喝了。自然发酵而成的奶酒度数不高,不易醉。药酒中的各种补酒,由于分别含有人参、鹿茸、枸杞子、当归等补药,对人体的补益作用就更大了。但饮酒的关键在少饮,适当饮酒对身体有益,无限量饮酒则其害无穷。喜欢酒的人常常喝着喝着就喝多了,《饮酒指南》指出,健康饮酒应控制每天饮酒量不超过15 g酒精。不要每天大量喝酒,长期大量饮酒也可使缺血性中风危险性增加 20%～30%。啤酒是低酒度低糖分、富有营养的最佳饮料之一。但它毕竟含有一定量的酒精,适量饮用为佳。按酒精的含量来折算。一个 60 kg 体重的人,一天可饮用酒精含量 4 度的啤酒 1 瓶为宜。长期连续地狂喝暴饮,就会引起慢性酒精中毒。

(三)防病祛邪助药力

酒不仅可供日常饮用,还能作为防病治病的引子。酒与药物的结合是饮酒养生的经典范例。古人云"酒为诸药之长"。因为酒是一种良好的有机溶剂,中药的许多成分不能溶解于水里,却易溶解于酒精之中。而且酒精具良好的渗透性,容易进入药材组织细胞中,有助于提高浸出速度和浸出效果及药物有效成分的析出。酒精能防腐,可以杀菌,就是所谓的"杀百邪"。因此药酒都能保存数月甚至数年时间而不变质。酒还能行药势,使理气行血药物的作用得到更好地发挥,人们把一些药如人参、黄芪等放在酒里服用,借酒"通血脉",对许多疾病的治疗及预防有很好的效果。又由于酒可以让药力外达于表而上至于颠,因此能使各类滋补药物补而不滞,这给饮酒养生者带来极大的便利。此外,少量饮酒可促进血液循环,下海渔民常带酒出海、借酒御寒、通络。

(四)错误方式伤身体

1. 空腹无佐餐　空腹饮酒,特别是大量饮酒,易使胃肠黏膜受到严重损伤。中医学认为,酒为水谷之气,味辛甘,性热。空腹时,酒精便会直接刺激胃壁而引起胃炎,胃血管破裂后可引起呕血,长期空腹饮酒刺激还会导致胃溃疡。另外,空腹饮酒即使酒量不多,由于酒在胃内停留的时间很短且吸收量可达 90%以上,因此也易醉酒,严重可导致休克。

所以,空腹饮酒对人体的危害极大。因此在饮酒时一定要吃东西,不要"白口"喝酒,使酒精浓度降低,而且要慢慢地边吃边饮,延长饮酒时间,这样才能使酒对人体的危害降到最低。饮酒时,可选一些营养价值丰富的菜与之搭配食用,如瘦肉、豆类、牛奶、蛋类、花生米、鸡、鸭、鱼、排骨、豆腐等优质蛋白质食品都很适宜。还应多吃猪肝等动物肝脏,以提高机体对乙醇的解毒能力。但它们都是酸性食物,为保持体内酸碱平衡,还要吃些碱性食物,如各种新鲜蔬菜、水果等。蔬菜和水果中的抗氧化剂和维生素可保护肝脏,还会预防因摄取过多的脂肪而造成体内热量过剩,预防高血压、心脏病。胃内的食物会延缓酒精的吸收,使吸收速度降低,并对胃黏膜起一定的保护作用。但饮酒时要少吃或不吃凉粉及其制品。因为凉粉中含有白矾,其能减慢肠胃蠕动,延长酒在胃肠中停留的时间。这不但增加了人体对酒精的吸收,增加酒精对胃肠的刺激作用,同时,白矾也能减缓血液循环速度,血液中酒精滞留、积蓄,使人中毒。

2. 饮茶又吸烟 饮酒后千万不要喝茶,民间以茶解酒更是不科学不可取的。这是因为茶的主要成分是茶碱,茶碱能迅速发挥利尿作用,血液中的乙醇在利尿作用下进入肾,此时乙醇尚未来得及分解,乙醇对肾危害很大,泌尿系统会受到严重损害。如果吸烟与饮酒同时进行,危害更大。医学研究表明,酒精对心血管有很大的刺激,因为酒精能使血管扩张,而烟草中的尼古丁等成分又能让血管收缩,一张一缩,给心脏带来负担,易诱发心脑血管意外。而吸烟时产生的焦油溶于酒精,会随酒精吸附在消化器官黏膜上,不但影响消化器官功能,导致恶心呕吐,消化不良,而且消化器官黏膜长期在焦油刺激下,有癌变的可能。因此,应注意烟酒不能同时使用。

3. **酒温不当**　黄酒加温后饮用,口味更佳,一般以不烫口为宜。白酒一般是在室温下饮用,但是,稍稍加温后,酒中的一些低沸点辛辣成分,如乙醛、甲醇等挥发掉,口味会较为柔和,香气也浓郁。不同类型的葡萄酒适宜的饮酒温度不同。一般白葡萄酒为 $6\sim10℃$,香槟酒为 $6\sim7℃$,鲜红葡萄酒为 $10\sim13℃$,陈年红葡萄酒为 $14\sim18℃$。啤酒是一种低酒度的饮料酒,较适宜的饮用温度为 $5\sim10℃$。如果喝黑啤酒,可将酒置于冰箱内冻至表面有一层薄冰时喝。

4. **暴喝混饮**　酒有白酒、啤酒、果酒之分,从健康角度看,应缓饮细品,不要一口喝下一大杯酒。选你喜欢的酒喝,而不是选"够劲"的酒喝。以黄酒和红葡萄酒为优。法国人少患心脏病即得益于多饮葡萄酒。红葡萄酒中富含花青素类成分,此种物质可以抗氧化损失,保护血管。常饮红葡萄酒患心脏病的概率会降低一半。如果你喜欢喝鸡尾酒,你就应该缓慢地啜酒,含在嘴里细细品味,将喝一杯酒的时间拉长。这样,你就可享受酒的香味。酒不宜混饮,喝混酒容易醉,因为不同原料所产生的化学变化更容易伤害中枢神经。如喝了威士忌后,再喝葡萄酒,就容易醉了。不要直接喝烈酒,如白兰地、威士忌、伏特加等。烈酒不宜多饮,必要时可稀释后饮用。如果饮用量太大,易导致胃炎、多发性神经炎和胰腺癌等疾病的发生。喝酒时不要同时喝可乐、汽水等碳酸饮料,以免加快身体吸收酒精的速度。

二、饮 酒 量

我们知道,适当饮酒可以增加食欲,促进消化、补益肠胃、疏肝解郁,是一种养生保健方式。而过量饮酒可导致酒精性肝病、胃溃疡出血、高血压、心肌炎、神经系统损伤等一系列危害。所谓饮过量酒,就是饮入的酒精超过人体有关机能所能承受的程度。即适当饮酒对身体有益,过量饮酒则其害无穷。中国人酒的消耗量巨大,居世界前列,慢性嗜酒者日益增加,其中,成瘾者不在少数,酒精性肝病患者也相应增多。因此控制饮酒量是非常重要的,肝功能正常的人每日饮用多少酒精量比较安全呢? 事实上,饮酒量的多少主要取决于摄入酒精(乙醇)的量,而与酒的种类并无明显关系。乙醇含量的计算公式为:

乙醇(酒精)含量(克)=酒量(毫升)×酒精含量(%)×0.8(酒精比重)

一般认为健康成年男性每日饮用酒精量不要超过 30 g,女性每日饮用酒精量不要超过 20 g,这样才不至于对肝造成损害。最佳饮量:2～3 杯,换算成各种成品酒应为:60 度白酒 50 g、啤酒 1 kg、威士忌 250 ml。红葡萄酒虽有益健康,但也不可饮用过量。而患有慢性肝病、高血压、高脂血症、糖尿病的人及孕妇、青少年则应禁忌饮酒。另外,女性比男性更易受到酒精的影响,故应少喝,否则内分泌易紊乱导致月经不调甚至闭经。而且女性对酒精的毒性敏感,滥饮酒精的时间无需很久即可中毒。如果由于饮酒过量,健康已受到危害,就该限制酒精摄取量了。

总之,饮酒量需因人而异,少量或适量饮酒有益健康,过量饮酒有害健康。

三、饮酒时间

饮酒时间:根据人体的生物节律特点,体内的各种酶一般在下午活性较高,因此在晚餐时适量饮酒对身体的损伤较轻。

按人体生物钟,上午人体分解酒精的酶浓度低,会使血液中的酒精浓度升高,对肝、脑等器官造成较大伤害。而各种酶功能一般在下午活性较高,因此每天下午两点以后饮酒较安全,尤其适宜在晚餐时适量饮酒,此时因各类消化酶活性较强,对酒精分解较快,对身体损伤较小。所以喝酒在晚饭时(6 点左右)最好,而早晨和上午不宜饮酒。

一日之内最好不要喝两次酒,不要白天喝,晚上又喝。酒不可夜饮,喝酒时不要一直喝到深夜。据报道,酒精约需6 小时才能在肝中完全分解,因此深夜 12 点之后不要喝酒,哪怕少量饮酒,肝也要分解酒精而不能好好休息,所饮之酒不能发散,会伤心伤身,扰乱夜间人气的收敛,不但妨碍第二天的工作和生活,长期下来患肝病的概率也会大大增加。睡前喝酒还会使睡眠打鼾和呼吸暂停明显加重。睡眠呼吸暂停,主要是因为睡眠时上气道扩张降低,不能保证上气道的通畅,造成了阻塞,从而不能进行正常呼吸。睡眠呼吸暂停病人,经常出现憋醒,其实这对于病人来说是一种保护作用,因为憋醒之后可中止呼吸暂停,恢复正常呼吸。酒精可提高觉醒反应阈值,抑制憋醒情况,延长呼吸暂停时间。

所以,对嗜酒者,最起码要限制饮酒次数和饮酒量。同时保证在睡前 4～6 小时内不饮酒。为了保护肝功能,一周内至少两天不喝酒,这样肝才有休息时间进行调整。

四、健康饮酒

充分考虑以下因素,当不利于饮酒的因素存在时,应当考虑完全不饮酒或减少饮酒量,以保证将身体受到的酒精损害降到最小。

(一)年龄

年龄:未成年人应避免饮酒,健康成年人如需饮酒也应不超过限度,老年人饮酒应适当减量或不饮酒。

未成年人不宜饮酒,如需少量饮用含酒精饮料,应有成年人监督,并予以适当指导和劝阻。同时,提倡青少年人群不饮酒也符合我国有关法律法规的规定,如《酒类流通管理办法》第十九条明确规定:酒类经营者不得向未成年人销售酒类商品,并应当在经营场所显著位置予以明示。

又如,国家市场监督管理总局(原国家质检总局)于 2005 年 9 月发布的 GB 10344—2005《预包装饮料酒标签通则》从 2006 年 10 月 1 日起正式实施,包括啤酒、葡萄酒、果酒、白酒在内,将推荐相关企业在酒瓶标签上采用"过度饮酒有害健康""孕妇和儿童不宜饮酒"等劝说语。酒精对未成年人的影响与他们的身材和发育阶段有关,青少年人一般比成年人的身材要小,对酒精的耐受也小,同时也缺乏饮酒经验,没有饮酒行为的衡量尺度。有数据表明,喝酒年龄越小,在随后的时间内,受到酒精危害越大。应帮助青少年了解饮酒及酒精的危害,帮助他们对饮酒形成正确认识,以减低酒精对他们的危害。

老年人应不饮酒或少量饮酒,且以低度酒为宜。对于许多老年人而言,饮酒给他们带来心理上、社交上的益处比较大,但其身体对酒精的耐受性却随年龄的增加而降低。老年人常患有许多疾病,往往会因饮酒而加重病情。过量饮酒是引起老年抑郁症的因素之一,还会加速老年痴呆的病程。另外,许多老年人服用的药物都可能与酒精产生相互作用而带来危害。同时,饮酒后老年人摔倒的危险性也大大增加。

(二)体质

精神状态:因为在身体条件、精神状况良好时人体对酒精的分解能力相对较强。心情舒畅、愉悦,有值得庆祝之事时,可饮用适量的酒;心情烦躁、郁闷、孤独时最好不要饮酒。

健康状况:患有疾病时应当禁酒或遵医嘱,以避免加重疾病或增加新的疾病。需强调的是,应当定期体检,清楚掌握自身健康状态,避免误认为身体健康而饮酒造成的潜在危害。特别是肥胖人群,身体疾病隐患较大,加之酒精产生热量较高,会进一步促进体重增加,不利于健康,因此肥胖人群应尽量避免饮酒或减少饮酒量。

过敏史:如对酒精过敏,应避免饮酒。

用药情况:服用药物时应当禁酒或遵医嘱。

(三)性别

女性比男性更易受到酒精的影响,同时,女性中属于乙醛脱氢酶缺陷型的比男性多,所以女性多不善饮酒,应比男性少饮酒。

(四)职业

司机,在驾驶前和驾驶中,均不应饮酒。法律规定:驾驶时司机的每 100 ml 血液中不得超过 20 mg 的酒精(如前述)。设备操作者,进行危险作业、高空作业者,从事需要注意力、技能或协调性的工作者,在工作前和工作时,均不应饮酒。因为酒精可以对中枢神经起抑制作用,从而降低注意力和对速度、距离和意外情况的判断力,处理事件的反应时间会延长,视觉和意识可能会模糊,失去肌肉的控制力和协调性。这意味着很可能发生交通事故或工伤事故,甚至造成死亡。有研究表明,饮酒后,见红灯后踩刹车的反应速度会慢 0.2 秒,即 60 公里/小时的汽车将前行 3.3 米,大大增加事故概率。

五、醉 酒

(一)醉酒原因

在医学上,醉酒叫作急性酒精中毒,是由于一次饮入过量的含酒精类制品后,中枢神经系统由兴奋转为抑制的状态,表现为一系列的症状,肝、肾、胃、心等人体重要脏器也造成伤害,严重的可以导致死亡。

酒精主要在胃肠吸收,可以快速分布于全身任何器官和组织,其中大部分由肝代谢而清除,小部分经肺和肾排出。酒精导致神经系统损伤的机制可能与下列因素有关:酒精分子量小、具有一定脂溶性,可迅速通过血-脑脊液屏障和神经细胞膜,并作用于膜上的某些酶类和受体而迅速影响神经细胞的功能。酒精代谢过程中生成的自由基和其他代谢产物,也能够造成神经系统的急性损害。酒精还能影响维生素 B_1 代谢,影响和抑制维生素 B_1 的吸收及在肝内的储存,导致患者体内维生素 B_1 水平明显低于正常人。一般情况下,神经组织的主要能量来源于糖代谢,在维生素 B_1 缺乏时,由于焦磷酸硫胺素的减少,可造成糖代谢的障碍,引起神经组织的供能减少,进而产生神经组织功能和结构上的异常。此外,维生素 B_1 的缺乏还能够造成磷酸戊糖代谢途径障碍,影响核糖和磷脂类的合成,继而使周围和中枢神经组织出现脱髓鞘和轴索变性样改变。酒精中毒的主要表现是酒精对大脑和脊髓抑制性作用的结果。酒精是中枢神经的抑制剂而不是兴奋剂。这是调节大脑皮质活动的皮层下某些结构(可能包括上部脑干的网状结构)被抑制的结果。早期腱反射活跃,可能反映高级抑制中枢对脊髓的运动神经元的短暂性失控。随酒精量的增大,抑制作用扩展至大脑、脑干和脊髓神经细胞。

人是否醉酒,取决于血液中乙醇的浓度。当血液中乙醇浓度在 $0.05\%\sim0.1\%$ 时,人开始朦胧、畅快地微醉;而达到 0.3% 时,人就会口齿不清,步态蹒跚,这就是我们常说的酒醉了;如果达到了 0.7%,人就有可能死亡。对于乙醇的承受力,人与人的差异很大。这是由于胃肠吸收能力和肝的代谢处理能力不同所致。也就造成了人的酒量不同。酒精在人体内的分解代谢主要靠肝中各种代谢酶,其中最主要的两种酶:乙醇脱氢酶和乙醛脱氢酶。乙醇脱氢酶能把酒精中的主要成分乙醇分解成乙醛,而乙醛脱氢酶则能把乙醛转化为乙酸,最终分解为二氧化碳和水。人体内若是具备这两种酶,就能较快地分解酒精,人体就较少受到酒精的危害。每个人肝中都存在乙醇脱氢酶。但多数人缺少乙醛脱氢酶。乙醛脱氢酶的缺乏,使酒精不能被完全分解为水和二氧化碳,而是继续留在体内,使人喝酒后产生恶心欲吐、昏迷不适等醉酒症状。因此,不善饮酒的人,即属于乙醛脱氢酶数量不足或完全缺乏的人。对于善饮酒的人,如果饮酒过多、过快,超过两种酶的分解能力,也会发生醉酒。

都知道醉酒对人体有极大的危害,为何总是有人醉酒呢?归纳起来不外乎以下几点。

(1)酒逢知己千杯少:人在遇到知己时,会觉得很高兴,在这种情况下,人们很难控制自己的感情,喝起酒来,哪有不醉之理?

(2)一醉解千愁:这是男人常用的方法。男人有泪不轻弹,在这种情况下酒是最好的载体。古时就有"何以解忧?唯有杜康"的说法。现代人不如意时,还经常会借酒消愁。

(3)酒能壮胆:有的人清醒时,胆子很小。但借助酒兴,就敢说出平时不敢说的话,做出平时不敢做的事。有的人喝醉酒后,就会对有意见的人破口大骂,或大打出手。如果不喝酒,他是骂不出口,动不起手的。

(4)不良饮酒方式:不良的饮酒方式也会导致醉酒。如空腹喝酒,不但刺激胃黏膜,且易醉酒。喝混酒容易醉,酒不宜混饮。过量饮酒会醉酒,健康成年男性每日饮用酒精量不要超过 30 g,女性每日饮用酒精量不要超过 20 g,这样才不至于醉酒。

(二)醉酒表现

1. 急性醉酒　喝酒一般分三个阶段:第一个阶段是酒精兴奋大脑皮质,表现为兴奋、胡言乱语等;再喝多一点就进入了第二阶段,皮质下中枢、小脑等在酒精作用下受到抑制,此时饮酒者多表现为意识模糊、走路不稳,极易发生摔倒摔伤意外;如果继续喝,过量的酒精开始抑制脑干中枢,饮酒者呼吸减慢,甚至出现昏迷。醉酒主要包括生理性醉酒、病理性醉酒和复杂性醉酒。

(1)生理性醉酒:又称普通醉酒、单纯性醉酒,是最多见的一种大量饮酒引起的急性酒精中毒,表现为精神过度兴奋甚至神志不清。临床症状的严重程度与病人血液中酒精含量及酒精代谢速度有关。生理性醉酒的发生及其表现,与血液中酒精浓度及个体对酒精的耐受力关系密切。在生理性醉酒状态下,人的生理、心理和精神变化大致可分为兴奋期、共济运动失调期和昏睡期。现代医学和司法精神病学认为,生理性醉酒不是精神病。实践表明,生理性醉酒的上述前两个时期,醉酒者对作为或不作为方式的危害行为均有能力实施,而且一般容易实施作为方式的危害行为,较为常见的如冲动性侵犯他人人身的杀、伤行为和非法的性行为等;在第三个时期,作为方式与不作为方式的危害行为仍可以实施,但醉酒者往往昏睡,因而较少有能力实施作为方式的危害行为。在酒醉初期,醉酒者的自我控制能力减退,言语增多,内容流于夸大;情绪兴奋,出现与环境不甚协调的欢乐,但情绪不稳定,具有易激惹和发泄特点;动作也在酒醉时增多,行为变得轻浮,常显挑衅性,有时不顾后果。临床上也见部分醉酒者情绪消沉、少语、悲泣,或者出现困倦。与此同时,绝大多数醉酒者发生构音不清、共济失调、步态不稳,并伴有心率加快、血压下降、颜面和全身皮肤潮红,有时有恶心或呕吐。醉酒进一步进展,则出现意识障碍,如意识清晰度下降和

(或)意识范围狭窄,乃至出现嗜睡甚至昏迷。除重症者外,一般能自然恢复,且无明显后遗症状。

(2)病理性醉酒:是一种小量饮酒引起的精神病性发作。病人饮酒后急剧出现环境意识和自我意识障碍,多伴有恐怖性幻觉和被害妄想,临床上表现为精神高度兴奋、极度紧张惊恐,患者常突然产生攻击性暴力行为,如自伤或攻击他人等。该醉酒状态一般持续数分钟、几个小时乃至一整天,随病人进入酣睡状态而结束。在清醒后,病人不能回忆发作过程。与单纯醉酒不同,病理性醉酒患者没有言语增多等明显的中毒性神经系统症状。另外,过度疲劳或长期严重失眠可能促使病理性醉酒的产生。

(3)复杂性醉酒:病人一般有脑器质性病史,如癫痫、脑血管病、颅脑外伤及肝病等。此时,病人对酒精的敏感性增高,小量饮酒后便发生急性中毒反应,出现明显的意识障碍,常伴有错觉、幻觉被害妄想,有显著的情绪兴奋,易激惹,攻击行为多见,偶见无目的重复动作。此类发作通常持续数小时,缓解后病人部分或全部遗忘经过。

2. 慢性酒中毒　饮入的酒精超过了人体所能承受的程度,会引起兴奋现象,如果嗜酒无度,长此以往,发展成酒精性脂肪肝,肝硬化、冠心病和中风的危险性明显增大。长期饮酒会导致慢性酒精中毒。临床表现如下。

(1)酒精依赖综合征:病人有对酒渴求的强迫感,表现为对饮酒的渴求,无法控制。可持续或间断出现,这是一种特殊心理状态,若停止饮酒则出现戒断症状。戒断综合征反复出现,最常见的症状是手、足、四肢和躯干震颤,共济失调,情绪急躁,多汗、恶心和呕吐。病情较重的患者可出现严重惊厥、意识混浊或震颤谵妄。若及时饮酒,上述戒断症状能迅速消失。戒断症状多发生于清晨。所以,绝大部分患者均在清晨饮酒,称为"晨饮"。此时已明显影响工作、家庭生活及社会活动,随着耐受性逐渐增加,病人需要不断增加饮酒量。

(2)酒精中毒性幻觉症:长期饮酒会引起酒精中毒性幻觉症。病人在突然减少或停止饮酒后1～2天内出现幻觉,以幻视为主。亦可出现片断妄想及相应的紧张恐惧。发病期间,患者的意识状态清晰。酒精中毒性幻觉症持续时间不定,少则几小时,最长一般不超过5个月。

(3)酒精中毒性妄想症:以往称为酒精中毒性嫉妒。是病人在意识清晰的情况下出现嫉妒妄想与被害妄想。患者无端怀疑配偶不忠,为此常有暴怒反应,也可导致对猜疑对象或配偶进行人身攻击。酒精中毒性妄想症起病缓慢,病程迁延,如长期坚持戒酒可以逐渐恢复。

(4)柯萨可夫综合征:包括柯萨可夫精神病和酒中毒性痴呆。前者临床特点为近记忆缺损突出,常有虚构和错构,病人无意地编造经历与情节或远事近移以填补记忆的空白。除近记忆损害之外,许多患者还定向力障碍和感觉运动性失调。后者是长时间饮酒及多次出现谵妄发作后发展至痴呆的状态,诸如记忆、思维、理解、计算、定向能力和语言功能的损害。严重者常常生活不能自理,人格的改变也非常显著。酒精中毒性脑病是长期大量饮酒引起脑器质性损害的结果,也是慢性酒精中毒最为严重的精神病状态。临床以谵妄和人格改变为主要特征,绝大部分患者不能完全恢复正常。

(三)醉酒危害

当血液中的乙醇浓度达到0.05%时,会出现兴奋和欣快感;达到 0.3％时,人就会失去自制能力;达到 0.7％时,人就可失去知觉,昏迷不醒,甚至有生命危险。

1. 健康危害　在身体健康方面,醉酒的危害主要表现如下。

(1)对肝的伤害:醉酒对肝的伤害不亚于得肝炎。若长期大量饮酒,可导致酒精性肝硬化。肝的负担增大,会导致中毒性肝损害,即酒精性肝病,包括酒精性脂肪肝、酒精性肝炎及酒精性肝硬化。这是因为酒精会使肝囤积越来越多的脂肪,脂肪堆积引起脂肪肝,慢慢地引起炎症。长此以往,肝硬化在所难免。我国诊断酒精性肝病的标准是长期饮酒史(一般超过 5 年),折合为纯乙醇量,男性＞40g/天,女性＞20g/天,或两周内大量饮酒(80g/天)。

(2)胃溃疡:大量饮酒后,酒精能使胃黏膜分泌过量的胃酸,而胃酸是引起溃疡的主要因素。此时胃黏膜上皮细胞受损,黏膜出现水肿、糜烂、溃疡,甚至引发胃出血而危及生命。

(3)对肾的伤害:酒精进入人体后,会抑制抗利尿激素的产生。抗利尿激素的作用是使肾对水分的重新吸收增加,使人排尿减少,有助于控制排尿量。当身体缺乏该激素时,会抑制肾对水分的重新吸收。所以饮酒者尿量增多,导致身体水分大量流失,体液的电解质平衡被打破,此时饮酒者会出现恶心、眩晕、头痛等症状。

(4)神经系统伤害:最重要的是伤害中枢神经系统。醉酒后神经系统从兴奋到抑制,严重破坏神经系统的正常生理功能。呼吸中枢抑制后可导致呼吸暂停,严重者引起死亡。有报道显示,长期醉酒者的大脑皮质有萎缩现象,也有部分人有智力衰退的迹象。还可引起周围神经病变及多发性神经炎。

(5)马尾综合征:反复剧烈呕吐,会导致胃食管下端黏膜纵型撕裂,导致呕血。

(6)其他危害:除了以上危害,长期醉酒对身体还有多方面的损害。如酒精能刺激胃壁细胞分泌大量胃酸,过量的胃酸影响十二指肠内胰泌素和促胰酶素的正常分泌,使得胰腺分泌亢进,最终诱发急性胰腺炎。酗酒的人,心肌细胞会发生肿胀、坏死等一系列炎症反应。醉酒后心率加快,心耗氧量剧增,心肌因疲劳而受损,可诱发心肌炎、心肌病变。增加各种心脑血管疾病的发病率,如心脏病、中风等。经常醉酒会加速体内钙质的流失,因此酗酒的人易得骨质疏松症,易发生骨折。酒精还会刺激雌激素分泌,雌激素能使乳房增大。因此长期大量饮酒的男人会出现乳房逐渐"增肥增大"。这是因为醉酒会损害肝脏,使肝功能减弱,而雌激素在肝内分解,因此肝脏对雌激素的灭活作用减弱,所以酗酒的男人更易患乳腺癌。男性胸部较平坦,患乳腺癌后扩散速度较快。此外常醉酒的人喉癌及消化道癌发病率明显增加。

(7)对后代的影响:据研究,长期醉酒,能危害人体的生殖细胞,导致后代的智力低下。如果怀孕后长期醉酒,可引起酒精性胎儿综合征。因为母亲血液中的酒精能通过胎盘进入胎儿的血液循环,而酒精在胎儿体内代谢和排泄速率较慢,使得胎儿血液中的酒精含量增加,对发育中的胎儿会造成各种伤害,包括胎儿畸形、胎死腹中、流产,出生后生长迟滞及行为缺陷等。

2. **生活危害** 在生活方面,醉酒的危害主要表现如下。

(1)情绪易激动,对外界刺激敏感,易与人发生冲突,配偶与子女常成为暴力行为发泄攻击的对象。

（2）亲友疏离，使酗酒者心理承担更大的压力，而更加自暴自弃，导致高犯罪率。醉酒者常常精神恍惚，影响工作效率。

（3）偶尔适量的饮酒可能有助于睡眠，但长期过量饮酒则会造成失眠。因为乙醇虽有一定的镇静催眠作用，但持续时间短暂，3～4个小时便会消失。催眠效应消失后，会出现反跳性心搏加快、呼吸急促等交感神经兴奋的症状，反而容易惊醒，甚至失眠。而且长期大量饮酒会增加机体对乙醇的耐受性，需不断增加饮酒量，才能达到短暂的催眠效果，随之而来的则是更严重的失眠。催眠的方法有很多，喝酒不能从根本上解决失眠的问题。

（4）醉酒与意外事件也有着密切的关系，美国报道有50％的车祸及70％的交通死亡和醉酒有关。因为醉酒时意识清醒度及操作能力均低下，容易发生严重车祸。

（四）过量饮酒相关疾病及症状

急性酒精中毒（酒醉）症状包括感情不稳定、知觉和记忆障碍、视力减退、平衡失调；头晕、复视、肌肉协调减退、共济失调、语言含糊；昏迷不醒、感觉缺失、听觉和触觉减退、反射重度抑制，可能导致呼吸中枢麻痹、循环衰竭而致死。

慢性酒精中毒为长期饮酒所造成，对酒精产生了依赖性，形成酒瘾，并产生相关戒断症状、精神症状等。

消化系统：胃、肠功能紊乱，出现恶心、呕吐等症状；反流性食管炎、急性胃炎、胃溃疡、急性胰腺炎、慢性胰腺炎；口腔、咽喉和消化道的恶性肿瘤；酒精性脂肪肝、酒精性肝炎、酒精性肝硬化。

心脑血系统:酒精性心肌病、心肌梗死、心律失常、心力衰竭、高血压、血脂异常、高脂血症、动脉粥样硬化;脑血栓、脑出血。

内分泌系统:糖尿病。

呼吸系统:肺炎。

生殖系统:男性表现为性功能低下、睾丸萎缩、睾酮水平下降、精子生成受损、促性腺激素分泌低下、男子女性化;女性主要表现为孕妇饮酒所生子代易患胎儿酒精综合征,酒精可通过胎盘屏障直接毒害胎儿,影响胎儿正常发育,造成流产、死产、早产或胎儿畸形。

神经系统:眼球震颤、外直肌麻痹、共济失调、记忆力丧失、时空定向力障碍、周围神经麻痹。

其他:继发性痛风、骨质疏松、营养吸收不良、电解质失常。

精神心理:一般损害为情绪不稳定、人格改变、与心理有关的器官功能障碍(如性功能);严重损害为精神障碍、酒精戒断症状(震颤谵妄)、认知功能损害(不可逆的损害为痴呆)、抑郁症、自杀、酒精中毒性精神病(幻觉症、嫉妒妄想等)。

(五)过量饮酒相关社会问题

过量饮酒除了对身体和精神造成损伤之外,酒依赖、酒滥用和慢性酒精中毒是遍及世界各国的重要社会问题,所造成的社会危害包括意外事故造成残疾或过早死亡、介入斗殴和犯罪、夫妻离异、家庭暴力、儿童疏于照顾等。特别是慢性酒中毒与高离婚率、分居率有密切关系,酒与暴力犯罪包括人身攻击、强奸、虐待儿童、凶杀等有较多关联性,并且每年因为饮酒造成的交通事故致残致死的人数更是数以百万计。

第四章　防醉与解酒

一、防醉原则

1. 注意个体差异,按"量"饮酒是首要原则;遗传因素、体质特点、健康情况等直接决定一个人的酒精耐受量。鉴于酒精的负面作用,就大多数人而言,以不饮酒为首选,在需饮用时,应尽量少饮为安全。

2. 选择合适饮酒时机,注意身体状态是健康饮酒的先决条件。

3. 注重营养膳食搭配是健康饮酒的重要因素。

4. 重视饮酒中的禁忌,在不宜饮酒的情况下,绝对禁酒。

二、饮酒禁忌

1. 处于妊娠期和哺乳期　孕期饮酒与胚胎和新生儿的危害有关,包括流产、低体重儿、认知缺陷和先天性痴呆、先天性畸形。在怀孕早期,饮酒的危险程度最高,包括从受孕到第一次停经。而且不论男女,饮酒后受孕,均导致上述危害。酒精可随着孕妇的血流进入到胎儿体内,对其直接产生不良影响。最安全的措施是孕妇和打算怀孕的妇女均应禁酒。处于哺乳期的女性应当考虑不饮酒,因为血液中的酒精可通过乳汁分泌而对新生儿造成不良影响。

2．年龄　未成年人应禁酒。

3．体质　对酒精过敏者当忌酒。

4．职业　从事驾驶、精密设备操作,参与需要注意力、技能或协调性的活动,进行危险作业等工作前或工作中。

5．疾病　患有某些疾病或处于疾病急性期,如脂肪肝、肝炎、肝硬化、消化系统溃疡、肺结核、癫痫、心脏功能不全、急慢性肾功能不全、严重高血压、严重糖尿病、恶性肿瘤、精神疾病等。

6．药物　正在服用药物的人群,特别是与酒精有相互作用的药物如中枢神经抑制药(巴比妥类)、精神安定药(氯丙嗪、异丙嗪、奋乃静、安定、利眠宁)、抗过敏药(氯苯那敏、苯海拉明)、降糖药(胰岛素、优降糖)、降压药(胍乙啶、肼屈嗪、帕吉林)、利福平、苯妥英钠、氨基比林、头孢菌素类、阿司匹林、磺胺类、灰黄霉素、地高辛、硝酸甘油等药物。"酒精是药品不良反应的催化剂",对正处于服药阶段的患者来说,无论是在什么情况下,都不宜饮酒。

7．医生建议禁酒的其他任何情况　科学的饮酒方式才有利于健康。服药时应禁酒或遵医嘱,千万不要以酒代水服药。有些人为了省事,喝酒时就顺便服药,这是十分危险的。吃药后不要喝酒,特别是在服过安眠药、镇静药、感冒药之后。如部分镇痛药和酒一起喝下之后,会破坏胃黏膜,引起胃出血、溃疡。糖尿病病人在服用降糖药时饮用白酒会引发低血糖,昏迷。一些镇静催眠药与酒同时喝下后,会使药效增大,使呼吸中枢麻痹导致死亡。一些病毒性肝炎患者,或者是乙型肝炎表面抗原阳性人群饮酒必是雪上加霜。患有酒精过敏的人也应避免喝酒。饮酒后切不要洗澡,人饮酒后体内贮存的葡萄糖在洗澡时会被体力活动消耗掉,引起血糖含量减少,体温急剧下降,而酒精抑制了肝脏正常的活动,阻止肝糖原分解为葡萄糖,阻碍体内葡萄糖贮存的恢复,以致危及生命,引起死亡。喝白酒时,要多喝白开水,以利于酒精尽快随尿排出体外;喝啤酒时,要勤上厕所;喝烈酒时最好加冰块。大家在享用美酒的同时,一定不要忘了定期做肝功能的检查,并且选择适合自己的饮酒方式,做好自我管理。

三、解酒原则

应根据饮酒后不良反应的具体情况进行处理或治疗。

轻中度醉酒者无需治疗,但要避免驾驶或危险作业等,以免发生意外。对兴奋躁动的醉酒者必要时加以约束;共济失调的醉酒者应休息,避免活动时发生外伤。

较严重的醉酒者可以给予催吐、洗胃和导泻,防止酒精进一步吸收;严重中毒者要立即送医院进行积极抢救治疗。

昏迷的醉酒者应注意是否同时服用其他药物,并进行如下处理。

(1)维持呼吸道通畅,供氧充足,必要时人工呼吸,气管插管。

(2)维持循环功能,注意血压、脉搏。

(3)心电图监测心律失常和心肌损害。

(4)保暖,维持正常体温。

(5)维持水、电解质、酸碱平衡。

（6）保护大脑功能，应用纳洛酮静脉给药，有助于缩短昏迷时间。

对于慢性酒精中毒和酒精引起的其他疾病，应尽早戒酒，及时就医，进行正规治疗。

四、常用解酒方法

常用醒酒及解酒方法包括多种食物和中草药解酒。

葛花善解酒毒，醒脾和胃，解渴，主治饮酒过度，头痛头昏，烦渴呕吐，胸膈饱胀等。此外，葛根、葛谷（葛的种子）也有醒酒作用。《本草从新》载其"暖胃散寒，消食醒酒，治胃脘冷痛"。现代用中草药解酒醉有独特的效果。水苏糖也能解酒，其能明显加速胃肠道蠕动，在醉酒后，饮用水苏糖冲剂2袋，可迅速分解有害物质、腐败菌，帮助醉酒人尽快恢复正常状态。因为水苏糖不经消化道吸收可直接到达大肠内，对肝及血液循环有一定的保护作用。果汁也能解酒，特别是橙汁、苹果汁能起到很好的解酒作用，因为它们含有果糖，可以帮助酒精更好地代谢。灵芝也有醒酒功能，《本草纲目》记载灵芝有解百毒的作用。现代临床研究发现，灵芝可以清除血中毒素，对受损的肝细胞起修复作用。研究发现，灵芝能帮助人体快速分解出乙醇脱氢酶和乙醛脱氢酶，可以快速分解人体内的酒精。其有效成分是灵芝多糖，它能提高机体免疫力，解酒效果较好。现代医学试验证明，单一使用一种多糖的疗效远不如复合使用，几种多糖复合使用，对提高人体细胞内酶的代谢作用较好。我国蒙古族用的醒酒方法是：在一杯热番茄汁内，放入一对刚取出的用醋浸过的绵羊眼睛，然后喝下去。德国用一大块咸鲱鱼和洋葱一同煮熟,然后配上一杯暖啤酒,让醉酒者一同喝下去。荷兰用食疗方法来解酒,将羊蹄、牛肝和麦片煮6小时,直到煮得稀烂,让醉酒者喝下去。

　　这些方法均简便实用,详细内容可进一步参阅"各论",以便全面了解。

下 篇

各 论

第五章 食物解酒妙方

一、蔬菜方

白 菜

【概述】 白菜为十字花科芸薹属植物白菜的幼株,全国各地均有栽培,又名菘菜、黄矮菜、黄芽菜、黄芽白菜、结球白菜等,有蔬菜、水果、医药、绿肥等用途。性寒,味甘、平,归肺、胃、肝、肾、膀胱经,具有清热除烦、养胃生津、通利小便的功效,因而能够治疗口干烦渴、大小便不利等症,也可用于治疗酒后发热口渴。常用量:100～500 g,生食,煮食或炒用。

【文献辑萃】 《名医别录》曰:"主通利肠胃,除胸中烦,解酒渴。"《本草省常》曰:"利肠胃,安五脏,除烦热,解酒毒,消食下气,止嗽和中,久食令人肥健。"《本草纲目拾遗》记载:"食之润肌肤,利五脏,且能降气,清音声。"《随息居饮食谱》言:"菘,甘平养胃,解渴生津,荤素皆宜,蔬中美品,种类不一,冬末最佳,雪后更佳,但宜鲜食。"

【现代研究】 现代营养分析表明,白菜中含有维生素C,维生素 B_1、维生素 B_2,尼克酸,粗纤维,磷、铁、钙、锌等,还有蛋白质,脂肪,糖类等成分。大白菜所含的钙和维生素C比梨和苹果还高,其微量元素锌的含量不但在蔬菜中屈指可数,甚至高过肉类和蛋类。白菜中含有的大量水分和维生素,可以有效补充呕吐造成的水分和维生素缺失,且抗氧化剂和维生素可保护肝脏,缓解酒后伤肝及呕吐、口渴的症状。另外,其含有的丰富纤维素,被现代营养学家称为"第七营养素",能刺激肠蠕动,促进大便排泄,助消化,改善酒后食欲不振,治疗便秘,预防结肠癌,还可用来治疗肥胖症,达到减肥的目的。现代营养学认为,常吃白菜对预防动脉硬化、心血管疾病大有好处。美国纽约激素研究所的科学家还发现,大白菜中有一种物质,能够帮助分解同乳腺癌相联系的雌激素。由于中国和日本女性常吃白菜,乳腺癌发病率比西方妇女低很多。大白菜中富含有维生素 C、维生素 E,多吃可护肤养颜,促进人体排毒和对动物蛋白的吸收。

【解酒方选】

1. 榨汁解酒法:白菜榨汁,饮服 200～300 g,有利于醒酒保肝。

2. 糖醋白菜解酒法:大白菜(以菜心为最佳)洗净切丝,加食醋、白糖拌匀,腌渍 10 min 食用,有解酒作用。

3. 白菜煮汤解酒法:将大白菜叶洗净,切成适当的块,锅内加水煮熟,加些食醋、姜末,趁热食用,解酒又健胃。或用蒸气熏头部,深呼吸,能明显减轻饮酒过量导致的剧烈头痛。(《瓜蔬野菜养生》)

4. 白菜猪肝汤解酒法:白菜加猪肝煮汤,能解酒,补肝利胆,通肠益胃,对脂肪肝、酒精肝等肝病患者有辅助疗效。

5. 香油浇白菜解酒法:白菜适量,干辣椒 1 个,白糖 100 g,醋 50 g,姜 1 小块,精盐、香油适量。将白菜嫩心切成长条,加上少许精盐腌制,然后将腌出的水分挤净。将干辣椒、姜切丝放在白菜上。锅内加香油、辣椒烧热后,将油倒到白菜上,然后加醋拌匀装盘。可下气开胃,促进食欲,助消化,解酒醉。

6. 白菜炒虾米解酒法:鲜白菜 300 g,虾米 10 g,菜油、水淀粉、葱丝、盐、味精各适量。将白菜用沸水焯一下,凉凉,切成 3 cm 长段。炒勺烧热放油,将虾米炸一下,投入白菜、盐、葱丝,稍后放入味精、淀粉,煸炒几下,装盘食用。功效:通利肠胃,除胸中烦,解毒醒酒。

白萝卜

【概述】 萝卜又称莱菔,是十字花科植物莱菔的新鲜根,在全国各地都有栽培,别名莱菔、萝白、荠根、紫花菘等,具有蔬菜、水果、医药等用途。白萝卜的根茎、种子皆可入药,性微凉,味辛、甘、微苦,入脾、肺经,有清热生津、凉血止血、下气宽中、健胃消食、化痰止咳、利尿之功,常用于消渴口干,鼻衄,咯血,肺热吐血,食积腹胀,咳喘泻痢,咽痛失音,小便不畅等。常用量:150～1000g,生食,或捣汁,煎汤,煮粥。

【文献辑萃】 我国是萝卜的故乡,栽培和食用的历史悠久。《新修本草》曰:“大下气,消谷和中,去痰癖,生捣汁饮服,止消渴。”《随息居饮食谱》曰:“生者辛、甘、凉,润肺化痰,祛风涤热。治咳嗽失音,咽喉诸病,解酒毒、煤毒、面毒、茄子毒。熟者甘温,下气和中,补脾运食,生津液,御风寒,已带浊,泽胎养血,百病皆宜,蔬中圣品。”《日用本草》记载:“宽胸膈,利大小便。熟食之,化痰消谷;生啖之,止渴宽中。”《本草纲目》言:“主吞酸,化积滞,解酒毒,散淤血,甚效”,“莱菔今天下通有……根叶皆可生可熟,可菹可酱,可豉可醋,可糖可腊,可饭可蔬中之最有利益者。"萝卜煮粥服食,健脾开胃,消食除胀,对脘腹胀满、食欲缺乏等有显效,确如《本草纲目》所云:"萝卜粥:消食利膈",一语中的。

【现代研究】　现代营养分析表明,本品含葡萄糖、蔗糖、果糖和多种氨基酸、维生素 B、维生素 C、碘、胆碱、淀粉酶、氧化酶、芥子油、木质素、粗纤维等,可分解食物中的淀粉,促进胃肠蠕动,增进食欲,帮助消化,降压降脂,防癌抗癌等。萝卜汁饮服可治疗糖尿病消渴,并可解酒,治疗酒醉心烦口渴。萝卜所含水分达 91.7%,还含有丰富的维生素 C、其他维生素及钙、铁、磷等微量元素,可以有效补充呕吐造成的水分和维生素、微量元素缺失。所含的芥子油和粗纤维,可促进胃肠蠕动,增进食欲,助消化,改善酒后食欲不振,促进大便的排出,从而预防结肠癌、直肠癌;其所含的萝卜素即维生素 A 原可促进血红素增加,提高血液浓度,还可降低血脂,软化血管,稳定血压,预防冠心病、动脉硬化、胆石症等。实践证明,萝卜具有防癌抗癌的功能,这是因为维生素 C 是维持细胞间质的必需物质,起着抑制癌细胞生长的作用;萝卜中含有的糖化酶素,能分解食物中的亚硝酸胺,从而大大减少该物质的致癌作用;木质素能使体内的巨噬细胞吞食癌细胞的活力提高 2～4 倍,共同抵抗癌细胞的侵害。

【解酒方选】

1. 萝卜汁解酒法:洗净去皮,适量生吃 1～2 个白萝卜,或者捣碎取汁或榨汁,可加入红糖或白糖,代茶饮服,每次 1 杯,饮 2～3 次,可收醒酒之效;中毒严重不省人事者,可榨汁 200 ml 灌服,治疗酒醉心烦口渴;另外,萝卜汁滴入鼻可治疗偏头痛,饮服还可治疗糖尿病消渴。

2. 蜂蜜萝卜解酒法：白萝卜 250 g，蜂蜜 100 g。白萝卜放入沸水中即刻捞出、晾干，加蜂蜜调匀即可。有解酒，宽中下气，化积化痰等功效。

3. 糖醋萝卜丝解酒法：食醋与白糖浸蘸过的萝卜丝(1大碗)，吃服。

4. 萝卜粥解酒法：萝卜、大米各 100 g，白糖少许。将萝卜洗净，切粒。大米将熟时加入萝卜煮一二沸即成，每日 1剂。可清热生津，凉血止血，下气宽中，消食化痰等，可用于醒酒解酒，也适用于消渴口干、衄血、咯血、食积胀满、咳喘泻痢、咽痛失音、偏头痛等。萝卜粥还可开胃健脾，消食除胀，对食欲不振、脘腹胀满等疗效甚好。

甘　薯

【概述】　甘薯是植物番薯的块根，我国各地均有栽培，有红皮、白皮之分。红者肉黄味甜，白者味稍淡，又名莒、山芋、地瓜、土瓜、红山药、番薯等。有主食、水果、蔬菜食用等用途，生食脆甜，香气袭人，甘甜浓郁，熟食甘软，柔嫩适口。甘薯性平，味甘，入脾、胃、大肠经，能够补益脾胃、生津止渴、养血通乳、通利大便，常适用于脾胃虚弱，少气乏力，烦热口渴，产后缺乳，便秘等。常用量：100～500 g，生食，熟食均可。

【文献辑萃】　《本草纲目》曰："补虚乏，益气力，健脾胃，强肾阴。"《纲目拾遗》曰："补中和血暖胃，肥五脏，益肺气。"《本草求真》记载："凉血活血，宽肠胃，通便秘，去宿瘀脏毒，舒经络，止血热渴，产妇最宜。"《随息居饮食谱》曰："补脾胃，益气力，御风寒，益颜色。"《粥谱》言："气厚肠胃耐饥。"《金薯传习录》曰:"痢疾下血,酒积热泄,湿热黄疸,遗精淋浊,血虚经乱,小儿疳积。"

【现代研究】 现代营养分析表明,甘薯中含有丰富的淀粉、糖分、黏液质、维生素 A 原、蛋白质、脂肪、维生素及矿物质钙、铁、磷等,其中维生素 B_1、维生素 B_2 的含量分别高出大米 6 倍、3 倍;维生素 C 的含量可以和柑橘媲美;甘薯还含有大量的水分,可有效补充呕吐造成的水分和维生素缺失;维生素和其中的抗氧化剂起到保护肝的作用,缓解酒后伤肝及呕吐、口渴的症状。所含的赖氨酸,可促进人体的生长发育和新陈代谢,而这恰好是面粉、大米所缺乏的,其与米、面混吃,可充分发挥蛋白质的互补作用。其所含的淀粉和纤维素在肠内可吸收大量水分,从而增加粪便体积,预防便秘,预防肠癌;还可降低胆固醇,从而预防高血压、冠心病。美国科学家还发现,甘薯中含有类似雌激素的物质,可延缓衰老,保持皮肤细腻,并能预防癌症。日本学者研究发现,甘薯中含有一种黏蛋白,能防止疲劳,保持人体精力充沛。此外,它还是一种长寿食品,日本食用甘薯者,年龄均在 80~106 岁;无独有偶,我国广西有两个长寿之乡,老寿星们均以红薯为主食。因此,称它为"长寿食品",实在是中肯之言。

【解酒方选】

1. 地瓜汁解酒法:将红薯洗净榨汁饮用,可解酒醒酒。

2. 糖醋甘薯解酒法:将白薯 500 g,切碎加入白糖和适量的醋,搅拌均匀,当凉菜食用,可以达到快速解酒的效果。

3. 地瓜粥解酒法:地瓜 1 个,大米 100 g,白糖适量。将地瓜洗净,榨汁备用。与待熟的大米同煮熟后,加入白糖。可清热解暑,生津止渴,适用于酒后烦渴、暑热及小便短黄等。每日1剂。

4. 甘薯粥解酒法：甘薯、大米各适量，白糖少许。将甘薯洗净切小块，加入大米煮为稀粥服食。每日1剂，服用5～7天，可解酒醒酒，养肝明目，也适用于维生素A缺乏症、夜盲症、便血、便秘及湿热黄疸等。

芹　菜

【概述】　芹菜为伞形科植物芹菜的茎，分水芹和旱芹两种。生于沼泽地带者叫水芹，生于旱地者名旱芹。又名香芹、水芹菜、药芹、蒲芹、水英、楚葵等。旱芹性凉，味甘、辛、微苦，入肝、胃、肺经。功用清热平肝，祛风利湿，润肺止咳，凉血止血，解毒，适用于酒后或肝火上炎所致头痛、头晕、失眠、面红目赤等，中风偏瘫，肝经湿热下利之小便不利，淋漓涩痛或尿血，痈肿亦可用。芹菜还可治疗小儿百日咳或阴虚劳咳等。饮酒时常以本品佐餐，或饮芹菜汁，可防止酒后肝胃郁热，头目眩晕，肺热咳嗽，大便秘结，小便短黄，淋漓涩痛等。水芹性味归经作用与旱芹相近，食用和药用以旱芹为佳，旱芹香气较浓，久食能清火，尤适宜于阴虚火旺者。常用量：9～15 g，鲜品30～60 g。如用于治病，捣汁或煎汤服。

【文献辑萃】　《本草从新》曰："水芹，甘平。去伏热，及头中风热，利口齿及大小肠，治烦渴，崩中带下，五种黄病。旱芹甘寒。除心下烦热。疗鼠瘘瘰疬，结核聚气，下瘀血，止霍乱。"《本草推陈》曰："治肝阳头昏，面红目赤，头重脚轻，步行飘摇等证。"《本经逢原》记载："清理胃中浊湿。"《食疗本草》言："养神益力，杀药毒，置酒酱中香美。"《随息居饮食谱》曰："甘凉清胃，涤热祛风，利口齿、咽喉，明目。"《食鉴本草》

曰："和醋食损齿,赤色者害人。"《卫生通讯》记载:"清胃涤热,通利血脉,利口齿润喉,明目通鼻,醒脑健胃,润肺止咳。"

【现代研究】 现代营养分析表明,芹菜的营养甚为丰富,除了蛋白质、糖类、脂肪、膳食纤维、多种维生素及矿物质之外,还含有芹菜苷、甘露醇、环己六醇、芫荽苷、佛手苷内脂、北蒿素、多种氨基酸、谷甾醇、挥发油等。100 g芹菜中含 2.2 g 蛋白质,8.5 mg 钙,61 mg 磷,8.5 mg 铁。其所含蛋白质比一般瓜果蔬菜高 1 倍,所含铁是番茄的 20 倍左右,而且还富含胡萝卜素。酒后胃肠不适时,喝些芹菜汁能明显缓解,这是因为芹菜中含有丰富的分解酒精所需的 B 族维生素。芹菜中所含的芹菜油,有香味,可促进食欲,治疗酒后食欲不振。此外,芹菜的水煎液有降压的功效,而且可以降低血清胆固醇,对动物神经中枢有镇静及抗惊厥作用,因此对高血压、血管硬化、小儿软骨病等大有益处。芹菜籽中提炼出的一种芹菜甲素,能改善脑缺血、脑功能和能量代谢,可治疗神经衰弱引起的头晕头痛,也可治疗酒后所引起的头痛头晕等,还可延缓老年人记忆功能和智力的减退,并有延缓衰老的作用。本品对咳嗽、小便不利、尿血、糖尿病、风湿性神经痛也有治疗作用。

【解酒方选】

1. 芹菜榨汁解酒法:取适量芹菜洗净切碎捣烂,用纱布包裹压榨取汁饮服。此法可解酒醉后头痛脑涨、颜面潮红等症。如果胃肠功能较弱,则最好在饮酒前先喝芹菜汁以做预防。

2. 芹菜蜜饮解酒法:适量鲜芹菜和蜂蜜。芹菜洗净后,捣烂取汁,兑入蜂蜜调匀饮服。此方具有清热泄肝之功效,可用于解酒醒酒,亦常用于头晕耳鸣、口苦口干、心烦失眠、尿赤便秘等。每日 1 剂,分 3 次饮服。

3. 红枣芹菜汤解酒法:大枣 5 枚,香芹 500 g,适量白糖。将大枣洗净,芹菜去根、叶,留茎,洗净。下锅加水煎煮 20 min,取汁调入适量白糖即可。此方具有补益脾胃、养血安神、平肝清热、祛风利湿的功效,常用于酒精性肥胖症或便秘、倦怠无力、血虚厌食、血压增高、神志不安等症。每日 1～3 次,每次 150～200 ml。

4. 芹菜粥解酒法:鲜芹菜 100 g,大米 50 g。将芹菜择净,切细备用。将大米淘净后,放入锅中,加适量清水煮粥,待熟时放入芹菜,再煮一二沸即可;或将鲜芹菜榨汁,待粥熟时加入粥中,再煮一二沸即可。此方具有清热平肝,祛风利湿,润肺止咳之功效。常用于肝火上炎引起的面红目赤,头目眩晕,小便不利,淋漓涩痛,或尿血,或风湿痹痛,中风偏瘫,或百日咳等。亦可用于解酒醒酒。每日 1 剂,连服 3～5 天。

5. 芹菜莴苣粥解酒法:鲜芹菜、莴苣各 50 g,大米 100 g,以及适量调味品。制作及食用方法同上。此方具有解酒醒酒,清热平肝,祛风利湿,润肺止咳之功效。常用于肝火上炎或酒后导致的面红目赤,头目眩晕,亦可治小便不利,淋漓涩痛,或尿血,或风湿痹痛,中风偏瘫,或百日咳等。

6. 芹菜枸杞粥解酒法:芹菜叶、枸杞叶各 100 g,大米 50 g,白糖适量。制作及食用方法同上。此方具有清热平肝之功效,常用于酒后头晕,步态不稳等。

7. 核桃仁拌芹菜:核桃仁 50 g,芹菜 300 g,盐、味精、香油各适量。芹菜去老茎、叶、根,洗净后切丝,于沸水中焯

2 min,再以冷水冲,沥干水分后,加盐、味精、香油入盘。核桃用沸水泡软后,去皮,再在沸水中泡 5 min,取出放于芹菜上,拌匀即可。佐餐食用。此方具有平降血压,补肝益肾的作用。常用于肾精亏损所致酒精性肥胖症,脾胃阴虚、肝阴虚、津液耗伤所致便秘及高血压等症。

【食用注意】 脾胃虚弱,大便溏薄者不宜服用;男子不宜多食,因本方可使精子减少,活性下降。

菜 花

【概述】 菜花,为十字花科芸薹属植物甘蓝的可食用部分,又名花菜、花椰菜、椰菜花、芥蓝花、花甘蓝、西蓝花。《闽产录异》记载,"近有番芥蓝者,其花白鸡冠"。性平,味甘、淡,归肺、肝、肾、脾、胃、大肠经。菜花具有清热止咳,益脾和胃,祛湿散结,解毒通便的功效,并可助消化,增食欲,明耳目,解酒毒,常用于肺热咳嗽,感冒,便秘,关节屈伸不利等。常用量:炒、煮 50～500 g,绞汁 200～300 ml。

【文献辑萃】 《本草求真》曰:"宽胸,解酒。"《备急千金要方》曰:"甘平,无毒,久食大益肾,填髓脑,利五脏,调六腑。"《本草拾遗》记载:"补骨髓,利五脏六腑,利关节,通经络中结气,明耳目,健人,少睡,益心力,壮筋骨。"《本草正义》言:"清利热结之品,故治发黄。"《四川中药志》曰:"利水消肿,和脾。治热毒风肿,外用涂肿毒。"

【现代研究】 现代营养学分析表明,菜花中含有大量维生素、微量元素、纤维素等,其中维生素 C 的含量很高,每100 g 为 61 mg,超过大白菜、菠菜、洋葱、大葱、大蒜、枸杞菜等多种蔬菜而居榜首,维生素 C 能增强肝的解毒能力,并能提高机体的免疫力,故酒后食用菜花能提高肝对乙醇的分解代谢能力,达到快速醒酒的目的,常吃菜花还可预防酒精性肝硬化的发生。其所含维生素 U 是防治消化道溃疡病的主要成分,对胃及十二指肠溃疡有止痛、促进溃疡愈合作用,有效缓解酒精对胃肠道黏膜刺激而引发的疼痛。此外,菜花含果胶,不含淀粉,含糖极少,故可用于糖尿病患者,菜花中丰富的纤维素类还可分解糖类,对糖尿病好转有帮助。此外,菜花中的微量元素钼能进入牙釉质中,有防治龋齿的作用,还可降低食管癌的发病率。现代医学研究还发现,菜花含有的吲哚类化合物,主要是芳香硫氰酸和二硫酚硫酮,能使小肠黏膜中具有抗癌作用酶的活性提高 30 倍,能遏制肿瘤的生长,可以消除消化道的致癌物质,并能保护肠壁不被致癌物质侵袭,抑制癌细胞的繁殖。

【解酒方选】

1. 凉拌菜花解酒法:把菜花切成小块,沸水焯一下,加入香油、食盐、味精等调味品拌匀,可作为解酒凉菜。

2. 醋熘菜花解酒法:把菜花切成小块,沸水焯一下,再用醋熘,饮酒时食用,有酸甜开胃生津的作用。

3. 菜花汤解酒法:把菜花切成小块或片状,煮汤代茶饮,常用于酒后身热,口干口渴。

4. 菜花榨汁解酒法:把菜花捣烂取汁,加入白糖饮服,有解酒清热之功。

藕

【概述】 藕,来源于睡莲科植物莲的肥大根茎,又称莲藕、灵根、藕丝菜。它的品种有两种,即七孔藕与九孔藕,具有蔬菜食用、医药等用途。生藕甘、寒，无毒，入心、脾、胃经。食之清热生津力强且不滑腻，还能除烦止呕，因其祛瘀力强，民间有"新采嫩藕胜太医"之说。熟藕甘、温，无毒，熟食之能够健脾开胃而且补而不燥，实为老幼体虚者理想的营养佳品。适用于烦渴、酒醉、咳血、吐血、尿血、便血、子宫出血等各种出血症，常用量：每餐200g为宜。可生食或熟食，生食以鲜藕榨汁服用效果最佳。

【文献辑萃】《本草经疏》曰："藕，生者甘寒，能凉血止血，除热清胃，故主消散瘀血，吐血、口鼻出血，产后血闷，罨金疮伤折及止热渴，霍乱，烦闷，解酒等功。熟者甘温，能健脾开胃，益血补心，故主补五脏，实下焦，消食，止泄，生肌，及久服令人心欢止怒也。"《本草拾遗》曰："消食止泄，除烦，解酒毒，压食及病后热渴。"《本草汇言》记载："藕，凉血散血，清热解暑之药也。其所主，皆心脾血分之疾。生食过多，不免有动冷气，不无腹痛肠滑之虞耳。如煮熟食，能养脏腑，和脾胃。"《日用本草》言："清热除烦，凡呕血、吐血、淤血、败血，一切血症宜食之。"《本草纲目》曰："主治热渴""藕可益心肾，厚肠胃，固精气，强筋骨，补虚损，利耳目，除寒湿，止脾泻。"《重庆堂随笔》曰："藕以仁和产者为良。熬浓汁服，既能补血，亦能通气，故无腻滞之偏。"《随息居饮食谱》记载："藕以肥白纯甘者良。生食宜鲜嫩，煮食宜壮老，用砂锅桑柴缓火煨极烂，入炼白蜜收干食之，最补心脾。若阴虚、肝旺、内热、血少及诸失血证，但日熬浓藕汤饮之，久久自愈，不服他药可也。"

【现代研究】 现代营养分析表明，藕中含有淀粉、蛋白质、脂肪、粗纤维、维生素C、单宁酸、胡萝卜素、天门冬素、硫胺素、核黄素、尼克酸、抗坏血酸、钙、铁、磷等，同时含有大量的糖分。莲藕味甘多液可缓解酒后口渴,维生素 C 和粗纤维可以促进体内有害物质的排出,对于肝病、便秘、糖尿病等一切有虚弱之症的人都十分有益。现代药理研究表明,单宁酸具有收敛性和收缩血管的作用,故将鲜藕榨汁服用,可以治疗因酒精或其他原因刺激胃肠道黏膜引起的消化道出血,对咳血、尿血等患者也能起辅助治疗作用。在块茎植物中藕的含铁量最高,所以经常食藕对缺铁性贫血的病人非常有好处。对藕不论生熟,都具有很好的药用价值,生食藕可以榨汁做饮料服用,具有润肺、镇静的作用,适合孩子考试前服用。另外,藕节亦是一味极好的止血良药,含有丰富的鞣质和天门冬素,对各种出血症如吐血、咳血、尿血及子宫出血具有很好的疗效。民间常用藕节六七个,捣碎加适量红糖煎服,用于止血,疗效甚佳。

【解酒方选】

1. 藕汁解酒法:鲜藕数节捣浓汁服,用于解酒。或洗净并去皮的甘蔗 200 g,切成小段,榨取汁液放入杯中,然后将鲜藕榨汁调入甘蔗汁中,拌匀即成。可养血凉血,滋阴润燥,适用于饮酒过量、牙龈出血、暑热症等病症。(《蔬菜食疗方》)

2. 莲藕米粥解酒法:鲜藕 150 g,大米 100 g 放入锅中,加适量清水,煮粥,待粥熟时调入白糖;或将鲜藕榨汁,待粥熟时调入粥中服食。具有醒酒解酒的效果。每日 1 剂,连服3～5 天。

3. 凉拌莲藕解酒法:生姜 30 g,切成细末,鲜嫩的藕 400 g,切成 2 mm 的片,在沸水中焯一下,沥净水后放入盘中,加花椒、味精、精盐拌匀,再加入麻油、生姜末、醋颠翻几下,腌渍半小时后,装盘即可。可以醒酒减肥,消暑开胃,适用于饮酒过量,暑热症及单纯性肥胖症等。佐餐食,量随意。(《蔬菜食疗方》)

4. 藕粉砂仁汤解酒法:砂仁 15 g,木香 10 g,研成细末与 300 g 藕粉放入碗中,开水拌匀即可。功效为醒脾和胃,适用于呕吐,脘闷作痛等,也可用于解酒醒酒。

【使用注意】 藕因性寒,产妇宜在产后 1~2 周才可食用;有出血症的病人不宜用。

茭 白

【概述】 茭白,来源于禾本科植物菰的花茎经茭白黑粉的刺激而形成的纺锤形的肥大菌瘿,主要生长于湖沼水中。因其含有丰富的营养而被人称为"水中参"。又称为菰、茭耳菜、茭笋、菰笋、菰手、菰菜等。性寒,味甘,入脾、胃、肝、胆经,具有利尿除湿,清热生津,通利大便,解热毒的作用,适用于饮酒过度,烦热口渴,湿热黄疸,大便秘结,乳汁不下,疮疡等。常用量:30~100g,煎汤,炒菜均可。

【文献辑萃】 《本草拾遗》曰:"去烦热,止渴,除目黄,利大小便,止热痢,解酒毒。"《食疗本草》中记载:"利五脏邪气,酒糟面赤、白癞、疬疡、目赤。热毒风气,卒心痛,可加盐醋煮食之。"《随息居饮食谱》言:"清湿热,止烦渴、热淋。"《河北中草药》曰:"清热,解毒,除烦,止渴,并有调经、通乳作用。"

【现代研究】 现代营养学分析表明,茭白的营养丰富,含糖类,维生素,有机氮,水分、脂肪,蛋白质,纤维,灰粉,赖氨酸等 17 种氨基酸,其中苏氨酸、甲硫氨酸、苯丙氨酸、赖氨酸等为人体所必需的氨基酸,还能提供硫元素,味道鲜美,有很高的营养价值,很容易被人体吸收。现代药理研究表明,茭白含有丰富的有解酒作用的维生素,夏季食用尤为适宜,可除烦解酒。茭白水分多,热量低,食后容易有饱腹感,而成为许多人钟爱的减肥佳品;且含有丰富的纤维素,能够增进胃肠蠕动,增进食欲,促进排便,还可降低血脂,经常食用茭白可以有效地预防高血脂、高血压及习惯性便秘等;又因其含有的豆醇能清除体内的活性氧,从而抑制黑色素的生成,经常食用可以使皮肤细腻光滑,因此茭白也是养颜美容的佳品;同时茭白还具有退黄疸的作用,故对于黄疸型肝炎的病人有益。茭白炖猪脚还具有通乳的作用。

【解酒方选】

1. 茭白榨汁解酒法:茭白与生姜各 200 g,捣成汁服用,可以解酒醉。

2. 茭白豆芽菜解酒法:茭白与绿豆芽各 200 g,茭白切成丝,锅中放素油适量,烧热后下茭白和绿豆芽,翻炒后加入食盐、味精、葱花、姜末等,炒熟即可。功效为清热通便,可用于醒酒解酒及习惯性便秘。

3. 茭白炒肉解酒法:茭白 200g 洗净切丝,猪肉 100g,放入锅中同炒后调味即可。功效为清热利湿,适用于醒酒解酒,肝经湿热所致的小便短黄等症。

4. 茭白米粥解酒法:茭白 150g 洗净,切细加入 50g 大米煮的粥中,再加入调味品,煮一二沸服食。功效为养阴生津,适用于酒后烦渴,小便淋涩等。每日 1 剂,连服 3～5 天。

【使用注意】　脾虚泄泻者慎服;不宜与豆腐同食,因为茭白里含有很多草酸,会生成不溶性的草酸钙,不但会造成钙质流失,影响人体对钙的吸收,还可能沉积成结石。

菱 角

【概述】 菱角,来自菱科植物菱的果肉。又称为菱实、菱果、水菱、乌菱、风菱、水栗子,生于池塘中,现也有旱种菱角,我国著名的土特产之一,是人们经常喜吃的食物。其肉厚而味香、皮薄,生食可当水果,熟食可代粮食。生者性凉,味甘,无毒;熟者性平,味甘,无毒,入脾、胃、肠经。本品生用多清热生津,熟用可以益气健脾,功用利尿通乳,止消渴,解酒毒,可用于治疗烦热口渴,热淋,疮毒等。常用量:100~250 g,生食或煮熟食用。

【文献辑萃】 《本草纲目》曰:"解伤寒积热,止消渴,解酒毒。"《名医别录》曰:"安中补五脏,不饥轻身。"《齐民要术》记载:"菱能养神强志,除百病,益精气。"《食疗本草》言:"凡水中之果,此物最发冷气,损阳,使人玉茎消衰。"《滇南本草图经》曰:"醒脾解酒,缓中。"

【现代研究】 现代营养学分析表明,菱角含有丰富的蛋白质、葡萄糖、淀粉、不饱和脂肪酸及多种维生素,如维生素C、维生素B_1、维生素B_2,胡萝卜素及钙、铁、磷等微量元素。维生素可提高肝的解毒功能,加快酒精代谢,减少酒精对人体刺激,菱角可补充酒后呕吐所致微量元素的缺失。另外,现代药理研究表明,菱角中含有抗癌物质AH-13,对癌细胞的变性及组织增生均有显著抑制作用,实验研究也表明其对患有腹水癌小鼠的癌细胞具有明显的抑制作用。常食用熟菱角对老年人脾胃亏虚,肢软乏力等也有一定的治疗作用。由于菱角中不含使人发胖的脂肪,因此具有减肥健美的作用。

【解酒方选】

1. 菱角榨汁解酒法：鲜菱角 250 g，连壳捣碎，加白糖60 g，水煎取汁，一次服完，可解酒。(《醒酒解酒妙方》)

2. 糖醋菱角解酒法：鲜菱角 5～8 枚，剥壳醋浸 2 天，加糖适量生食，治疗酒后胃热心烦。(《醒酒解酒妙方》)

3. 菱角煮粥解酒法：鲜菱角 100 g，大米 50 g，放入锅中，加清水煮粥或将菱角粉适量调入米粥中煮一二沸即可。功效为清热除烦，益气健脾，适用于醒酒解酒，烦渴多饮，暑热伤津等。每日 1 剂，连服 3～5 天。

4. 菱草茎解酒法：鲜菱草茎(去叶及须根)120 g，水煎服，可治解酒，亦治小儿头部疮毒。

【使用注意】　猪肉忌菱角，同食会引起肚子痛；本品多食可引起腹胀；另外，此物性凉，多食可致性欲低下或阳痿，男性不宜长时期食用。

西 红 柿

【概述】　西红柿，为茄科植物番茄的果实，又称为番茄、六月柿、洋柿子、喜报三元、番柿、小金瓜。是菜中佳味，果中美品，被誉为营养菜中果。性微寒，味酸、甘，归脾、胃、肺、肝经。有益气生津，健胃消食，清热解毒，凉血平肝，补血养血和增进食欲的功效，适用于热病烦渴、口渴、食欲不振，肝阴不足，目昏眼干或夜盲，阴虚血热，鼻衄、牙龈出血等。常用量：100～250g，煎汤，或生食。

【文献辑萃】　《陆川本草》曰："生津止渴，健胃消食。治口渴，食欲不振。"《中医食疗学》言："甘酸生津，性寒清热，功能清热而止渴。"《食物中药与便方》记载："清热解毒，凉血平肝。"

【现代研究】 现代营养学分析表明,西红柿富含多种维生素,胡萝卜素和钙、磷、钾、镁、铁、锌等多种微量元素,还含有蛋白质、糖类、有机酸、纤维素等。西红柿约含有 94% 的水分,可用来消暑解渴,缓解酒后烦渴,番茄的汁中含有丰富的果糖,可以促进乙醇的分解吸收,同时含有大量的维生素,加速酒精代谢,减少对人体伤害,含有的苹果酸、枸橼酸和糖类,有增加胃液酸度,帮助消化,调整胃肠功能的作用,可以治疗酒后食欲不振。维生素 C 还是控制和提高机体抗癌能力的决定因素,由于有机酸的保护,维生素 C 不易被破坏,人体的利用率高。番茄中还含有丰富的维生素 A 原,能在人体内转化为维生素 A,有助于促进骨骼的生长,对佝偻病、眼干燥症、夜盲症及某些皮肤病有良好功效。番茄中含有大量的番茄红素,其抗氧化作用明显,具有抗衰老、降低心血管疾病的危险性、防癌抗癌的药理作用。但是,番茄红素必须在加热或有油脂的情况下才能被人体吸收,若想提高人体对番茄红素的利用率,最好是在加热的情况下食用,因为加热可以破坏番茄的细胞壁。番茄红素可以抑制细菌、真菌,可用于治疗口腔炎症。番茄中还含有番茄碱,其化学结构与甾醇相似,毒性较小,但其抗炎作用在多方面却与非甾醇类抗炎药相似,在动物实验中有明显的抗炎作用。目前有报道指出,番茄碱中常混有另一种与其化学性质相近的物质,其抗组织胺作用比番茄碱强大。番茄碱有抗真菌作用,而对细菌之效力很差。另外番茄碱对假性胆碱酯酶有可逆性的抑制作用,但对真性胆碱酯酶的作用很小。番茄含有大量的胡萝卜素、烟酸,以及矿物质钙、铁等,可以降低毛细血管的通透性。

【解酒方选】

1. 番茄汁解酒法：西红柿 2 个，洗净去皮榨汁，适用于酒后及糖尿病消渴。兑凉开水或淡盐水饮服，效果更好，因为盐本身就有镇静的效果，而且又能激发出番茄中的酸度，使得解酒的效果更好。

2. 糖醋西红柿解酒法：西红柿 4 个，去皮切块，加白糖、食醋拌匀即可。功效为清热生津，适用于酒醉后呕吐、胃脘不适等。

3. 番茄入粥解酒法：大米 100 g，煮为稀粥，待熟时，调入番茄汁，再煮一二沸，每日 1 剂。功效为生津止渴。

【使用注意】　服用肝素、双香豆素等抗凝血药物时不宜食用西红柿，因为西红柿含维生素 K 较多，而维生素 K 可助凝血；空腹时不宜食用，因为西红柿含有大量可溶性收敛剂等成分，可与胃酸发生反应，引起胃肠胀满、疼痛等不适症状；不宜食用未成熟的西红柿；服用新斯的明或加兰他敏时禁忌食用。

大　豆

【概述】　大豆为豆科草本植物大豆的种子，古称菽，呈椭圆形、球形，颜色有黄色、淡绿色、黑色等，故又有黄豆、青豆、黑豆之称。其中黑豆又称黑皮青豆、乌豆、泥豆、马料豆。大豆甘平，无毒，归脾、胃、肾、大肠经，具有宽中导滞，健脾利湿，解毒消肿的功效，其中黄豆偏于健脾益气，黑豆长于祛风解毒，可用于疳积泻痢，腹胀羸瘦，疮痈肿毒，药物（乌头、巴豆等热药）、食物中毒等。常用量：黄豆 30～90 g，黑豆 3～

30 g,煎汤食豆。

【文献辑萃】 《神农本草经》曰:"生研,涂痈肿。煮汁饮,杀鬼毒,止痛。"《本草纲目》曰:"治肾病,利水下气,制诸风热,活血,解诸毒","煮汁,解砒石、甘遂、天雄、附子、射罔、巴豆、芫青、斑蝥、百药之毒及蛊毒。入药,治下痢脐痛。冲酒,治风痉及阴毒腹痛。牛胆贮之,止消渴。"《名医别录》记载:"逐水胀,除胃中热痹,伤中淋露,下瘀血,散五脏结积内寒,杀乌头毒。炒为屑,主胃中热,除痹去肿,止腹胀消谷。"《日华子本草》言:"调中下气,通关脉,制金石药毒。"《本草汇言》曰:"善解五金、八石、百草诸毒及虫毒。煮汁饮,能润肾燥,故止盗汗。"

【现代研究】 大豆是中国的传统食物,含有大量的不饱和脂肪酸,多种微量元素、维生素及优质蛋白质。大豆富含赖氨酸,正好补充谷类赖氨酸的不足,谷豆混食,可使蛋白质互补。大豆中含的钙、磷对预防小儿佝偻病、老年骨质疏松有宜。大豆中所含的铁,量多且易吸收,对生长发育的小儿及缺铁性贫血病人很有益处。在解酒方面的研究,现代药理研究显示,大豆所含大豆多肽可以改善酒精性肝损伤小鼠的肝组织结构改变,降低受损肝组织中的三酰甘油含量,减轻肝组织的脂肪变性程度[《实用预防医学》2007,14(6):1695-1698];大豆卵磷脂对酒精性肝损伤具有保护作用[《中华医学与健康:实验研究》2006(9):37-39];而大豆异黄酮能够促进乙醇分解,降低血液乙醇浓度,加速乙醇的排泄并保护肝细胞免受自由基和毒物的损害[《河南大学学报:自然科学版》2002,32(3):62-64]。大豆中的卵磷脂可除掉附在血管壁上的胆固醇,防止血管硬化,预防心血管疾病,保护心脏,大豆经加工后制成的多种豆制品,是高血压、动脉硬化、心脏病等心血管病人的有益食物;大豆卵磷脂还具有防止脂肪在肝内过多存积的作用,从而有效地防治因肥胖而引起的脂肪肝。大豆异黄酮是一种结构与雌激素相似,具有雌激素活性的植物性雌激素,可以缓解更年期综合征,骨质疏松症;异黄酮还能抑制一种刺激肿瘤生长的酶,阻止肿瘤的生长,防治癌症,尤其是乳腺癌、前列腺癌、结肠癌。

【解酒方选】

1. 黑豆汁解酒法:黑豆 200 g,煮汁服,得吐即愈。(《太平广记》)

2. 五豆汤解酒法:黄豆、黑豆、绿豆、青豆、赤小豆各 5份,干葛 1 份,甘草 1 份,贯众 0.5 份。腊月八日用大锅熬至豆熟,滤出豆汁放冷,以瓷器盛之,苦叶纸重封,春夏月开用,酒后喝,随意饮。小儿豆疹不出,亦可饮。(《普济方》)

3. 甘草黑豆汁解酒法:甘草 10~15 g,黑豆 30 g。加水煎煮,取汁不拘时服。专解饮馔中毒,对中砒毒也有一定疗效。《本草蒙筌》曰:服用此药汁后,可以"恣饮无虞"。

豆　腐

【概述】　豆腐,是我国著名炼丹家刘安发明的绿色健康食品,是用大豆制作而成的。其性凉、味甘,归脾、胃、大肠经,功效为益气宽中,生津润燥,清热解毒,调和脾胃,可以解酒精、硫黄之毒,适于热性体质、口臭口渴、肠胃不清、热病后调养者食用,还适用于营养不良,气血双亏,妇女产后乳汁不足。老人食用豆腐皮最适宜。生熟皆可,老幼皆宜,是养生摄生、益寿延年的美食佳品。常用量:100~500g,凉拌、煎、煮均可。

【文献辑萃】 《食物本草》曰:"凡人初到地方,水土不服,先食豆腐,则渐渐调妥。"《食鉴本草》曰:"宽中益气,和脾胃,下大肠浊气,消胀满。"《增补食物秘书》言:"泻胃火,治内热郁蒸而见消渴、胀满、并休息久痢。过服则生寒动气并生疮疥、头风。"《本草求真》记载:"治胃火冲击,内热郁蒸,症见消渴、胀满。豆腐经豆腐烂,加以石膏或卤汁而成,其性非温。故书皆载味甘而咸、气寒无毒,且谓寒能动气。至云能和脾胃,正是火去热除以后安和之语,并非里虚无热无火温补之谓也。"

【现代研究】 现代营养学分析表明,豆腐中含有丰富的营养,素有"植物肉"的美称,除了含有大量的蛋白质、植物油、糖类之外,还含有钙、铁、磷等人体必需的多种微量元素。现代药理研究证明,豆腐中含有人体所必须的 8 种必需氨基酸,含有大量半胱氨酸,它能解乙醇的毒性,食后可促进乙醇迅速排泄,达到快速醒酒的功效。大豆油脂中还含有人体必需的主要脂肪酸——亚麻酸,对人体神经、血管、大脑的生长发育有益,而且人体对豆腐的消化吸收率高达 95%,是病弱者和儿童的食疗佳品,又因其不含胆固醇,还可以预防心血管病、肥胖病等常见病,所以也尤其适宜于高血压、高血脂、高胆固醇及冠心病老年患者食用。此外豆腐中含有丰富的植物雌激素,有益于牙齿、骨骼的生长发育,可以预防骨质疏松症。豆腐中还含有可以抑癌的甾固醇、豆甾醇,具有抑制乳腺癌、前列腺癌及血癌等功能。豆腐还可以作为中药炮制的一种辅料,豆腐煮制,也是中药炮制方法中的一种。如含有有毒成分的硫黄,用豆腐煮制后一可解毒,二可洁净。因

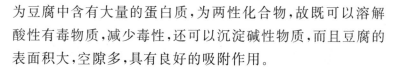

为豆腐中含有大量的蛋白质,为两性化合物,故既可以溶解酸性有毒物质,减少毒性,还可以沉淀碱性物质,而且豆腐的表面积大,空隙多,具有良好的吸附作用。

【解酒方选】

1. 豆腐贴片热敷解酒法:热豆腐细切片,遍身贴之,冷即换之,苏醒乃止。用于烧酒醉死。(《谷豆杂类养生》)

2. 豆腐黄瓜汤解酒法:豆腐500g,黄瓜250g,煮汤代茶饮,可治酒后口渴胃热。(《领导科学》2000,2:29)

3. 醋煎豆腐解酒法:鲜豆腐1块,用醋煎食,可治酒后吐泻,有醒酒生津之功效。(《甘肃青年报》)

4. 荠菜拌豆腐:豆腐100g,切成小方丁,然后将荠菜切成细末撒在豆腐上,然后用调味品拌匀即可。功效可以利尿通淋,凉肝止血,也可以用来醒酒解酒。

【使用注意】 豆腐中含有较多的嘌呤,因此对嘌呤代谢失常的痛风病人和血尿酸浓度增高的患者,忌食豆腐;经常腹泻便溏和脾胃虚寒者也应该忌食豆腐。

生 姜

【概述】 生姜,来源于姜科植物多年生草本植物姜的根茎,又称为鲜生姜、百辣云、勾装指、因地辛、炎凉小子等。生姜捣成汁名姜汁,取皮名姜皮,煨熟名煨姜,切片晒干名干姜。性微温,味辛,归脾、胃、肺经。功效为发汗解表,温中止呕,温肺止咳,解鱼蟹毒,解药毒,可以用于解表,主要为发散风寒,生姜为止呕要药,可单独应用,治疗胃寒呕吐。生姜又能解生半夏、生南星之毒,煎汤饮服,可用于解半夏、南星中毒引起的喉哑舌肿麻木等症。生姜有嫩生姜与老生姜之别,做酱菜都用嫩姜,药用以老姜为佳。内服:煎汤 10～100 g,或姜汁冲水调服。

【文献辑萃】《食疗本草》曰:"上逆,散烦闷,开胃气。"《名医别录》曰:"味辛,微温。除风邪寒热,主伤寒头痛鼻塞,咳逆上气,止呕吐,祛痰下气。"《本草从新》记载:"行阳分而祛寒发表,宣肺气而解郁调中,畅胃口而开痰下食。"《药性论》言:"使。主痰水气满,下气。生与干并治嗽,疗时疾,止呕逆不下食。生和半夏,主心下急痛,若中热不能食,捣汁合蜜服之。又汁和杏仁作煎,下一切结气,实心胸拥隔冷热气,神效。"

【现代研究】 现代营养学分析表明,生姜中含有辛辣成分挥发油被称为"姜油酮",主要为姜油萜、樟脑萜、桉叶油精、黏液质、糖类、姜酚、水茴香等。姜油酮与姜烯酮的混合物具有止吐作用,机制为挥发油刺激胃肠黏膜上的感受器,通过神经反射促使胃肠道充血,消化道蠕动增强,消化液分泌旺盛,又能刺激小肠,增强肠壁蠕动,使肠吸收能力加强,达到温胃止呕之效,故饮酒后食生姜或饮姜汁可以治疗呕吐、食积不化。少量的姜辣素对口腔黏膜具有轻微的刺激作用,还能增加人的食欲。此外,生姜对人的循环和呼吸具有一定的作用。正常人口嚼生姜 1 小时不咽下,舒张压和收缩压均会升高,但是脉率则没有显著的变化。另有研究表明生姜可以杀死阴道滴虫,具有抗菌及抗原虫的作用。生姜还可抑制体内过氧化脂质的产生,起到抗衰老的作用。生姜还有强烈抑制血小板聚集作用,用于抗凝血。

【解酒方选】

1. 姜汁蜂蜜解酒法:生姜去皮,洗净,榨汁,按蜂蜜 2 汤匙配姜汁 1 汤匙的比例混匀,蒸热服食。可以用于解酒醒酒。

2. **姜糖水解酒法**:生姜 5～10 g,加陈醋 50 ml,红糖 25 g,煎汤服用,用于解酒。(《谷豆杂类养生》)

3. **生姜大枣粥解酒法**:生姜 10 g 切碎,大枣 5 枚去核,同 100 g 大米煮为稀粥。可以用于解酒醒酒及脾胃虚寒,反胃呕吐等。每日 1 剂,做早餐食用。

4. **盐炒生姜甘草解酒法**:盐 240 g 炒熟,下生姜 960 g(切片,以米泔浸 3 日,晒半干)稍炒干脆,入甘草 180 g(切如大豆),炒色赤,再下丁香皮 90 g 同炒(勿致焦紫色),趁热入瓷瓶,密封 3 日,为细末。沸汤送服 3 g/次。可用于解酒。(《谷豆杂类养生》)

5. **生姜肉桂解酒法**:炮姜、肉桂各 240g,白术 480g,研末,蜜丸。服 20～30 丸/次。(《谷豆杂类养生》)

豌 豆

【概述】 豌豆为豆科植物豌豆的种子,全国各地均产。嫩苗色青,摘其梢头,可做蔬菜,种子食用。别名青豆、胡豆、戎菽、寒豆、雪豆、毕豆、回回豆。性平,味甘、微辛,归脾、胃、大肠经。功用和中益气,通乳利水,解疮毒,用于脾胃虚弱之产后乳汁不下,呕吐呃逆,口渴,泻痢;外用可治疗痈肿疮毒,痘疮。常用量 20～30 g,大量可用至 250 g。煎汤食豆。

【文献辑萃】 《本草拾遗》曰:"消渴,淡煮食之,良。"孙思邈曰:"除吐逆,止泻痢澼下,利小便,腹胀满。"《本草纲目》记载:"研末,涂痈肿痘毒。作澡豆,令人面光泽。"《随息居饮食谱》言:"豌豆甘平,煮食和中,生津止渴,下气,通乳消胀。"

【现代研究】　现代营养学分析表明,豌豆优质蛋白质含量丰富,干豌豆子粒含蛋白质为 20%～25%,主要成分为清蛋白和球蛋白,具有人体必需的 8 种氨基酸,可提高机体抗病能力和康复能力。软荚豌豆主要以嫩荚作蔬菜,嫩荚和青豌豆除含蛋白质外,还富含糖分及维生素 A、B_1、B_2、C,豆苗及嫩梢则富含蛋白质、胡萝卜素、叶酸,以及可以分解人体内亚硝胺的酶,具有抗癌作用。豌豆含有止杈酸、赤霉素和植物凝素等物质,具有抗菌消炎,增强新陈代谢的功能。豌豆还富含膳食纤维,可促进大肠蠕动,起到清肠的作用,还可利尿,加速酒精的排泄。现代研究发现,豌豆含有丰富的维生素 A 原,维生素 A 原可在体内转化为维生素 A,具有润泽皮肤的作用,可收美容养颜之功效。

【解酒方选】

1. 豌豆榨汁解酒法:将豌豆洗净捣烂,榨取汁液,每次饮 50 ml,每日 2 次,可解酒,亦可辅助治疗高血压、冠心病。

2. 豌豆解酒法:将豌豆煮熟,每次吃 30 g,每日 2 次,解酒醒酒,还能辅助治疗糖尿病。

3. 炒豌豆苗解酒法:豌豆苗、油、冷水、盐。将适量的豌豆苗洗净,沥干水分后备用;中火烧热锅并加入少量的油,将豌豆苗放入锅中略微翻炒,倒入冷水,大火烧沸后调入适量的盐即可。可用于解酒醒酒。

绿　豆

【概述】　绿豆为豆科草本植物绿豆的成熟种子,绿豆又叫青小豆,古名菉豆、植豆,具有粮食、蔬菜、绿肥和医药等用途。味甘,性凉。入心、肝、胃经。具有清暑益气、止渴利尿、

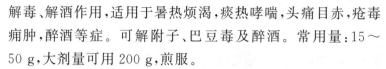

解毒、解酒作用,适用于暑热烦渴,痰热哮喘,头痛目赤,疮毒痈肿,醉酒等症。可解附子、巴豆毒及醉酒。常用量:15～50 g,大剂量可用200 g,煎服。

【文献辑萃】　《开宝本草》曰:"绿豆,甘,寒,无毒。入心、胃经。主丹毒烦热,风疹,热气奔豚,生研绞汁服,亦煮食,消肿下气,压热解毒。"《本草纲目》曰:"绿豆,消肿治痘之功虽同于赤豆,而压热解毒之力过之。且益气、厚肠胃、通经脉,无久服枯人之忌。外科治痈疽,有内托护心散,极言其效。"并可"解金石、砒霜、草木一切诸毒"。《日用本草》言:"解诸热,益气,解酒食诸毒。"《本草求真》记载:"绿豆味甘性寒,据书备极称善,有言能厚肠胃、润皮肤、和五脏及资脾胃,按此虽用参、芪、归、术,不是过也。第所言能厚、能润、能和、能资者,缘因毒邪内炽,凡脏腑经络皮肤脾胃,无一不受毒扰,服此性善解毒,故凡一切无不用此奏效。"《本草汇言》曰:"清暑热,静烦热,润燥热,解毒热。"《本草经疏》记载:"绿豆,甘寒能除热下气解毒。阳明客热则发出风疹,以胃主肌肉,热极生风故也,解阳明之热,则风疹自除。胀满者,湿热侵于脾胃也,热气奔豚者,湿热客于肾经也,除湿则肿消,压热则气下,益脾胃而肾邪亦自平也。"

【现代研究】　现代营养学分析表明,绿豆含有蛋白质、脂肪、碳水化合物,维生素 B_1、B_2,胡萝卜素,烟碱酸,叶酸,矿物质钙、磷、铁等。绿豆蛋白质的含量几乎是粳米的3倍,所含蛋白质主要为球蛋白,其富含赖氨酸、亮氨酸、苏氨酸,多种维生素,钙、磷、铁等无机盐都比粳米多。绿豆磷脂中的磷脂酰胆碱、磷脂酰乙醇胺、磷脂酰肌醇、磷脂酰甘油、磷脂酰丝氨酸和磷脂酸有增进食欲的作用,有效治疗醉酒后食欲不振。绿豆中含有丰富的蛋白质,生绿豆水浸磨成的生绿豆浆蛋白含量颇高,内服可保护胃肠黏膜,缓解酒精对胃黏膜的刺激,这也是在饮酒之前先服用一些富含蛋白质的食物不易醉的道理。此外,绿豆蛋白、鞣质和黄酮类化合物可与有机磷农药、汞、砷、铅化合物结合形成沉淀物,使之减少或失去毒性,并不易被胃肠道吸收,故生活中有机磷农药中毒患者在送往医院的过程中可先服用绿豆汤以解毒。盛夏酷暑,人们喝些绿豆粥,甘凉可口,防暑消热。绿豆还具有降血脂、降胆固醇、抗过敏、抗菌、抗肿瘤、增强食欲、保肝护肾等药理作用。因此,绿豆不但具有良好的食用价值,还具有非常好的药用价值,有"济世之食谷"之美称。

【解酒方选】

1. 绿豆汤解酒法:取绿豆 50 g,甘草 10 g,加适量红糖煎服,或单用绿豆煎汤服,具有解酒功效。(《大众医学》2001年第 3 期)

2. 蜂蜜绿豆汤解酒法:绿豆 100 g 淘尽,加水煮烂,再调蜂蜜(或盐),取汤冷后食用,用于解毒清热,解酒。

3. 赤小豆绿豆汤解酒法:赤小豆、绿豆、车前子各 30 g,车前子布包,与二豆同煮,加清水煮至二豆熟后,去药包,食豆饮汤。可解酒毒,清暑利尿。

4. 绿豆甘草汤解酒法:绿豆、红小豆、黑豆各 50 g,加甘草 15 g,煮烂,豆、汤一起服下,能提神解酒,减轻酒精中毒。

5. 绿豆豆浆解酒法:绿豆一升,生捣末,豆腐浆二碗,调服,治金石丹火药毒,并酒毒、烟毒、煤毒为病。一时无豆腐浆,用糯米泔顿温亦可。(《本草汇言》)

6. 葛花绿豆汤解酒法:绿豆、黑豆、黄豆、青豆、赤小豆

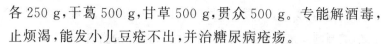

各 250 g,干葛 500 g,甘草 500 g,贯众 500 g。专能解酒毒,止烦渴,能发小儿豆疮不出,并治糖尿病疮疡。

7.绿豆花解酒法:绿豆花 10 g(鲜品 30 g),水煎服。绿豆花也有较好的解酒醒醉作用。

【使用注意】 脾胃虚寒滑泄者忌之。

绿 豆 芽

【概述】 绿豆芽为豆科植物绿豆的种子经水浸泡后发出的嫩芽。绿豆在发芽过程中,营养成分会增加很多,而且部分蛋白质也会分解为各种氨基酸,可达到绿豆原含量的 7 倍,所以绿豆芽的营养价值比绿豆更大。绿豆芽,别名豆芽菜、银针菜、巧芽、如意菜、掐菜、银芽、银苗、芽心。味甘,性凉。归心、脾、胃、三焦经。功用清热解毒,醒酒,通利小便,还能补肾、滋阴壮阳、调五脏、美肌肤、利湿热,用于醉酒,伤酒后胃中不适,热毒壅盛口渴,烦躁,大便不利,小便短赤、目赤肿痛等。用量:30～200g。煎汤、炒食均可。

【文献辑萃】《本草汇言》曰:"解毒消暑,通利三焦,润达二便。"《本草省常》曰:"泻热除烦,利水消肿,解酒毒并五谷新登毒。"《本草纲目》记载:"解酒毒、热毒、利三焦。诸豆生芽,皆腥韧不堪,惟此豆生芽,白美独异,今人视为寻常,而古人未知者也。"

【现代研究】 现代营养学分析表明,绿豆芽的维生素 C含量较绿豆更高,可以治疗坏血病,还有清除血管壁中胆固醇和脂肪的堆积、防止心血管病变的作用。豆芽解酒的机制与绿豆基本相同,但其高含量的维生素 C 使得解酒功力更胜一筹,缘于维生素 C 可以提高肝的解毒能力,从而加快酒精的代谢速度,而且豆芽利尿的作用更为明显,进一步提升酒精的排泄,减少酒精对人体的伤害。绿豆芽中还含有核黄素,口腔溃疡的人很适合食用;其还富含膳食纤维,是便秘患者的健康蔬菜,有预防消化道癌症(食管癌、胃癌、直肠癌)的功效。豆芽的热量很低,而水分和纤维素含量很高,常吃豆芽,可以达到减肥的目的。所以绿豆芽特别适合坏血病、口腔溃疡、消化道癌症患者和减肥人士食用,嗜烟酒、肥腻者也适宜常吃。

【解酒方选】

1. 凉拌豆芽菜解酒法:绿豆芽 150～200 g,水煎服可解酒毒,或凉拌多食。

2. 醋熘豆芽解酒法:将豆芽菜掐去两头洗净,用沸水快速焯一下,捞出在凉水中浸泡,将水分控干备用。炒锅上火,放入色拉油烧热,将花椒炸焦,去掉花椒,放葱丝炝锅,投入豆芽菜,加精盐、白糖、醋、味精颠炒几下,用湿淀粉勾芡即成。在制作豆芽菜时与醋共用,可使绿豆芽所含蛋白质凝固,又可使其所含 B 族维生素不损失。可解酒,亦可减肥。

3. 豆芽米粥解酒法:绿豆芽 150 g,大米 100 g。取大米淘净,加水煮至粥将熟,加入绿豆芽,调味品等,煮至粥熟。适用于酒后食欲不振,粉刺,酒糟鼻等。

4. 豆芽炖豆腐解酒法:绿豆芽 250 g,豆腐 200 g,雪里蕻 100 g,精盐、味精、大葱、豆油各适量。将豆芽洗净,豆腐切丁,雪里蕻洗净切丁,葱切丁。锅内放豆油,烧热,放入葱丁煸炒,再放豆芽,炒出香味时加水,在武火上烧沸,待豆芽酥烂时,放入雪里蕻、豆腐,改用文火慢炖 10min,放入盐、味精,食用。可用于饮酒过度,肝火上攻而致酒精性高脂血症

【使用注意】　豆芽膳食纤维较粗,不易消化,且性质偏寒,所以脾胃虚寒之人,不宜久食。

冬　瓜

【概述】　冬瓜属被子植物门双子叶植物纲,葫芦目、葫芦科植物冬瓜的果实。瓜形状如枕,又叫枕瓜。因其瓜熟之际,表面上有一层白粉状的东西,如冬天所结之白霜,故冬瓜又称白瓜。果呈圆、扁圆或长圆形,大小因果种不同,小则重数千克,大则数十千克。我国南北各地均有栽培,主要供应季节为夏秋季。冬瓜性微寒,味甘淡。入肺、大肠、小肠、膀胱经。具有清热解毒、解暑祛湿、利水消痰、除烦止渴之功。用于酒后心胸烦热、小便不利,还用于肺痈咳喘、消渴等,可解丹石、鱼、酒毒。常用量:100～150 g,大剂量可用 500 g,煮汤。

【文献辑萃】　《随息居饮食谱》曰:“冬瓜,清热,养胃生津,涤秽治烦,消痈行水,治胀满,泻痢霍乱,解鱼、酒等毒。亦治水肿,消暑湿。”《本草再新》曰:“冬瓜,清心火,泻脾火,利湿去风,消肿止渴,解暑化热。”《本草衍义》记载:“患发背及一切痈疽,削一大块置疮上,热则易之,分散热毒气。”《本草纲目》言:“冬瓜瓤白,绵软,用它洗脸、洗身,可除肤褐斑,令肤色柔软光洁、白皙。”《滇南本草》曰:“冬瓜治痰吼,气喘,姜汤下。又解远方瘴气,又治小儿惊风。润肺消热痰,止咳嗽,利小便。”《本草备要》记载:“寒泻热,甘益脾,利二便、水肿,止消渴,散热毒、痈肿。”

【现代研究】　冬瓜中的不少化学成分具有显著的生理活性,其不同部位所含的成分不同。冬瓜果肉含有腺嘌呤、

β-谷甾醇、羽扇豆醇、十三烷醇、甘露醇、鼠李糖、葫芦素 β 等多种功能性成分；冬瓜瓤含胡芦巴碱，组氨酸，腺嘌呤，维生素 B_1、C、E 等；冬瓜皮含蜡类及树脂类物质等；冬瓜籽含尿素、尿素分解酶、脂肪油、组氨酸、蛇麻脂醇、甘露醇、β-谷甾醇等，尤其以维生素 B_1 含量最为丰富。氨基酸是冬瓜的主要功能性成分之一，冬瓜中富含鸟氨酸和 γ-氨基丁酸，天冬氨酸、谷氨酸、精氨酸的含量也较高，它们是人体解除游离氨毒害不可缺少的氨基酸，成为利尿消肿功效的物质基础，再加上甘露醇共同起到快速利尿的功效，使酒精迅速排出体外，以达快速醒酒的功效。此外，冬瓜中的膳食纤维含量很高，可改善血糖水平，降低体内胆固醇，降低血脂，防止动脉粥样硬化。冬瓜中的粗纤维，能刺激肠道蠕动，使肠道里积存的致癌物质尽快排泄出去，有效预防消化道癌变。冬瓜中富含的丙醇二酸，能有效控制糖类转化为脂肪，防止体内脂肪堆积，还能把多余的脂肪消耗掉，对防治高血压、动脉粥样硬化、肥胖有良好的效果。胡芦巴碱主要存在于冬瓜瓤中，能帮助人体新陈代谢，抑制糖类转化为脂肪，也是冬瓜中的减肥降脂功能因子之一。油酸主要存在于冬瓜子中，具有抑制体内黑色素沉积的活性，是良好的润肤美容成分，其含有的大量丙醇二酸也可起到美容的作用。

【解酒方选】

1. 冬瓜汁解酒法：冬瓜绞汁或加水一起炖汤喝，有醒酒的作用。

2. 冬瓜皮煮汤解酒法：冬瓜皮适量，加水 300 ml，煮取 100 ml，可加橘皮或葛根或竹叶，冷服，功可清热利湿，解酒毒，有利于酒精排出。

3. 冬瓜竹叶煎:冬瓜 150 g,竹叶 10 g,水煎服。功可清热解暑,解酒毒。

4. 冬瓜 100 g,葛根 30 g,水煎服。功可清热,醒酒,提神。

5. 冬瓜去子晒干,每次用 60 g,煎煮后凉至温热加白糖一起调服,可以治疗酒后头晕烦渴。

6. 冬瓜子晒干,打碎成粉,每次口服 5 g,可以治疗酒后胃热,呕吐。

7. 清炖冬瓜豆腐汤:冬瓜、豆腐各 100 g,冬瓜切薄片,豆腐切成小块,加盐少许,大火煮沸 10 min,后文火煮 5 min,取汤后温服,可清热解毒,解酒。

【使用注意】　冬瓜性寒,脾胃气虚,腹泻便溏慎用;女子月经来潮期间和寒性痛经者忌食生冬瓜;久病与阳虚肢冷者忌食。

荠　菜

【概述】　荠菜为十字花科荠菜属植物荠菜的幼嫩茎叶,又名荠、地菜、鸡心菜、净肠草、清明菜、地米菜、鸡脚菜、假水菜、护生菜等。原产于我国,早在公元前 300 年就有荠菜的记载。春、夏、秋三季均可采用。荠菜性微寒,味甘、淡,入心、胃、肝、肾、膀胱经,可凉血止血,清热利尿,清肝明目,健脾和胃,解毒。用于醉酒,血热出血,肝火上炎,目赤头晕,暑热伤胃,呕吐等。常用量:100～200 g,煎炒,煮汤均可。

【文献辑萃】　《陆川本草》记述:"消肿解毒","健胃消食,化积滞"。《名医别录》曰:"主利肝气,和中"。《日用本草》言:"凉肝明目"。《本草纲目》记载:"利肝和中,利五脏,

除肾经邪气,利九窍,明耳目,安中;久食温中,止咳嗽上气;
主咳逆下气,去头面风;通肺豁痰,利膈开胃"。《现代实用中
药》述:"止血,治肺出血、子宫出血、流产出血、月经过多、头
痛、目痛或视网膜出血"。

【现代研究】 现代营养学分析表明,荠菜含有荠菜酸、
酒石酸、苹果酸等有机酸及精氨酸、天冬氨酸、谷氨酸、胱氨
酸、甘氨酸等氨基酸,还含有胆碱、乙酰胆碱、胡萝卜素,维生
素 B_1、B_2、C 和烟酸、糖、钙、磷、铁等人体所需的多种成分。
荠菜所含的荠菜酸,是有效的止血成分,能缩短出血及凝血
时间。荠菜所含的乙酰胆碱,可以降低血液及肝胆固醇和甘
油三酯的含量,还有降血压的作用。荠菜中丰富的维生素
C,可防止硝酸盐和亚硝酸盐在消化道中转变成致癌物质,
可预防胃癌和食管癌。天冬氨酸、谷氨酸、胱氨酸等参与人
体解毒,利尿消肿过程,可辅助排出体内酒精,荠菜含有大量
的粗纤维,食用后可增强大肠蠕动,增加食欲,治疗酒后食欲
不振,促进大便的排泄,还有助于防治高血压、冠心病、肥胖
症、糖尿病、肠癌及痔疮等。荠菜还可以治疗头昏目眩,缓解
酒后头痛症状。荠菜含有丰富的胡萝卜素,是治疗干眼病
(眼干燥症)、夜盲症的良好食物。

【解酒方选】

1. 荠菜冬瓜汤解酒法:荠菜 200 g,冬瓜 100 g,盐适量,
加水煮汤,温服,可清热和胃,用于酒醉呕吐后食欲不振,胃
脘隐痛者。

2. 荠菜莲藕汤解酒法:荠菜 100 g,藕 100 g 切片,食盐
少许,加水煮沸 20 min,把藕顿烂,温服,可清热利湿,用于
酒后腹泻不止者。

3. 荠菜薏米粥解酒法:荠菜 200 g,木耳 6 g,佛手 10 g,薏苡仁 20 g,加清水适量同炖至烂熟,去佛手加食盐适量。服食,功可舒肝健脾,化痰祛湿,用于酒后胸中闷痛,肢体困重者。

二、水 果 方

荸 荠

【概述】　荸荠是莎草科植物荸荠的球茎,多产于我国南方,于深秋、冬初采收。又名乌芋、马蹄、地栗、黑三棱、红慈姑等。其性寒,味甘,入肺、胃、肝经,有清热养阴、生津止渴、消积化痰、止血止痢之功。本品肉质脆嫩,清甜多汁,适用于热病伤阴、口渴津伤、阴虚肺热、肺燥咳嗽、食积不消、血痢及崩漏下血等。煮粥服食,养阴生津,润肺化痰,对肺燥、肺阴虚咳嗽,咳嗽痰少而黏稠,胸痛等有显著疗效。若煮制时加入麦冬、梨汁、鲜藕汁等同用,效果更佳。此外,对于秋燥咳嗽、咽喉不适、口干欲饮等症疗效亦佳,不失为秋季食养佳品。常用量:50～200 g,生食或煮食。

【文献辑萃】　《本经逢原》曰:"治酒客肺胃湿热,声音不清"。《本草纲目》言:"主消渴、痹热,温中益气,下丹石,消风毒。除胸中实热气",并"主血痢,下血,血崩"。《本草再新》记载:"清心降火,补肺凉肝,消食化痰,破积滞,利脓血"。《名医别录》曰:"主消渴,痹热,热中,益气"。

【现代研究】　现代营养学分析表明,本品含有丰富的维生素 C、B,果糖、葡萄糖、荸荠英、淀粉、蛋白质、脂肪及矿物质钙、磷、铁等,其中维生素和淀粉类可以作为酒精分解时的润滑剂,具有保护肝脏的作用。荸荠中含的磷是根茎类蔬菜中较高的,能促进人体生长发育和维持生理功能的需要,对牙齿骨骼的发育有很大好处,同时可促进体内糖、脂肪、蛋白质三大物质的代谢,调节酸碱平衡,因此荸荠适于儿童食用。荸荠英是一种不耐热的抗菌成分,对大肠埃希菌、产气杆菌及金黄色葡萄球菌、铜绿假单胞菌均有抑制作用。据报道,鲜荸荠、生石膏适量,水煎代饮,可预防"流脑"。近年来还发现,荸荠还含有防治癌症的有效成分。此外荸荠还有降压作用,古有降压名方"血羹汤",即以荸荠、海蜇为主要原料组成。另外,荸荠汁灌肠,可治疗铜中毒。

【解酒方选】

1. 荸荠汁解酒法:取荸荠 10 多只,洗净捣成泥状,用纱布包裹压榨出汁饮服,酒精中毒轻者,可生吃 50～100 g,若中毒严重,将荸荠捣烂取汁 200 ml,加少量冰糖 1 次灌服。(此法最适宜于饮高粱酒等烈性酒的醉酒者)。

2. 荸荠旱莲草汤解酒法:荸荠、旱莲草各等量。制法:将二者择净,以水煎之,每日 1～2 剂。具有养阴生津之功效。适用于酒醉呕吐,津伤口渴等。

3. 藕荠茅梨汤解酒法:鲜藕、荸荠、白茅根、梨皮各50 g。将四者洗净,藕、荠去皮,同入锅中煎煮,代茶饮。

4. 荸荠粥解酒法:荸荠、大米各 100 g,白糖少许。将荸荠择净去皮切小块,加入大米煮为稀粥服食。每日 1 剂,5～7 天,可养阴清热,生津止渴。可用于酒醉烦热,热病伤阴,津伤口渴,阴虚肺热,咳嗽痰少黏稠等。

5. 荸荠豆豉青豆汤解酒法:将荸荠去皮,锅中放植物油烧热,煸炒姜末,先炒豆豉、青豆,然后放入荸荠、料酒、精盐、清汤,烧 10 min 左右放入味精即可。本方具有解酒消积,开胃消食,清热化痰等功效,是一张有效的解酒开胃方。用于酒后消化不良,不思饮食,口干咽痛。(《蔬菜食谱》)

【使用注意】 荸荠甘寒,故脾胃虚寒及血虚者慎用;且荸荠生食易感染姜片虫病,故应熟食为宜,若要生食,应先充分浸泡后刷干净,以沸水烫过,削皮再吃。

葡 萄

【概述】 葡萄为葡萄科植物葡萄的成熟果实,又名蒲桃、草龙珠、菩提子,以新疆吐鲁番的葡萄味甜甘美而驰名中外。其性平,味甘、酸,入脾、肺、肾经,有补气血、益肝肾、强筋骨、生津液、止烦渴、利小便之功,可用于气血不足、心悸失眠、神疲乏力、腰膝酸软、热病烦渴、声嘶咽干、水肿、小便淋涩等。酒后饮用葡萄汁 200～400 ml 可以有效防止酒醉。

【文献辑萃】 据《西域传》记载,我国的葡萄是两千多年前西汉张骞出使西域,从大宛国带回并广为传种的。《神农本草经》曰:"治筋骨湿痹,益气倍力,强志,令人肥健耐饥,耐风寒"。《名医别录》言:"逐水,利小便"。《滇南本草》言:"其大补气血,舒筋活络,泡酒服之"。《随息居饮食谱》记载:"补气,滋肾液,益肝肾,止渴安胎"。《陆川本草》曰:"滋养强壮,补血,强心利尿"。

【现代研究】 现代营养学分析表明,葡萄营养丰富,有"生命之水""水果明珠"之称,据分析,鲜葡萄含糖量为 10%～30%,有机酸为 0.1%～1.5%,蛋白质为 0.15%～0.2%,果胶 0.3%～0.5%。此外,还含有丰富的维生素和矿物质。维生素 C、B,果糖,葡萄糖等都可以作为酒精分解时的润滑剂,具有保护肝脏的作用。新鲜葡萄中含有丰富的酒石酸,能与酒中乙醇相互作用形成酯类物质,降低体内乙醇浓度,达到解酒目的。同时,其酸酸的口味也能有效缓解酒后反胃、恶心的症状。如果在饮酒前吃葡萄,还能有效预防醉酒。此外,葡萄中黄酮类化合物及酚类物质,可降低血小板的活跃程度,有助于防止血凝块的形成,从而减少因动脉阻塞引起的心脏病危险,其中酚类还可防止黄斑病变。葡萄中所含的白藜芦醇,有较强的抗癌作用。常饮葡萄汁可降低血脂、血压,从而防治高血压、心脏病。葡萄叶、藤煎水服可治疗三叉神经痛、坐骨神经痛等。

【解酒方选】

1. 鲜葡萄解酒法:新鲜葡萄治酒后反胃、恶心。如果在饮酒前吃,还能有效预防醉酒。

2. 葡萄汁醒酒法:新鲜葡萄 500 g 榨汁,再用小火熬至膏状,加入少许糖调匀,每次醉酒后服 30～50 g,可缓解酒后咽干口燥、烦渴。

3. 葡萄干解酒法:葡萄干 30 g,酒后嚼食,能够缓解酒后烦渴并解酒。

4. 葡萄根、叶汁醒酒法:取葡萄的根或叶各 100 g,加入 500 ml 水同煮,水煎至 100 ml 时,取出,加入糖适量,每次醉酒后服 30～50 ml。可解酒、止呕。

5. 葡萄汁、芹菜叶及米醋解酒法:葡萄汁、芹菜叶各 100 g,用 500 ml 水熬取 100 ml,每次酒后用 30～50 ml 加入米醋调服,可治酒后头痛、头晕及反胃。

6. 二仁葡萄粥:桑仁、薏苡仁各 20 g,葡萄干 10 g,大米

100 g,白糖适量。将上味同煮至粥熟服食,每日 1 剂。可益肾利湿。适用于酒醉,也可用于腰膝酸痛,尿频而急,尿道灼热,头晕耳鸣,五心烦热等。

柚　子

【概述】　柚子为芸香科柑橘属常绿乔木植物柚的成熟果实,产于两广、福建、云南、台湾等地,秋冬季 10—11 月果实成熟时采收。其中以福建、厦门所产者为上,故有"厦门文旦"之美称。又名柚、胡柑、文旦、沙田柚。其性寒,味甘、酸,入肺、胃经,有生津止渴、行气宽中、开胃消食、化痰止咳之功效,常用于酒醉口渴、热病津伤口渴、胃脘疼痛、消化不良、慢性胃炎、慢性咳嗽、痰多气喘等。常用量:100～150 g,大量可至 500 g,鲜食或捣汁。

【文献辑萃】　《本草纲目》曰:"消食快膈,散愤懑之气,化痰"。《日华子本草》言:"治妊孕人食少并口淡,去胃中恶气,消食,去肠胃气,解酒毒,治饮酒人口气"。《四川中药志》记载:"解酒毒,治肾脏水肿,宿食停滞,湿痰咳逆及疝气"。《增补食物秘书》曰:"解酒毒,去肠胃中恶气,皮化痰,消食块膈,白皮良"。

【现代研究】　现代营养学分析表明,本品含枳实苷、柚皮苷、新橙皮苷、胡萝卜素、果酸、果糖、葡萄糖、维生素 B、维生素 C 及矿物质钙、铁、磷等。丰富的果糖、葡萄糖、维生素 C、维生素 B 群,可以作为酒精分解时的润滑剂,具有保护肝脏的作用;而果酸可以中和酒的代谢物乙醛,因而有非常卓越的醒酒功效。药理研究表明,维生素 C、B 足量于酒前半小时内服用,具有消化和分解酒精的作用,饮酒前一次口服维生素 C 6～10 片,可预防酒精中毒。复合维生素 B 也比较有效,饮酒前服用 10 片。因此,饮酒前可食用柚子宜代替维生素 C 片以防酒醉;此外,柚子还有抗炎、抗病毒、降脂作用,因而可抗感染,对病毒感染有预防和保护作用;且其新鲜果汁中含有胰岛素样成分,有降低血糖的作用。

【解酒方选】

1. 柚丁白糖解酒法:将柚肉切丁,蘸白糖吃对消除酒后口腔中的酒气和臭气有奇效。

2. 柚皮蜂蜜解酒法:剥去内层白髓,切碎,加适量蜂蜜或饴糖蒸烂,加少量热黄酒内服,在醉酒时或平时早、晚各吃一匙,可治疗酒醉或老年咳喘。

3. 柚子水果沙拉解酒法:将柚子和香蕉、梨一起切片,拌入沙拉酱即可,既是一道解酒菜,又是一道清口美味。

4. 柚皮百合汤解酒法:柚子 1 个(约 1000 g),百合、白糖各 125 g。制法:将柚子去肉留皮,同百合、白糖加水适量,煎 2 h 后,去渣取汁,分 3 次服用,每日 1 剂。功效:清肺化痰,健脾补虚。适用于醒酒解酒和陈久咳嗽,痰多、哮喘、肺气肿等。

5. 柚汁粥解酒法:柚子 1 个,大米 100g。将大米煮粥,待熟时放入柚汁,煮一二沸即成,每日 1 剂,连服 3～5 天。可理气和中,止咳化痰。用于解酒醒酒。也适用于脾胃气滞,胸腹满闷,呕逆食少,咳嗽痰多及消渴等。

西 瓜

【概述】 西瓜是一种双子叶开花植物,外皮光滑,呈绿色或黄色有花纹,果瓤多汁为红色或黄色(罕见白色)。来源于葫芦科植物西瓜的果实,全国各地均有产。别名夏瓜、寒瓜、青门绿玉房。西瓜性寒,味甘、淡,无毒。归心、胃、膀胱经。西瓜具有清热解暑、生津止渴、利尿除烦的功效,被称为"天生白虎汤"。主治胸膈气壅,满闷不舒,小便不利,口鼻生疮,暑热,中暑等症,可用于解酒毒。用法:适量,生食,绞汁饮,煎汤,或熬膏服。

【文献辑萃】　《松漠记闻》曰:"有人苦于目病,令以西瓜切片曝乾,日日服之,遂愈,由其性冷降火故也"。《饮膳正要》曰:"西瓜,主消渴,治心烦,解酒毒"。李时珍《本草纲目》言:"消烦止渴,解暑热,疗喉痹,宽中下气,利小水,治血痢,解毒,含汁治口渴"。《本经逢原》记载:"西瓜,能引心包之热,从小肠、膀胱下泄,能解太阳、阳明中渴及热病大渴,有'天生白虎汤'之称。而春夏伏气发瘟热病,觅得隔年收藏者啖之,如汤沃雪"。《随息居饮食谱》曰:"食瓜腹胀者,以冬腌菜瀹汤饮即消。目赤口疮用西瓜肉曝乾腌食之;唇内生疮用西瓜皮烧研噙之;食瓜过多成病用瓜皮煎汤解之;口腔炎用西瓜皮晒干,炒焦,加冰片少许同研末,用蜂蜜调涂患处"。

【现代研究】　现代营养学分析表明,西瓜含蛋白质,葡萄糖,蔗糖,果糖,苹果酸,瓜氨酸,谷氨酸,精氨酸,磷酸,内氨酸,丙酸,乙二醇,甜菜碱,腺嘌呤,萝卜素,胡萝卜素,番茄烃,六氢番茄烃,维生素 A、B、C,挥发性成分中含多种醛类。适宜高血压、急慢性肾炎、胆囊炎、高热不退患者食用。西瓜含有大量水分,多种氨基酸和糖,含水量高达94%,其天然营养汁含量在所有水果中位居首位,进入肠胃可稀释酒精浓度,减少酒精进入血液;西瓜中瓜氨酸和精氨酸,配糖体能利尿,促进酒精随尿排出;也可起到降压的作用,还可治疗肾炎。同时,西瓜可以通过利小便,避免酒精被机体吸收而引起全身发热,稳定情绪,从而有助缓解酒后不适症状,还排出体内多余的热量而达到清热解暑之效。另一方面,西瓜本身也具有清热去火功效,能帮助全身降温,还可治疗暑热证。此外西瓜含有多种重要的有益健康和美容的化学成分。其中多种具有皮肤生理活性的氨基酸和腺嘌呤等重要代谢成分,糖类、维生素、矿物质等最容易被皮肤吸收,对面部皮肤的滋润、防晒、增白效果很好;西瓜利尿能排除体内代谢产物,清洁肾脏及输尿管道,达到美容及延缓衰老的功效;西瓜汁中含有蛋白酶,可将不溶性蛋白质转化为水溶性蛋白质,以帮助人体对蛋白质的吸收。此外,西瓜可治疗咽喉及口腔炎症,如以西瓜为原料制成的西瓜霜有消炎退肿之效,吹敷患处,可治咽喉肿痛,口舌生疮诸疾。

【解酒方选】

1. 西瓜汁解酒法:西瓜 500～1000 g,切开吃,或将西瓜去皮绞汁频服,可用于轻度酒醉。一次口服西瓜汁 300 ml,解酒效果好,能加速酒精从尿液排出。(《现代实用中药》)

2. 西瓜皮解酒法:用西瓜皮 60 g,水煎服,可解酒。

3. 葫芦双皮汤解酒法:葫芦壳 50 g,冬瓜皮、西瓜皮各 30 g,大枣 10 g。将壳、皮、枣加水 400 ml,煎取 150 ml,分 2 次饮服,可健脾利湿,适用于醒酒解酒和脾虚湿盛所致之急性肾炎,小便短少,眼睑浮肿等。每日 1 剂。

【使用注意】 正常健康人不能一次吃太多西瓜,因为过多的水分在胃里会冲淡胃液,引起消化不良或腹泻。肾功能不全者机体平衡调节能力较差,不宜吃大量西瓜,过多水分留在体内,会增加心和肾的负担。糖尿病患者少食;脾胃虚寒、湿盛便溏者不宜用。

香 蕉

【概述】 香蕉来源于芭蕉科芭蕉属植物的果实,热带地区广泛栽培食用,与菠萝、龙眼和荔枝号称"南国四大果品"。别名甘蕉、芎蕉、香牙蕉、蕉子、蕉果。香蕉性寒,味甘、微涩,无毒,入脾、胃、大肠经。香蕉具有清热生津止渴、润肺滑肠、解酒之功效,适合口干烦躁、咽干喉痛者,大便干燥、带血、痔疮者及饮酒过量而宿醉未解者食用。用法:1～4个,生食、蒸熟食,或连皮煮熟食。

【文献辑萃】 《本草求原》:"香蕉止渴润肺解酒,清脾滑肠;脾火盛者食之,反能止泻止痢"。李时珍在《本草纲目》中说:"生食(芭蕉)可以止渴润肺,通血脉,填骨髓,合金疮,解酒毒。根主治痈肿结热,捣烂敷肿;捣汁服,治产后血胀闷、风虫牙痛、天行狂热。叶主治肿毒初发"。《日用本草》:"生食破血,合金疮,解酒毒;干者解肌热烦渴"。

【现代研究】 现代营养学分析表明,香蕉的营养价值很高,含果糖,葡萄糖,蛋白质,脂肪,胡萝卜素,维生素 B_1、B_2、C、E,烟酸,果胶,钙,磷,铁,5-羟色胺,去甲肾上腺素,二羟基苯乙胺等成分。丰富的果糖、葡萄糖、维生素 C、B,可以作为酒精分解时的润滑剂,具有保护肝的作用。酒后吃一些香蕉,能增加血糖浓度,降低酒精在血液中的比例,达到解酒目的,香蕉中含有可预防溃疡病的 5-羟色胺化学物质,这种物质能缓解胃酸对胃黏膜的刺激,同时激发胃黏膜细胞的生长,产生黏液膜来保护受伤的溃疡面,能缓和酒精对胃黏膜的刺激作用,缓解饮酒过多所致的不适。香蕉还含有较多的钾和镁,镁具有消除疲劳的效果,钾对维持人体细胞功能、人体内酸碱平衡、改善心肌功能均有益,且钾能防止血压上升及肌肉痉挛。近代医学建议,可用香蕉辅助治高血压,因香蕉除含钾丰富外,其所含的血管紧张素转化酶抑制物质可以抑制血压升高,对降血压有较好的辅助作用。多食香蕉可治疗便秘,因它能促进肠胃蠕动。此外,德国研究人员表示,用香蕉可治抑郁和情绪不安,它能促进大脑分泌内啡肽化学物质。香蕉中含维生素 A,能促进生长,增强对疾病的抵抗力,也是维持正常视力所必需的;硫胺素能抗脚气病,促进食欲、助消化,保护神经系统;核黄素能促进人体正常生长和发育。因此从小孩到老年人,都能安心地食用,并补给均衡的营养。

【解酒方选】

1. 生食香蕉解酒法:香蕉 3～5 只,酒后生食能解酒止渴。(《本草求原》)

2. 香蕉茶水解酒法:香蕉果实研碎,香蕉根 50g,水煎服代茶饮,可治酒后头痛、高血压,也可加入茶水、加糖调服可治酒后胃热,心烦口渴。[生活时报,2000,5:19]

3. 水果沙拉解酒法:将梨、橙、苹果、西瓜等水分充足的水果和香蕉做成水果沙拉,能够有效地冲淡血中酒精的浓度,加速排泄酒精的速度。(《健康必读 2009》)

【使用注意】 由于香蕉性寒,体质偏虚寒者,最好避之则吉,患有慢性肠炎、虚寒腹泻、大便溏薄之人忌食;急性和慢性肾炎者忌食。香蕉含糖量较高,糖尿病病人忌食;胃酸过多者忌食。香蕉含有大量的镁,空腹过多服食后可造成体液中镁与钙的比值改变,使血中的镁含量增加,对心血管系统产生抑制作用,引起明显的麻木感觉,肌肉麻痹,出现嗜睡乏力等症状,因此空腹时不宜大量食用。关节炎或肌肉疼痛患者忌食,香蕉会使局部血液循环减慢,代谢产物堆积,从而造成关节和肌肉疼痛加重。测定尿中吲哚或儿茶酚胺时,忌食香蕉,否则会影响检测结果的准确性。

柿　子

【概述】　柿子,来源于柿科植物柿的果实。品种多样,果实扁圆,颜色从浅橘黄色到深橘红色不等,大小从 2 cm 到 10 cm,重量从 100 g 到 350 g。原产地在中国。别名半果、米果、猴果、猴枣、镇头迦、朱果、红柿、香柿、毛柿、懒柿子等。柿子果性寒,味甘、涩,归心、肺、大肠经;柿蒂味涩,性平,入肺、脾、胃、大肠经。柿子能生津,清热止血,健脾涩肠,解酒降压,可用于肺热咳嗽,阴虚烦渴,便秘,便血,酒醉等;柿蒂可降逆止呕。胸满呃逆、脾胃消化功能正常的人适合食用,常用量:中等大小 1 个(约 100 g)。

【文献辑萃】　《名医别录》曰:"主通鼻耳气,肠澼不足。软熟柿解酒热毒,止口干,压胃间热"。《随息居饮食谱》曰:"鲜柿,甘寒养肺胃之阴,宜于火燥津枯之体。以大而无核,熟透不涩者良。或采青柿,以石灰水浸透,涩味尽去,削皮啖之,甘脆如梨,名曰绿柿"。《日华子本草》言:"润心肺,止渴,涩肠,疗肺痿,心热,嗽,消痰,开胃。亦治吐血"。《本草经疏》记载:"鼻者肺之窍也,耳者肾之窍也,二脏有火上炎,则外窍闭而不通,得柿甘寒之气,俾火热下行,窍自清利矣。肺与大肠为表里,湿热伤血分,则为肠澼不足,甘能益血,寒能除热,脏气清而腑病亦除也"。

【现代研究】　现代营养学分析表明,柿子含有丰富的蔗糖,葡萄糖,果糖,蛋白质,胡萝卜素,维生素 C,瓜氨酸,碘、钙、磷、铁等,未成熟果实含鞣质。据现代科学测定,其糖类和维生素 C 比一般水果高出 1～2 倍,每天吃 1 个柿子,所摄取的维生素 C,基本上就能满足一天需要量的一半,丰富的维生素 C 还能够增强肝功能,起到护肝的作用。柿子能促进血液中乙醇的氧化,其中单宁和酶可以分解酒精,大量糖和钾,以及大量的水分能起到利尿的作用,帮助机体排泄酒精。有机酸和鞣质可以促进消化,加速酒精分解,减少酒精对机体的伤害,达到醒酒解醉的目的。此外,柿子酸性收敛,而有涩肠止血之功,可用于治疗血痢和痔疮出血。柿子富含果胶,是一种水溶性的膳食纤维,能有效润肠通便,对纠正便秘,保持肠道正常菌群生长等有很好的作用。柿子还含有大量的维生素和碘,能抗甲状腺肿大。柿子含有黄酮苷,可降低血压,软化血管,增加冠状动脉的血流量,并能活血消炎,改善心血管功能,防治冠心病、心绞痛。

【解酒方选】

1. 酿柿子解酒法:用一些菠萝和柿子切碎,拌上核桃仁、葡萄干、蜜枣,加上白糖或蜂蜜,制成酿柿子。除了醒酒,还能起到润肺止咳、补气、养血、生津的功效。

2. 柿子汤解酒法:即红柿子 5～6 个切成条块,加鸡蛋 1 个,加食盐、味素、油等调料,熬汁,用于酒后饮服,解酒开胃、止口渴。(《果蔬解酒经·果品篇》)

3. 柿子汁解酒法:用红柿子熬汁拌白糖,饮服,功效:醒酒、除烦。可用于酒后口渴口干、烦躁。(《果蔬解酒经·果品篇》)

4. 柿饼粥解酒法:柿饼 3 枚去蒂切小块,大米 100 g,同煮粥,用冰糖或白糖调味食用,可醒酒解酒,健脾开胃,用于酒后食欲不振。

【使用注意】 不要空腹吃柿子,柿子宜在饭后吃,因柿子含有的鞣酸及果胶,空腹情况下会在胃酸的作用下形成大小不等的硬块,易患胃柿石症;柿子含有单宁,容易与铁质结合,从而妨碍人体对食物中铁的吸收,所以贫血患者应少吃为好;柿子和螃蟹、鱼、虾同属寒性食物,因而不宜同吃,从现代医学的角度来看,含高蛋白的蟹、鱼、虾在鞣酸的作用下,很容易凝固成块,形成胃柿石;柿子含糖量较高,故糖尿病病人不宜食用。柿子不宜与红薯、菠菜同食。凡脾胃虚寒,痰湿内盛,外感咳嗽,脾虚泄泻,疟疾等症均不宜食。

橘 子

【概述】 橘子来源于芸香科植物福橘或朱橘等多种橘类的成熟果实,果实外皮肥厚,内藏瓤瓣,由汁泡和种子构成。橘子常与柑子一起被称为柑橘,颜色鲜艳,酸甜可口,是日常生活中营养价值很高的水果之一。别名桔子、橘柑、蜜橘、大红袍、朱砂橘、潮州柑。橘子性凉,味甘、酸,入肺、胃经。具有生津润肺、补脾健胃、消食化积、止咳平喘、醒酒的功效,主要治疗胸隔结气、呕逆少食、胃阴不足、口中干渴、肺热咳嗽及饮酒过度等。用法:1～4 个,剥皮生食,或绞汁取液饮。

【文献辑萃】 《医林纂要》曰:"除烦,醒酒"。《随息居饮食谱》曰:"橘子甘平润肺,析醒解渴"。《饮膳正要》言:"止呕下气,利水道,去胸中瘕热"。《食疗本草》记载:"止泄痢,食之下食,开胸膈痰实结气"。《日华子本草》曰"止消渴,开胃,除胸中膈气"。《本草求真》言："橘穰与皮共属一物,而性悬殊,橘皮味辛而苦,而橘穰则变,味甘而酸也;皮有散痰、开痰理气之功,而穰则更助痰作饮,及有滞气之害也。至书有言能治消渴,开胃,并除胸中膈气,此为内热亢极,胃气不寒者而言,若使水亏脾弱,发为咳嗽而日用此恣啖,保无生痰助气之弊乎。但用蜜煎作果佳"。

【现代研究】 现代营养学分析表明,橘子含有丰富的葡萄糖,果糖,蔗糖,苹果酸,枸橼酸,以及胡萝卜素,硫胺素,核黄素,尼克酸,抗坏血酸等。橘味甘酸,含有大量的水分、维生素,丰富的糖类物质,能促进细胞间质中胶原形成及肝脏解毒,达到生津止渴、除烦醒酒的功效。橘子中含有的橘皮苷等,对肠道具有双相调节作用。一方面抑制肠道平滑肌,达到止痛、止呕、止泻的目的,另一方面兴奋肠道平滑肌,促进消化,治疗脘腹胀满、食欲不振、嗳气,可以治疗酒后呕吐、食欲不振、反酸等症。此外,橘子中含有橙皮苷,对周围血管具有明显的扩张作用,起到降压效果,其中 6-二乙胺甲基陈皮苷,能降低毛细血管脆性;所含磷酰橙皮苷可以降低血清胆固醇,明显降低和改善主动脉粥样硬化病变;橘皮中所含的黄酮苷,可扩张心脏的冠状动脉,增加冠脉血流量,且有类似维生素 PP 的增强微血管韧性,防止其破裂出血等作用,所以橘子是一种预防冠心病和动脉硬化的水果。另外,橙皮苷与甲基橙皮苷都有类似维生素 PP 样作用,能够对抗组织胺所致的血管通透性增加;与维生素 C 和维生素 K_4 一起使用时,效果尤为显著,从而达到抗炎、抗过敏的作用。橘子中含有的挥发油、柠檬烯,可以使呼吸道黏膜分泌增加,缓解支气管痉挛,促进痰液的排出,起到祛痰、止咳、平喘的作用。

在鲜柑橘汁中还含有"诺米灵",它是一种抗癌活性很强的物质,能使致癌化学物质分解,抑制和阻断癌细胞的生长,且能让人体内的除毒酶活性成倍增加,阻止致癌物质对细胞核的损伤,保护基因的完好。另外,橘子富含具有美容作用的维生素 C 和具有消除疲劳作用的枸橼酸,且橘子含有膳食纤维及果胶,可以促进通便,降低胆固醇。橘子还具有保肝、利胆、抗溃疡的作用。

【解酒方选】

1. 橘络解酒法:将橘络(即橘瓣上面的白色网状络丝)取其整齐均匀、络长不断、色黄者数克,炒或煎汤饮,用于伤酒、口渴、吐酒。(《果蔬解酒经·果品篇》)

2. 橘子山楂解酒法:橘子 1 个去果皮,山楂 15 g,白糖适量,同煮,饮汤食果,用于酒后口干、胃热。(《果蔬解酒经·果品篇》)

3. 橘皮生姜水解酒法:橘皮 1 斤,生姜半斤,可加食盐水 7 升煮取 3 升,温服 1 升,用于酒后干呕、噎膈、反胃。(《果蔬解酒经·果品篇》)

4. 糖渍橘子解酒法:金橘 500 g 洗净,放入砂锅中,用勺压扁、去核,加白糖 250 g 腌渍 1 天。以文火炖煮至汁液耗干,冷却之后,再拌入白糖 250 g,风干数日,装瓶备用。此法有理气、解郁、化痰、醒酒之功效,用于酒后胸闷郁积、消化不良、伤酒。(《果蔬解酒经·果品篇》)

5. 橘皮醒酒汤解酒法:香橙皮(去白)500 g,陈橘皮 500 g,檀香 200 g,葛花 250 g,绿豆花 250 g,人参 100 g,白豆蔻仁 100 g,食盐 300 g,共研磨成末,拌匀,装入瓷罐中备用。在服用时,每天 2 次,早晚各服一汤匙,用白开水冲服。

适用于饮酒过多,酒醉不醒之症。(《饮膳正要》)

【使用注意】 橘子含有大量维生素C,若食用过多,摄入过量维生素C,会使体内代谢的草酸增多,引起尿路结石、肾结石。肠胃功能欠佳者,吃太多橘子,容易发生胃粪石的困扰。橘子含热量多,一次食用过多,会引发口腔炎、牙周炎等症。风寒咳嗽、痰饮咳嗽者不宜食用,且橘子与螃蟹、槟榔不能同食。

橄　榄

【概述】 橄榄来源于橄榄科植物橄榄的果实,是一种常绿乔木,我国南方诸省均有栽培。别名青果、青子、青橄榄、忠果、甘榄、白榄、黄榄等。橄榄性平或寒,味甘、涩、酸,无毒,入肺、胃、脾、肝经。具有清热化痰、生津止渴、开胃降气、除烦醒酒之功效,用于治疗咳嗽痰血,咽喉肿痛,暑热烦渴,醉酒,癫痫,解河豚毒及酒毒。用法:内服,煎汤,6～12 g,鲜品可 30～100 g;或嚼食 5～10 个鲜青果。

【文献辑萃】 《开宝本草》首载橄榄解酒,"味酸、甘,温,无毒。主消酒,疗鲩鲐毒"。在《滇南本草》中载有橄榄解鱼毒、酒、积滞,神效;《食鉴本草》载:"橄榄消酒,能解诸鱼之毒";刘文泰《御制本草品汇精要》载:"橄榄主止渴,消酒。"陈嘉谟《本草蒙筌》曰:"橄榄开胃,消酒食甚佳",并引朱丹溪语:橄榄"味涩而生甘,醉饱后宜之";倪朱谟《本草汇言》言:"橄榄治酒伤昏闷,用橄榄肉十个,煎汤饮";缪希雍《本草经疏》载:"橄榄味酸甘,今尝之先涩而后甘,能生津液,酒后嚼之不渴,故主消酒"。汪昂《本草备要》记载:"橄榄,甘涩而温。肺胃之果,清咽生津,除烦醒酒"。《本草从新》谓:"橄榄能清肺、开胃、下气、除烦、生津、解酒、利咽喉、解诸毒"。《本草求真》则说:"橄榄,肺胃家果也,性能生津止渴,酒后嚼之最宜。故书载能以解酒毒"。

【现代研究】 现代营养学分析表明,橄榄果实中主要含有蛋白质,脂肪,维生素 C,碳水化合物,膳食纤维,胡萝卜素,视黄醇,维生素 B_1、B_2,尼克酸等营养成分和钙、硼、镁、铬、锰、镍、铝等微量元素,其中维生素 C 的含量是苹果的 10 倍,其含钙量也很高,且易被人体吸收。其次还含有滨蒿内酯,东莨菪内酯,(E)-3,3-二羟 4-4,4-二甲氧基芪、没食子酸、逆没食子酸、短叶苏木酚、金丝桃苷和一些三萜类化合物、挥发油、黄酮类化合物。研究发现,橄榄的解酒保肝作用可能与其所含的萜类及鞣质等酚类成分有关。橄榄油的脂肪酸中,80%以上为不饱和脂肪酸,富含维生素 A、D、E 等,是一种营养价值很高的食用油,经常食用对身体大有裨益。橄榄油可供医疗用,由于它不增加人体内血液中胆固醇总量,且能提高血中高密度脂蛋白的含量,从而延缓血管粥样硬化过程,所以,可以减少心肌梗死的危险性。另外,橄榄油可以阻止血小板的聚集,使动脉血栓不能形成,可用来防治心血管病。橄榄油能促进胆汁分泌,长期食用橄榄油的人很少发生胆结石。尚有研究表明,橄榄黄酮对羟基自由基具有一定的清除作用,对超氧自由基具有明显的抑制作用,因而具有很好的抗氧化效果,可发挥抗炎、护肝等作用。橄榄叶片具有愈合伤口与振奋肌肤的功效,因此被广泛运用于美容工业。植物过氧化氢角鲨就是自橄榄中衍生出的成分,它与肌肤的脂质非常类似,具有极佳的润泽效果。

【解酒方选】

1. 橄榄果实解酒法:橄榄 1 枚,随意食用。用于轻度醉酒及饮酒后口渴。(《本草求真》)

2. 橄榄煎汤解酒法:橄榄去皮核,10 个,切条,煎汤饮汁,用于食肉饮酒过量,咽喉肿痛,酒后昏闷。(《果蔬解酒经·果品篇》)

3. 橄榄仁解酒法:橄榄仁 7 g 研末,冲服之,适用于酒后口干唇燥。(《果蔬解酒经·果品篇》)

4. 橄榄竹叶汤解酒法:鲜橄榄 30 g,淡竹叶 15 g,红糖 10 g,诸药洗净,清水文火煮沸 3 分钟,徐徐温饮,对饮酒过度而致昏闷不适者尤佳。

5. 青龙白虎汤:鲜橄榄 15 g,鲜萝卜 250 g。切碎或切片,加水煎汤服。本方取橄榄清热解毒利咽,取萝卜清热泻火。用于肺胃热毒壅盛,咽喉肿痛。(《王氏医案》)

6. 橄榄芦根汤解酒法:橄榄 4 枚,芦根 60~100 g,水煎服,用于酒后胃热心烦。

7. 冰糖橄榄解酒法:生橄榄 20 g,打碎用冰糖 30 g,炖大约 20 min,分 3 次服。治疗酒毒湿热、饮食停滞。(《果蔬解酒经·果品篇》)

8. 橄榄酸梅汤解酒法:生橄榄 60 g,酸梅 10 g,水煎取汁,加糖调味食用。适用于酒毒烦渴。(《果蔬解酒经·果品篇》)

9. 醒醉汤解酒法:青橄榄(色黄或已有损坏者勿用)适量。将青橄榄在瓦上磨去粗皮,去核,切成细丝。每 500 g 橄榄丝用 60 g 粉草末、60 g 炒盐,拌匀,放入瓷罐密封,用滚开水点服。适用于酒醉后口渴及饮酒太过。(《寿世保元》)

梨

【概述】　梨来源于蔷薇科植物白梨、沙梨、秋子梨等的果实,我国是梨属植物中心发源地之一。在世界果品市场上,梨和苹果、橙被人们称为"三大果霸"。别名快果、果宗、玉乳、蜜父、雪梨、鸭梨、甘棠等。梨性凉,味甘、微酸,入肺、胃经。具有清肺化痰、生津润燥、解酒的作用,用于肺燥咳嗽,热病烦躁,津少口干,饮酒过多,热病伤阴或阴虚所致的干咳、口渴、便秘等症,内热所致的烦渴、咳喘、痰黄等症。用法内服:煎汤,15～30 g;生食,1～2 个;或捣汁;或蒸服;或熬膏。

【文献辑萃】　《本草纲目》曰:"润肺清心,消痰降火,解疮毒,酒毒"。《本草经疏》曰"膏粱之家,厚味醇酒,纵恣无节,必多痰火卒中痛疽之病,数食梨,可变危为安,功难尽述"。《重庆堂随笔》言:"梨,不论形色,总以心小肉细,嚼之无渣,而味纯甘者为佳。凡烟火、煤火、酒毒,一切热药为患者,啖之立解。温热燥病,及阴虚火炽,津液燔涸者,捣汁饮之立效"。《本经别录》记载:"梨,有治风热、润肺、凉心、消痰、降火、解毒之功也"。《本草衍义》曰:"梨,多食则动脾,少则不及病,用梨之意,须当斟酌,惟病酒烦渴人,食之甚佳,终不能却疾"。

【现代研究】　现代营养学分析表明,梨含有蛋白质,脂肪,糖分,粗纤维,钙、磷、铁等矿物质及多种维生素等。梨中含有丰富的 B 族维生素,能够保护心脏,减轻疲劳,增强心肌活力,降低血压,具有降血压的功效,常食能使血压恢复正常,梨性凉,能清热镇静,改善头晕目眩等症状,还能防止动脉粥样硬化,因此患高血压、心脏病的病人,经常吃些梨有益。梨有大量糖类物质和多种维生素,容易被吸收,增进食欲,帮助消化,对肝具有保护作用,能降低乙醇在血液中的浓度,促进乙醇在肝内转化代谢,且梨有利尿通便和解热作用,促进酒精的排泄,有效控制酒后发热,还可用于高热病人补充水分和营养。此外,梨所含的配糖体及鞣酸等成分,能祛痰止咳,对咽喉有养护作用。梨的果胶含量很高,有助于消化、通利大便。煮熟的梨有助于肾排泄尿酸和预防痛风、风湿病和关节炎。此外,梨还能抑制致癌物质亚硝胺的形成。

【解酒方选】

1. 天生甘露饮解酒法:洗净去皮后食下,或将鸭梨绞为梨汁,或浸入凉开水中 10 min,吃梨饮水,用于饮酒过量及酒后烦渴。(《本草衍义》)

2. 雪梨芦根汤解酒法:取雪梨 4 个,芦根 10 g,知母 15 g,水煎后饮汁,可解酒生津,用于酒后烦渴。(《果蔬解酒经·果品篇》)

3. 醋炙雪梨解酒法:梨 5～10 个,放米醋中浸渍 1 周后,酒醉时食用,每次 1～2 个,可醒酒解毒、生津止渴。(《果蔬解酒经·果品篇》)

4. 蜜饯雪梨解酒法:雪梨或鸭梨 500 g,去皮核切片,适量水煮至七成熟,加入蜂蜜 100～200 g,再用小火煮至熟透,收汁装入瓶食用。有生津,润燥,清热,解酒,止渴等作用。(《果蔬解酒经·果品篇》)

5. 五汁饮解酒法:取梨汁、荸荠汁、芦苇根汁、麦冬汁、鲜藕汁各等份和匀,凉服或温服。此为"五汁饮"。用于各种热病及酒后烦渴。(《果蔬解酒经·果品篇》)

6. 雪梨姜汁解酒法:雪梨 3 个,生姜汁 5 g,白糖 75 g,山楂 15 g,共煮 5 min 后,食用。用治酒后心胸烦热、胃热反呕。(《果蔬解酒经·果品篇》)

7. 雪梨藕节汁解酒法:秋梨洗净去皮、核,白藕去节各等量,切碎榨汁,不拘量,频饮代茶,用于酒后口干口渴。(《果蔬解酒经·果品篇》)

8. 粳米梨丁粥解酒法:梨 8 个,粳米 100 g,冰糖 60 g。将梨洗净,去皮、核,切成黄豆大小丁块,同粳米、冰糖共入锅中,加水煮成稀粥。此法具有除酒烦、润肺生津,化痰止咳等功效。(《果蔬解酒经·果品篇》)

【使用注意】　梨性偏寒助湿,多吃会伤脾胃,故脾胃虚寒、畏冷食者应少吃;血虚、畏寒、腹泻、手脚发凉的患者最好煮熟吃,可避免湿寒症状加重。梨含有大量果酸,胃酸多者,不可多食;且不宜与碱性药物同用,如氨茶碱、小苏打等。梨不应与螃蟹同吃,以防引起腹泻。梨有利尿作用,夜尿频者,睡前少吃梨。

阳　桃

【概述】　阳桃为酢浆草科五敛属科植物阳桃的果实。分布于亚热带,我国东南部及云南等地有栽培。阳桃呈椭圆形,表面色青,果皮呈蜡质,有五棱,如剑脊状,果肉黄亮,细致脆嫩,爽甜多汁。别名杨桃、羊桃、山敛、五敛子、鬼桃、五棱子。性寒,味甘、酸,归脾、胃、肺、心、小肠经。功用祛毒解酒、清热生津、润肺化痰、利尿通淋,用于热病烦渴,口舌生疮,咽喉肿痛,风热咳嗽,痈疽肿痛,小便短赤,虫蛇咬伤等。用量:2～3 个。生食,煎汤或捣汁。

【文献辑萃】　《本草纲目》曰："(主)风热,生津止渴"。《陆川本草》曰："疏滞,解毒,凉血,治口烂,牙痛"。《本草纲目拾遗》言："脯之或白蜜渍之,不服水土与疟者,皆可治"。《广西中药志》记载："解酒毒,消积滞"。《岭南杂记》曰："能解肉食之毒,又能解岚瘴"。《岭南采药录》言："止渴解烦,除热,利小便,除小儿口烂,治蛇咬伤症"。

【现代研究】　现代营养学分析表明,阳桃含有多种维生素,大量糖分和有机酸等,果汁充沛,能迅速补充人体水分而止渴,使体内郁热或酒毒随小便排出体外,具有解酒之功,常食可补充机体营养,增强抵抗力。阳桃含有大量的挥发油,胡萝卜素类,糖类,有机酸,维生素 B、C 等,带有一股清香。在茶余酒后吃几片阳桃,会感到口爽神怡,别有一番风味。阳桃还可消除咽喉炎症及口腔溃疡,防治风火牙痛。阳桃能减少机体对脂肪的吸收,有降低血脂、胆固醇的作用,对高血压、动脉硬化等心血管疾病有预防作用,同时还可保护肝脏,降低血糖。此外,阳桃含有特别多的果酸,能够抑制黑色素的沉着,有效地去除或淡化黑斑,并且有保湿的作用,可以让肌肤变得滋润、有光泽,对改善干性或油性肌肤组织也有显著的功效。

【解酒方选】

1. 醋炙阳桃醒酒法:醋渍阳桃 1 个,慢慢嚼服或加水煎服,可用于醒酒,也用于食积不消,胸闷欲吐。

2. 桃汁米粥解酒法:鲜阳桃汁、大米各 100 g,白糖适量。取大米煮粥,待熟时调入阳桃汁、白糖,至粥熟。清热生津,和胃消食,利尿通淋,适用于热病后烦渴,纳差,小便涩痛,也用于解酒醒酒。

3. 阳桃番茄汁解酒法：阳桃、西红柿各 100 g,将阳桃、西红柿去皮,榨汁,兑入冷开水适量饮用。功用生津止渴,用于中暑烦渴,热病口渴,也可醒酒解酒。

4. 阳桃竹叶汤解酒法：阳桃 50 g,淡竹叶 10 g,将二者洗净,同放锅中,水煎取汁饮用。功用利尿通淋,用于小便淋涩,也用于醒酒解酒。

使用注意：阳桃性寒,凡脾胃虚寒或有腹泻的人宜少食；肾病患者应该少吃阳桃。

甘　蔗

【概述】　为禾本科植物甘蔗的茎秆。我国南方各地常栽培。别名竿蔗、糖梗、竹蔗、薯蔗、干蔗、接肠草。性寒,味甘,归肺、脾、胃经。功用清热解毒、生津润燥、和胃止呕、透疹、益气补脾,可用于解酒精中毒,解河豚中毒,还可用于夏季暑热伤阴之发热,烦渴,咽喉肿痛,肺燥咳嗽,反胃呕吐,痘疹不出,妊娠水肿及中风失音等症。内服：甘蔗汁,30～90 g。

【文献辑萃】　《本草经疏》曰："利大小肠,消痰止渴,除心中烦热,解酒毒"。《本草纲目》曰："蔗,脾之果也,其浆甘寒,能泻火热,《素问》所谓甘温除大热之意。煎炼成糖,则甘温而助湿热,所谓积温成热也。蔗浆消渴解酒,自古称之,而孟诜乃谓共酒食发痰者,岂不知其有解酒除热之功耶","止呕哕反胃,宽胸膈"。《日用本草》言："止虚热烦渴,解酒毒"。《日华子本草》："利大小肠,下气痢,补脾,消痰止渴,除心烦热","又谓沙糖能解酒毒,则不知既经煎炼,便能助酒为热,与生浆之性异矣"。《别录》记载："主下气和中,助脾胃,利大肠"。《本草纲目拾遗》谓其有透疹之功。《滇南本草图说》曰:"同姜汁服,可解河豚毒"。《随息居饮食谱》言:"利咽喉,强筋骨,息风养血,大补脾阴"。

【现代研究】　现代营养学分析表明,甘蔗中含有丰富的糖分(含蔗糖 $13\%\sim27\%$),还含有对人体新陈代谢非常有益的各种维生素(维生素 B_1、B_2、B_6、C),脂肪,蛋白质,氨基酸(天冬氨酸,谷氨酸,丝氨酸,丙氨酸,缬氨酸,亮氨酸等),有机酸(延胡索酸,琥珀酸,甘醇酸,苹果酸,枸橼酸和草酸等),钙、铁等物质。甘蔗汁能抑制酒精诱导脂质过氧化反应对肝组织的损伤,对酒精性肝损伤有明显的保护作用。甘蔗不但能给食物增加甜味,而且还可以提供人体所需的营养和热量,还含有大量的铁,所以特别适合贫血的人群食用。此外,甘蔗制糖过程中提出的糖蜜内,含有对小鼠艾氏癌和肉瘤-180 有抑制作用的多糖类物质[安徽农业科学,2011,39(6):3606,3661]

【解酒方选】

1. 甘蔗莱菔汤解酒法:甘蔗、鲜萝卜各等量,切碎加水煮至萝卜烂熟,去渣取汁,随量服用,用于饮酒过度。(《山家清供》)

2. 甘蔗榨汁解酒法:甘蔗 1 根,洗净去皮,切成小段榨汁服。

3. 甘蔗米粥解酒法:甘蔗汁 $100\sim150$ ml,蜂蜜 30 g,大米 100 g。取大米淘净,加清水适量煮粥,待熟时调入甘蔗汁、蜂蜜,再煮一二沸。不宜稠厚,以稀薄为宜。可清热生津,养阴润燥,也可醒酒解酒。

4. 甘蔗姜汤解酒法:鲜甘蔗、鲜生姜、蜂蜜各适量。将甘蔗、生姜洗净,榨汁取 15～20 ml,纳入蜂蜜,冲入沸水中,煮沸饮服。用于酒醉呕吐,胃热呕吐,妊娠呕吐。甘蔗生姜汁《梅师集验方》:治疗反胃。

【使用注意】　脾胃虚寒、胃腹寒疼者慎服。

柠　檬

【概述】　柠檬是芸香科木本植物黎檬或洋柠檬的果实。又称宜檬、黎檬子、宜母果、里木子、药果。原产东南亚,由阿拉伯人带往欧洲,我国江苏、浙江、江西、福建、湖南、广东、四川、云南等地有栽培。秋、冬季采收,主要取瓤囊鲜用。柠檬性平,味酸甘,入肺、肝、胃经。有清热化痰、生津止渴、健脾的功效,用于暑热烦渴、食欲不振、妊娠呕吐、纳减等。常用量:鲜果 50～200 g。生食,绞汁,煎汤服,或以盐腌食。

【文献辑萃】　《粤语》曰:"柠檬,宜母子,味极酸,孕妇肝虚嗜之,故曰宜母。当熟时,人家竞买,以多藏而经岁久为尚,汁可代醋。以盐腌,岁久色黑,可治伤寒痰火"。《本草纲目拾遗》曰:"下气和胃",《食物考》言:"能避暑,孕妇宜食,能安胎"。《陆川本草》记载:"疏滞,健胃,止痛。治郁滞腹痛,不思饮食"。

【现代研究】　现代营养学分析表明,柠檬富含糖类,钙、磷、铁、维生素 B_1、B_2、C,烟酸,奎宁酸,柠檬酸,苹果酸,橙皮苷,柚皮苷,香豆精,高量钾元素和低量钠元素等,对人体十分有益。维生素 C 能促进人体各种组织和细胞间质的生成,维持它们正常的生理功能。丰富的果糖、葡萄糖、维生素 C、维生素 B 群,可以作为酒精分解时的润滑剂,具有保护肝的作用,提高肝分解酒精的功效。而果酸可以中和酒的代谢物乙醛,因而有非常卓越的醒酒功效。柠檬酸具有防止和消除皮肤色素沉着的作用,还有收缩、增固毛细血管,降低通透性,提高凝血功能及血小板数量的作用,达到止血目的,还具有消除疲劳的作用。柠檬还能促进胃中蛋白酶的分泌,增强胃肠蠕动。柠檬含有大量柠檬酸盐,能够抑制钙盐结晶,从而阻止肾结石的形成。柠檬所含的橙皮苷、柚皮苷还可以防治心血管疾病,能缓解钙离子促使血液凝固的作用,可防治高血压和心肌梗死,此外柠檬生食还具有良好的安胎止呕作用。

【解酒方选】

1. 糖渍柠檬解酒法:鲜柠檬 250 g,去皮核切块,加白糖适量,水煎服,用于酒后烦渴,具有生津止渴,开胃止呕,解酒之功效。

2. 柠檬甘蔗汁解酒法:柠檬 60 g,甘蔗 250 g。切碎略捣碎绞取汁液,徐徐服用。能益胃生津、止渴除烦、和胃降逆,用于饮酒过度,积热伤津,心烦口渴,呕哕少食。

3. 柠檬茶解酒法:柠檬 30 g,茶叶适量,开水冲服,有醒酒明目作用。还具有消暑、除烦、开胃和止渴的作用,用治酒后头闷、头沉,口渴,或暑热烦渴。

4. 柠檬姜汤解酒法:柠檬皮 15 g,生姜 4 片。水煎后取汁加糖匀调,用于治酒后胃热反呕,有止吐醒酒之效。

5. 柠檬汁浇凉菜解酒法:柠檬 200 g,绞汁加入凉菜中,用醋拌匀,酒前服用能防酒醉,酒后可醒酒开胃,又可作调味品。

6. 柠檬蜂蜜汁解酒法:柠檬 150 g,蜂蜜适量,柠檬绞汁后,加入蜂蜜,拌匀。用于饮酒过度,酒后不醒者,有保肝、解酒毒的作用。

7. 柠檬马蹄汤解酒法:用新鲜柠檬 1 个带皮切片,马蹄(荸荠)5 个去皮,共同煮汤。中老年人经常饮用,可预防高血压,改善心肌梗死的症状。每日饮用 1 次。(《百姓药房》)

【使用注意】　胃溃疡、胃酸分泌过多,患有龋齿者和糖尿病患者慎食。

草　莓

【概述】　草莓是蔷薇科植物草莓的果实,多年生草本植物,花白色。草莓又叫红梅、洋莓、地莓等,是一种红色的水果。草莓的外观呈心形,鲜美红嫩,果肉多汁,含有特殊的浓郁水果芳香。原产南美、欧洲等地,现在我国各地都有栽培,也有野生的。每年夏季 6～7 月间果实成熟时采摘,鲜用。草莓性凉,味酸甘,归肺、脾经。具有清暑解热、生津止渴、利尿止泻、利咽止咳之功,用于治疗风热咳嗽、咽喉肿痛、声音嘶哑、烦热口干。对于癌症患者,尤其是鼻咽癌、肺癌、扁桃体癌、喉癌者具有一定的疗效。常用量:100～200 g,生食或水煮服。

【文献辑萃】　《药用水果》曰:"润肺,生津,健脾,解酒"。《本草纲目》曰:"补脾气,固元气,制伏亢阳,扶持衰土,壮精神,益气,宽痞,消痰,解酒毒,止酒后发渴,利头目,开心益志"。《西藏常用中草药》言:"祛风止咳,清热解毒"。《云南中草药选》记载:"消炎解毒,续筋接骨"。

【现代研究】　现代营养学分析表明,草莓营养丰富,含有大量的糖类、蛋白质、有机酸、果胶等,还含有丰富的维生素 B_1、B_2、C、PP 及钙、磷、铁、钾等人体必需的矿物质和部分微量元素。药理研究表明,维生素 C、B 足量于酒前半小时内服用,具有消化和分解酒精的作用,饮酒前半小时食用草莓可有效预防酒精中毒。果胶可以延缓酒精成分吸收,减少酒精对人体的刺激,且草莓中所含鞣酸也参与酒精代谢的过程,辅助解酒。每 100 g 鲜草莓果肉中含维生素 C 60 mg,比苹果、葡萄含量还高,其中维生素 C 能消除细胞间的松弛与紧张状态,使皮肤细腻有弹性,还能使脑细胞结构坚固,对脑和智力发育有重要影响,还可增强人体免疫力,并参与防癌抗癌。草莓中糖类、有机酸、矿物质含量比例适当,易被人体吸收而补充血液容量,维持体液平衡。饭前食草莓可刺激胃液分泌,促进食欲,其富含的维生素、果胶还能改善便秘,防治痔疮。国外学者研究发现,草莓中的鞣酸在体内可吸附和阻止致癌化学物质的吸收,具有防癌作用,还可抑制癌肿的生长。维生素 PP 还可治疗高血压。从草莓植株中提取出的"草莓胺",治疗白血病、障碍性贫血等血液病有较好的疗效。

【解酒方选】

1. 生食草莓解酒法:鲜草莓 100 g,洗净后,一次服完或榨汁。有助于醒酒,解酒毒,用于酒后头昏不适。

2. 糖渍草莓解酒法:鲜草莓 60 g,糖 30 g,加水 1500 ml 共煮 10 min,服用,具有生津止渴之功,用于酒后咽干舌燥。

3. 醋炙草莓解酒法:鲜草莓 100 g 洗净,米醋适量,水煎服,可治酒后胃热烦躁,有解酒除胃热之功。

4. 草莓黄瓜解酒法:黄瓜用水洗干净,切去两头,再切成菱形块,放入小碗里加盐腌制 15 min 左右,把草莓蒂去掉洗干净,装入盘中。几匙白糖用水溶化,倒点白醋,稍微加点鸡精拌匀,然后淋到黄瓜草莓上即可。

【使用注意】 痰湿内盛、肠滑便泻者、尿路结石病人不宜多食。最近发现草莓中有一种草酸性物质,会导致胎儿的毛细血管发育不良,草酸性物质使胎儿在发育过程中某种碱性物质被中和,故孕妇不可多食。

三、其他食物方

面 食

【概述】 小麦,别名麸,为禾本科植物小麦的成熟果实,主产于我国北方,是我国主要的粮食作物,作为药用,也有两千多年的历史。小麦性凉,味甘,入脾、胃、心经,有养心除烦、除热止渴、健脾益肾之功效,且能养心阴而安心神,对妇人脏躁、精神不安、悲伤欲哭、烦热消渴、脾虚泄泻等疗效甚佳。临床观察发现,用于养心安神,以淮小麦为佳;敛汗止汗,以浮小麦为宜。淮小麦是小麦的处方用名,性平,味甘,入心经,其安神作用较浮小麦强,治疗心神不定、精神恍惚、失眠多梦、心悸怔忡等,仲景名方“甘草小麦大枣汤”即淮小麦为伍,是中医治疗脏躁的效方。浮小麦性味甘、咸、凉,入心、肺经,止汗作用温和,善止虚汗,常用量:30～100 g,煮食。

燕麦,又名野大麦、野小麦、雀麦,是禾本科植物雀麦的种子,长于山坡、荒野、道旁,分布于黄河、长江流域。是我们历史悠久的粮食作物,两千多年前史书中就有记载。燕麦性味甘、平,归脾、胃、肝经,益肝和胃,适用于肝胃不和所致的纳差、便秘等。常用量：燕麦片或粉 50～250 g，煮食。

荞麦，又名花麦、乌麦、甜荞、净肠草、鹿蹄草，为蓼科植物荞麦的成熟果实，我国各地均有栽培。荞麦性味甘、微酸、凉，入脾、胃、大肠经，有健脾消食、清热除湿之功效，常用于胃肠积滞，脾虚湿热泄泻，自汗盗汗等。常用量：荞麦粉 50～250 g，煮食。

【文献辑萃】 《本草纲目》曰："（小麦）陈者煎汤饮，止虚汗；生食利大肠"。《名医别录》言："除热，止燥渴，利小便，养肝气，止漏血，唾血"。《本草再新》记载："养心益肾，和血，健脾"。《本草纲目》曰："益气除热，止自汗盗汗，骨蒸虚热，妇人劳热"。《本经逢原》记载其"能敛盗汗"。故敛汗补虚，浮小麦为宜。应针对病情，灵活应用。《本草纲目》言："（燕麦）充饥滑肠"，《本经逢原》谓："益肝和脾"。《本草纲目》曰："降气宽肠，磨积滞，消热肿风痛，除白浊白带，脾积泄泻"，"气盛有湿热者宜之"。《本草求真》："荞麦，味甘性寒，能降气宽肠，消积去秽"。《食疗本草》曰："实肠胃，益气力，续精神，能炼五脏滓秽"。

【现代研究】 现代营养学分析表明，小麦中含有丰富的纤维素、植物凝集素，麸皮含有维生素 B_1、蛋白质，可缓和神经，治脚气病。小麦胚芽油含有丰富维生素 E，可抗衰老。燕麦中含有丰富的蛋白质、脂肪、粗纤维、维生素、矿物质等，每 100 g 燕麦中蛋白质为 14.7 g、脂肪 27.14 g、粗纤维 1.2 g、钙 26 mg、铁 3.2 mg，此外，还含有较多的亚油酸，为燕麦全部不饱和脂肪酸的 35%～52%。很多人酒后不吃饭，这样危害更大，可以吃一些容易消化的淀粉类食物，如馒头或面条等。它们可转化成葡萄糖，有利于为人体供血并增加体能,由于它有发酵过程,还对胃酸有中和作用,吃后身体会马上舒服起来。北京心血管研究中心研究证明,长期食用燕麦,可降低人体血液中胆固醇、脂蛋白、三酰甘油,从而预防高血压、动脉硬化、糖尿病、高脂血症、脂肪肝、肥胖症、动脉硬化等。

荞麦面的营养效价比小麦面、大米都高。荞麦所含脂肪主要营养成分是油酸、亚麻酸;所含维生素 PP、芦丁能降低血脂,防治高血压。芦丁还有止血作用,常食荞麦,对高血压诱发脑溢血(脑出血)有一定的预防作用。

【解酒方选】

1. 食馒头解酒法:酒后食用些易消化的馒头 1～2 个或面条 1 碗等,皆有助于解酒。

2. 荞麦绿豆粥解酒法:荞麦面、大米、绿豆各 50 g,白糖适量。将大米、绿豆洗净,加清水浸泡 5～10 min 后,煮为稀粥,待熟时,调入荞麦面、白糖,煮至粥熟。可用于高脂血症,也可解酒醒酒。(《醒酒解酒妙方》)

3. 燕麦粥解酒法:将 30～50 g 的燕麦片倒入容器内,加入约 200 ml 的沸水充分搅拌,3 min 后即可食用。也根据各自的口味加入牛奶、果仁、果汁等多种配料,享受不同风味的燕麦粥。

4. 荞麦扁豆粥解酒法:荞麦、扁豆各 50 g,红糖适量。将荞麦、扁豆研细,加清水煮粥,待粥熟时加入红糖,再煮一二沸,早晚空腹温服。用于暑湿证,也用于解酒醒酒。(《醒酒解酒妙方》)

米　汤

【概述】　大米,为禾本科一年生草本植物稻(粳稻)的种仁,全国各地均有栽培。又称粳米,白米,稻米。其性平,味甘,入脾、胃经,有补中益气之功。可以理脾胃,充五脏,生精髓,患者、产妇、老年人、素体虚弱者,本品煮粥服食,或以之煮饭,当米烂而未烘干之前,取上面的浓米汤饮之,对于脾胃亏虚、消化功能弱者尤为宜。煮粥服食,疗程不限。选用粳米时以糙米为宜,不宜选用精制米,以免长期服食,患维生素B族缺乏症。常用量:50～200 g,煮食。

【文献辑萃】 早在《伤寒论》中,就有关于粳米的相关记载,汉代张仲景的白虎汤就由粳米、生石膏、知母、甘草组成。其主治热盛烦渴引饮,汗出,恶热,口干舌燥等证,也可用于治疗酒后发热烦渴。《食鉴本草》曰:"补脾,益五脏,壮气力,止泄痢"。《日华子本草》言:"壮筋骨,补肠胃"。《本草纲目》曰:"粳米粥,利小便,止烦渴,养肠胃"。宋·陆游《食粥》记载:"世人个个学长年,不悟长年在眼前,我得宛丘平易法,只将食粥致神仙"。可见食粥也有延年益寿的作用。

【现代研究】 粳米去壳后称糙米,是保留住胚芽和大部分米糠层的米粒。其颜色略黄,含有大量的维生素 B、维生素 E,可防治多种疾病,富含纤维素,能有效协助消化器官排出废料,给人以饱腹感,同时又不增加热量的吸收,可助减肥。此外,对面部黑斑、皱纹、痤疮也有较好的效果。大米中含有蛋白质,脂肪,碳水化合物,钙、铁、磷等营养成分。米汤易消化吸收,可迅速增加体能,有效缓解酒后食欲不振,精神萎靡的症状,还能保护胃黏膜,减少酒后消化道黏膜损伤。

【解酒方选】

1. 饮浓米汤解酒法:醉酒者可取浓米汤饮服,米汤中含有多糖类及 B 族维生素,有解毒醒酒之效,加入白糖饮用,疗效更好。

2. 高良姜粥解酒法：高良姜 20 g，粳米 100 g。将高良姜切成细丝，加适量水，用小火煎煮 20 分钟，与粳米煮成粥。有温胃散寒，暖中止吐，消食醒酒的功效。

3. 白虎合剂解酒法：粳米、石膏、知母、甘草。可清热生津。适用于酒后口干舌燥、烦渴引饮。用合剂 100 ml/瓶，内服，每次 20～30 ml，每日 3 次，服时摇匀。

【使用注意】　糙米碾去皮为精米，其维生素损失可达 90%。而米浸泡过久，淘米次数过多，也会损失许多水溶性维生素和矿物质。长期吃精米易致维生素 B 族缺乏，引起脚气病。

糖　水

【概述】　是由甘蔗、甜菜中提取出来的红糖或白糖加水溶解的饮料。其中，红糖具有益气养血、健脾暖胃、祛风散寒、活血化瘀之功效，常用于孕妇产后失血多、体力能量消耗大，用以补充能量、增加血容量；此外还能促进产后子宫的收缩、恢复，恶露的排出及乳汁的分泌；还有较强的利尿作用，有利于产妇保持泌尿系统的通畅，减少因卧床时间长或伤口疼痛造成的排尿不畅，从而防止尿路感染等。白糖除了具有红糖的一些功效之外，还有润肺生津之效，除了给产妇食用之外，一切有发热、出汗多、手心中潮热、咽干、口渴等病症者，食用后皆可对补充热量、改善循环有好处。

饴糖，系糯米或大米磨粉煮熟，加入麦芽，微火煎熬而成。有软硬两种。软者称胶饴，硬者称白饴糖。饴糖性味甘而微温，入脾、胃、肺经，有补虚健中、缓急止痛、润肺止咳之功效,因而对于劳倦伤脾、中气虚乏、里急腹痛、肺虚咳嗽、干咳无痰等有良好的疗效。适用于虚寒胃痛,肺虚咳嗽等。

【文献辑萃】 《千金要方》曰:"补虚冷,益气力,止肠鸣,咽痛……消痰、润肺止嗽"。《食疗本草》言:"健脾胃,补中"。《本草纲目》在论述白糖时说道:"润心肺燥热,治嗽消痰,解酒和中,助脾气,暖肝气"。

【现代研究】 现代营养学分析表明,糖水中含有麦芽糖及少量蛋白质等。红糖含钙 150 mg,铁 6.7 mg,还有其他微量元素等。由于红糖的制作工艺较白糖稍微简单一些,故其中所含的葡萄糖和纤维素较多。红糖释放能量快,吸收利用率高。白糖可以补充血糖,降低体内酒精含量。同理在酒后喝两支葡萄糖口服液可以解酒,因为人体分解酒精主要依赖葡萄糖,葡萄糖口服液可以加快分解体内酒精,避免造成酒精中毒。

【解酒方选】

1. 白糖水解酒法:白糖 30~50 g,用 300~400 ml 温开水溶解后频饮,有解酒、醒脑的作用。(《本草纲目》)

2. 红糖水解酒法:取用适量红糖,放入温水中,搅匀饮服。量依个人需要添加。

3. 糖盐水解酒法:民间用糖盐水,效果不错。

4. 糖醋水解酒法:一般醉酒可用 10~20 g 白糖和少量开水,40~50 ml 食醋加入一次饮服,可迅速解酒。

5. 红糖醋姜水解酒法:将红糖放在水里煮化,汤的多少视个人口味而定,再加入 30 g 醋,3 片生姜,煮开即可。这道汤水酸酸甜甜的味道比生服姜片好得多,回味有点辣辣的感觉,又不失解酒之功效。

6. 山楂蜜糖水解酒法：以山楂 10 g 沸水冲泡，等水温降至不烫时，依个人口味加入蜂蜜即可，有较好的醒酒解酒作用。

蜂 蜜

【概述】 蜂蜜为蜜蜂科昆虫中华蜜蜂或意大利蜜蜂在蜂巢中酿成的糖类物质。原蜜须制过后食用。别名蜜、石蜜、食蜜、崖蜜、白蜜、白沙蜜、蜂糖、蜜糖。性平味甘，归脾、胃、肺、大肠经。功用补虚缓急，解毒，润肺止咳，润肠通便，调和药性，用于脾胃虚弱，肺虚久咳，肺燥干咳，体虚肠燥便秘等，外用可治疗烫伤、烧伤、痈疽疮疡等。常用量：10～30 g。

【文献辑萃】《神农本草经》曰："心腹邪气，诸惊痫痓，安五脏诸不足，益气补中，止痛解毒，除众病，和百药。久服，强志轻身，不饥不老，延年"。《名医别录》言："养脾气，除心烦，饮食不下，止肠澼，肌中疼痛，口疮，明耳目"。《本草拾遗》记载："牙齿疳匶，唇口疮，目肤赤障，杀虫"。甄权曰："治卒心痛及赤白痢，水作蜜浆，顿服一碗止；或以姜汁同蜜各一合，水和顿服。常服，面如花红"。《本草纲目》曰："和营卫，润脏腑，通三焦，调脾胃"，"其入药之功有五：清热也，补中也，解毒也，润燥也，止痛也。生则性凉，故能清热；熟则性温，故能补中；甘而和平，故能解毒；柔而濡泽，故能润燥；缓可去急，故能止心腹、肌肉、疮疡之痛；和可致中，故能调和百药，而与甘草同功"。《药品化义》言："蜂蜜采百花之精，味甘主补，滋养五脏，体滑主利，润泽三焦，生用通利大肠，老年便结，更宜服之"。

【现代研究】 蜂蜜中含有多种酶类,能帮助人体消化吸收和一系列物质代谢,其所含的葡萄糖、果糖混合物可不经消化而直接被人体吸收利用,促进生长发育,升高血糖。葡萄糖和果糖可以促进酒精的分解吸收,酒醉者服用后可以减轻头痛症状。蜂蜜能促进机体新陈代谢,增加冠状动脉供血量、血红蛋白,营养心肌,改善心肌代谢过程。蜂蜜还能杀死伤寒、副伤寒、痢疾杆菌等细菌,增强抗病能力。具有营养心肌,保护肝脏,降血压,美容生肌,防治动脉硬化等作用。适用于治疗慢性便秘,还可用于慢性肝炎、溃疡病等治疗。

【解酒方选】

1. 蜂蜜水解酒法:蜂蜜适量含服,或放入温水中冲匀饮服。喝点蜂蜜水能有效减轻酒后头痛症状。美国国家头痛研究基金会的研究人员指出,蜂蜜中含有一种特殊的果糖,可以促进酒精的分解吸收,减轻头痛症状,尤其是红酒引起的头痛。另外蜂蜜还有催眠作用,能使人很快入睡,并且第二天起床后也不头痛。

2. 蜜饯雪梨解酒法:蜂蜜 50 g,大白梨 1 个,先把白梨去皮,挖核,将蜂蜜填入,上蒸笼蒸熟吃。生津润燥,止咳化痰。用于酒积蕴热,干咳痰少及阴虚肺燥,久咳咽干等。

3. 蜂蜜绿茶解酒法:蜂蜜适量,绿茶 5 g,将绿茶置于杯中,冲入沸水,纳入蜂蜜,浸泡 5～10 min,频频饮服。功用清热利咽,润肺生津,适用于酒后小便短赤,烦渴,咽喉不适,也可醒酒解酒。

4. 蜂蜜姜汁解酒法:生姜、蜂蜜各适量。将生姜去皮,洗净,切丝,榨汁,蜂蜜与姜汁按 2∶1 比例混匀,蒸热食用。用于噎膈反胃、妊娠呕吐等,也用于醒酒解酒。

5. 蜂蜜萝卜解酒法:蜂蜜100 g,白萝卜250 g。白萝卜放入沸水中即刻捞出、晾干,加蜂蜜调匀即可。有化积宽中,下气化痰,解酒功效。

6. 双花蜂蜜解酒法:蜂蜜10 g,葛花3 g,菊花3 g。将葛花、菊花加适量开水,浸泡5 min,加上蜂蜜即成。有清热解酒、健脾和胃的功效。

【使用注意】　未满一岁的婴儿不宜吃蜂蜜;脾虚泄泻及湿阻中焦的脘腹胀满、苔厚腻者不宜食用。

食　醋

【概述】　食醋为米、麦、高粱、玉米、红薯或酒、酒糟等为原料酿成的含有乙酸的液体。全国各地均产。别名苦酒(《伤寒论》)、淳酢(《本草经集注》)、酰(《别录》)、米醋(《食疗本草》)、酸醋、酢酒。味酸甘苦,性温。归肝、胃经。功用解毒杀虫,活血化瘀,安蛔止痛,止血,开胃消食。用于解酒,解鱼蟹肉菜毒。还用于瘀血阻滞之癥瘕积聚,蛔虫腹痛,食欲不振等。内服:煎汤,10～40 ml,最大量不超过100 ml。

【文献辑萃】　《医海拾零》曰:"饮酒过多,酌饮醋有解酒作用"。《随息居饮食谱》言:"开胃,养肝,强筋,暖骨,醒酒,消食,下气辟邪,解鱼蟹鳞介诸毒"。《本草汇言》记载:"醋,解热毒,消痈肿,化一切鱼腥水菜诸积之药也"。《名医别录》言:"消痈肿,散水气,杀邪毒"。《本草备要》:"醋,散瘀,解毒,下气,消食,开胃气"。《本草拾遗》曰:"治产后血运,除癥块坚积,消食,杀恶毒,破结气,心中酸水痰饮"。《日华子本草》言:"治产后妇人并伤损,及金疮血运;下气除烦,破癥结。治妇人心痛,助诸药力,杀一切鱼肉菜毒"。《本草纲目》曰:

"大抵醋治诸疮肿积块,心腹疼痛,痰水血病,杀鱼肉菜及诸虫毒气,无非取其酸收之意,而又有散瘀、解毒之功"。《医林纂要》言:"泻肝,收心。治卒昏,醒睡梦;补肺,发音声;杀鱼虫诸毒,伏蛔"。《本草再新》记载:"生用可以消诸毒,行湿气;制用可宣阳,可平肝,敛气镇风,散邪发汗"。《现代实用中药》述:"用于结核病之盗汗,为止汗药;又伤寒症之肠出血,为止血药"。

【现代研究】 现代营养学分析表明,醋的具体物质有高级醇类、3-羟基丁酮、二羟基丙酮、酪醇、乙醛、甲醛、乙缩醛、乙酸(含量 3%~5%)、琥珀酸、草酸及山梨糖等糖类。醋作为调料,不仅有调味作用,还可以刺激神经中枢,促使消化液增多,具有增加食欲、助消化的作用,还可以提高对食物中钙、磷、铁、维生素等的吸收利用率。醋内含有的糖类及有机酸可以抑制酒精的吸收,减缓酒精的刺激作用,并能和酒精发生化学反应,生成乙酸乙酯和水,减少体内乙醇含量,其本身的酸味,又能有效控制酒后恶心反酸、呕吐的症状,增加食欲。醋能扩张血管,防治心脑血管病。醋还具有抑制和降低人体内过氧化脂质的形成,促进物质代谢,调节血液的酸碱平衡。此外,醋对葡萄球菌、大肠埃希菌、甲型链球菌、卡他球菌、肺炎双球菌及流感杆菌等细菌等都有很强的杀伤作用。可预防肠道传染病、流行性感冒、流行性脑脊髓膜炎。此外,还可以治疗胆道蛔虫病、蛲虫病。

【解酒方选】

1. 米醋解酒法:米醋 30 ml 饮服,或用食醋烧 1 碗酸汤,服下,用于饮酒过量。(《医海拾零》)

2. 糖醋解酒法:食醋 30 ml 加入白糖 5 g 溶化后饮。

3. 糖醋姜汤醒酒法:取 50 ml 米醋或陈醋,加 25 g 红糖、3 片生姜,煎汤饮服,可减轻酒精对人体的损害。

4. 糖醋萝卜解酒法:食醋与白糖浸蘸过的萝卜丝(1 大碗),吃服。

5. 糖醋白菜解酒法:食醋与白糖浸渍过的大白菜心(1 大碗),吃服。

【使用注意】 脾胃湿甚、痿痹、筋脉拘挛及外感初起者忌服。陶弘景曰:"酢酒不可多食之,损人肌脏耳"。《千金·食治》曰:"扁鹊云,多食酢,损人骨"。孟诜曰:"多食损人胃"。"醋,服诸药不可多食"。《随息居饮食谱》:"风寒咳嗽,外感疟痢初病皆忌"。胃溃疡和胃酸过多患者不宜食醋,低血压者应忌,老年人在骨折治疗和康复期间应避免吃醋。

食 盐

【概述】 食盐为海水或盐井、盐池、盐泉中的盐水经煎晒而成的结晶。别名盐、咸鹾、盐巴。性寒味咸。归胃、肾、大小肠经。功用清火凉血,滋肾坚齿,涌吐痰积,解毒,常用于调味,可用于火热所致咽喉肿痛,痰积胸中及食停上脘,心腹胀痛,齿龈出血等。内服:小于 10 g 每日,沸水溶化服;催吐用 10~20 g,宜炒黄用。

【文献辑萃】 《本草纲目》曰:"解毒。凉血润燥,定痛止痒,吐一切时气风热、痰饮、关格诸病"。《本经》曰:"大盐,令人吐"。《本草拾遗》曰:"除风邪,吐下恶物,杀虫,明目,去皮肤风毒,调和腑脏,消宿物,令人壮健。人卒小便不通,炒盐纳脐中"。《日华子本草》言:"暖水脏,(主)霍乱心痛,金疮,明目。止风泪邪气,一切虫伤疮肿火灼疮,消食,滋五味,长肉,补皮肤。通大小便,疗疝气"。《随息居饮食谱》记载:"补肾,引火下行,润燥祛风,清热渗湿,明目,杀虫,专治脚气,点蒂钟坠,敷蛇虫伤"。《名医别录》曰:"主下部䘌疮,伤寒寒热,吐胸中痰癖,止心腹卒痛,坚肌骨"。"大盐,主肠胃结热,喘逆,胸中满"。《医林纂要》言:"熟用补心,安神止妄,活血去瘀。生用泄肾,坚骨固齿,降逆消痰"。

【现代研究】 食盐主要成分为氯化钠,因来源、制法等的不同,夹杂物质的质与量,都有所差异。普通常见的杂质,有氯化镁、硫酸镁、硫酸钠、硫酸钙及不溶物质等。《本草纲目》言:"凡盐入药,须以水化,澄去脚滓,煎炼白色,乃良"。盐是构成胃液的基本成分,能激活胃蛋白酶原,使之转化为胃蛋白酶而分解蛋白质;亦能直接使蛋白质变性而有利于消化吸收。食盐是人体钠、氯的主要来源,它能维持细胞外液渗透压,维持体内酸碱平衡,保持神经、骨骼肌的兴奋性。

【解酒方选】

1. 食盐解酒法:服食盐 3 g,饮酒不醉,后饮必倍。

2. 盐水解酒法:饮酒过量,胸膜难受,可在白开水里加少许食盐,喝下去,立刻就能醒酒。

【使用注意】 水肿忌服。《素问》曰:"血病无多食咸,多食则脉凝泣而变色"。《别录》曰:"多食伤肺喜咳"。《蜀本草》曰:"多食令人失色肤黑,损筋力"。《本草衍义》言:"病嗽及水者宜全禁之"。《本草经疏》记载:"消渴,法所大忌"。

牛 奶

【概述】 牛奶为牛科动物黄牛或水牛的乳汁,别名牛乳。性平味甘。归心、肺、脾、胃经。功用滋养补虚,生津润燥,养血润肠,益心肺,解热毒,润皮肤,主治虚弱劳损,体虚食少,消渴口干,头晕目昏,营养不良等。内服,煮沸饮,100~250 ml。

【文献辑萃】《千金方》曰:"牛乳,老人煮食有益"。《丹溪心法》曰:"反胃噎膈,大便燥结,宜牛、羊乳时时咽之,并服四物汤为上策"。《重庆堂随笔》言:"牛乳滋润补液,宜于血少无痰之证"。《本草经疏》记载:"牛乳乃牛之血液所化,其味甘,其气微寒无毒。甘寒能养血脉,滋润五脏,故主补虚,止渴"。《随息居饮食谱》曰:"善治血枯便燥,反胃噎膈,老年火盛者宜之"。《萃仙神饮》言:"味甘无毒,生咸寒,熟补虚赢,止烦渴,除风热,润皮肤,养心肺,解诸热风毒"。《本草纲目》记载:"治反胃热哕,补益劳损,润大肠,治气痢,除黄疸,老人煮粥甚宜"。《本草纲目拾遗》述:"黄牛乳,生服利人,下热气;冷补,润肤,止渴。和酥煎三五沸食之,去冷气,痃癖,赢瘦"。

【现代研究】 现代营养学分析表明,牛奶所含营养丰富,且易于被人体吸收。它是一种全价蛋白质营养食品。每100 ml 牛奶含水分 87 g,蛋白质 3.1 g,脂肪 4 g,碳水化合物 5 g,钙 120 mg,磷 90 mg,铁 0.2 mg,维生素 A 140 mg,维生素 B_1 0.03 mg,维生素 B_2 0.13 mg,维生素 C 1 mg,维生素 PP 0.2 mg,尚含镁、钾、维生素 B_7、叶酸、肌醇、乳清酸。其蛋白质主要是含磷蛋白质——酪蛋白、乳清蛋白、γ 球蛋白和乳球蛋白,这几种蛋白含有全部人体必需氨基酸。其糖主要为乳糖,其脂肪主要是棕榈酸、硬脂酸的甘油酯,也含少量低级脂肪酸,还含有少量卵磷脂、胆固醇、色素等。酒后饮用牛奶,不仅可以减少酒精在体内的浓度,其中所含的半胱氨酸,能解乙醇的毒性,食后可促进乙醇迅速排泄,达到快速醒酒的功效。维生素 C 可以加强肝脏代谢乙醇的效率,维生素 B 族也有解酒的功效,饮酒前喝牛奶可以防醉。牛奶还可以中和胃酸,防止胃酸对溃疡面的刺激,故常用于治疗胃及十二指肠溃疡。此外,牛奶还可降低胆固醇,抑菌,预防肿瘤。

酸　奶

酸奶是以普通鲜牛奶为原料,加一定比例的蔗糖,经高温杀菌冷却后,再加入纯乳酸菌种培养而成。别名酸牛奶。性平,味酸、甘。功用生津止渴,补虚开胃,润肠通便,主治体虚,气血不足,营养不良,肠燥便秘,皮肤干燥。

酸奶成分基本同鲜牛奶,但营养高于鲜牛奶。酸奶能抑制肠道腐败菌的生长,还可抑制体内合成胆固醇还原酶的活性物质(每日喝 750 ml 酸奶,一周后血清胆固醇明显下降,以后两周内保持在较低水平)。还能刺激机体的免疫系统,有效抗御肿瘤。故常食酸奶具有防治高胆固醇血症、动脉硬化、冠心病、脂肪肝、肿瘤(尤其是消化道肿瘤)的作用,还可增加营养,具有美容功效。酸奶的解酒机制和牛奶相同,但酸奶中的乳酸菌所产生的生物活性酶激活肝细胞,使肝细胞自身合成酶的能力增强,对人体的健康起到决定性的作用,解酒力度更强,嗜酸乳杆菌加强自身排毒和代谢能力,具有加速乙醇在肝脏的分解的能力,对解酒有一定的好处。

【解酒方选】

1. 喝酸奶解酒法:酸奶可缓解酒后烦躁,还能保护胃黏膜,延缓酒精吸收。由于酸奶中钙含量丰富,对缓解酒后烦躁症状尤其有效。

2. 酒内加奶解酒法:牛奶与酒混合,可使蛋白凝固,缓解乙醇在胃内吸收,并有保护胃黏膜的作用。

3. 大米粥加牛奶解酒法:牛奶适量,大米 100 g。将大米加水煮粥,待半熟时去米汤,加入牛奶同煮为粥。补虚,生津止渴,用于酒醉呕吐,口干口渴,胃脘不适,肢软乏力,纳差。

4. 牛奶椰汁解酒法:牛奶、椰汁各适量,将牛奶煮沸后兑入椰汁,频频饮用,功用清暑益气,用于酒后口渴,时或恶心欲呕,胃脘不适,冷汗淋漓,小便不利等。

鱼

【概述】 鱼类是最古老的脊椎动物,它们几乎栖居于地球上所有的水生环境——从淡水的湖泊、河流到咸水的大海和大洋。鱼有丰富的营养价值,特别是富含蛋白质,中国的鱼达 2500 多种,可入药的就有上百种,总体来讲,多甘平,具有补益气血,利水消肿之功。用于体质虚弱、水肿、小便不利等症。

不同的鱼其营养价值、功效有差异。

鲫鱼:有益气健脾、利水消肿、清热解毒、通络下乳等功能。腹水患者用鲜鲫鱼与赤小豆共煮汤服食有疗效。用鲜活鲫鱼与猪蹄同煨,连汤食用,可治产妇少乳。鲫鱼油有利于心血管功能,还可降低血液黏度,促进血液循环。

鲤鱼:有健脾开胃、利尿消肿、止咳平喘、安胎通乳、清热解毒等功能。鲤鱼与冬瓜、葱白煮汤服食,治肾炎水肿。大鲤鱼留鳞去肠杂煨熟分服之,治黄疸。用活鲤鱼、猪蹄煲汤服食治产妇少乳。鲤鱼与川贝末少许煮汤服用,治咳嗽气喘。

鲢鱼:有温中益气、暖胃、滋润肌肤等功能,是温中补气养生食品。

青鱼:有补气养胃、化湿利水、祛风除烦等功能。其所含锌硒等微量元素有助于抗癌。

黑鱼:有补脾利水、去瘀生新、清热祛风、补肝益肾等功能。黑鱼与生姜、大枣煮食对治疗肺结核有辅助作用。黑鱼与红糖炖服可治肾炎。产妇食清蒸黑鱼可催乳补血。

墨鱼:有滋肝肾、补气血、清胃去热、养血、明目、通经、安胎、利产、止血、催乳等功能。

草鱼:有暖胃、平肝祛风等功能,是温中补虚的养生食品。

带鱼:有暖胃、补虚、泽肤、祛风、杀虫、补五脏等功能,可用作迁延性肝炎、慢性肝炎的辅助治疗。肝炎患者用鲜带鱼蒸熟后取上层油食之,久服可改善症状。

鳗鱼:有益气养血、柔筋利骨等功能。

【现代研究】　鱼类的蛋白质含量为 $15\%\sim24\%$,所以鱼肉是很好的蛋白质来源,而且这些蛋白质吸收率很高,有 $87\%\sim98\%$ 都会被人体吸收。蛋白质可有效抑制酒精的吸收,故在饮酒时吃鱼不易醉。鱼类的脂肪含量比畜肉少很多,而且鱼类含有很特别的 ω-3 系列脂肪酸,例如 EPA(二十碳五烯酸)及 DHA(二十二碳六烯酸),DHA 是促进脑力的关键元素。此外,鱼油还含有丰富的维生素 A 及 D,特别是鱼的肝脏含量最多。鱼类也含有水溶性的维生素 B_6、B_{12}、烟碱酸及生物素。鱼类还含有矿物质,最值得一提的是丁香鱼或沙丁鱼等,若带骨一起吃,是很好的钙质来源;海水鱼则含有丰富的碘;其他如磷、铜、镁、钾、铁等,也都可以在吃鱼时摄取到。

【解酒方选】

1. 姜丝鱼汤解酒法:姜丝炖的鱼汤趁热喝,特别具有解酒效果。

2. 鲤鱼冬瓜汤解酒法:鲤鱼 250 g,冬瓜 500 g,将鲤鱼去鳞杂,冬瓜去皮洗净,同入锅中,加水煮至鱼肉熟,加入适量调味品,食用。功用健脾利湿,用于妊娠水肿,小便不利等,也可解酒醒酒。

3. 菠菜鱼片粥解酒法:菠菜 400 g,鱼片 100 g,猪血300 g,大米 150 g,大枣 10 枚,调味品适量。先取大米、大枣煮粥,待熟时调入菠菜、鱼片、猪血,煮至粥熟,食盐、味精调味服食。功用滋阴补血,润肠通便。用于老年气血亏虚型便秘及产后便秘,也用于解酒醒酒。

4. 鱼肉菊花解酒法:菊花 30 g,鲜鱼肉 150 g,调味品适量。将鱼肉洗净切片,锅中放素油适量烧至七成热后,下鱼片滑散,炒至熟时,加入菊花及调味品,炒熟即可。功用清热养阴,益精明目,可用于解酒醒酒,也用于肝肾阴虚所致的头目眩晕,耳鸣耳聋,眼干等。

5. 鲫鱼解酒法:活鲫鱼 2 条,枸杞子 15 g,香菜及调料适量,将鱼去鳞杂,洗净,在鱼身上斜切成十字花刀,锅中放猪油滑锅后,下葱、姜略炒,而后加清水、食盐、料酒、米醋等煮沸,再下鱼及枸杞子,煮沸后,文火慢炖至鱼熟,下香菜、味精即可。功用健脾利湿。用于脾胃虚弱,不思饮食,肢软乏力等,也可醒酒解酒。

6. 墨鱼当归汤解酒法：墨鱼 1 条，桃仁 6 g，当归 10 g，调味品适量。将墨鱼去头、骨，洗净，切丝，桃仁布包，与当归加水同煮沸后去浮沫，文火煮至墨鱼熟透，去药包，调味食用。功用活血化瘀，适用于酒精性脂肪肝、肝硬化等。

【使用注意】　服用止咳药、抗菌药、降压药者不要吃鱼，痛风患者，出血性疾病患者，肝硬化患者，结核患者以及孕妇不宜吃鱼。

鸭

【概述】　鸭，别名鹜，家凫，鸭肉为鸭科动物家鸭的肉，全国各地均有饲养。入药以老而色白，肥大而骨乌者为佳。鸭肉性微寒，味甘、咸。入脾、胃、肺、肾经。有清肺解热，滋阴养胃，利水消肿之功，主治虚劳、头晕、水肿等。本品性味甘寒而长于滋胃阴而除热，又有利湿之功，故对阴虚而见水肿者甚宜。又鸭为水禽，其性平和，肉味鲜美，滋而不腻，补而不燥，又善“滋五脏之阴，清虚劳之热”，“和脏腑，利水道”，尤适用于体内有热，上火者食用，酒后烦渴，食欲不振，小便不利，胃脘不适，食鸭肉或以鸭肉煮汁饮服最为适宜。煎炒或蒸炖、烘烤、煲汤均可。

【文献辑萃】　《本草纲目》曰：“鸭肉补虚除客热，利脏腑及水道，疗小儿惊痫。解丹毒，止热痢”。《名医别录》言：“补虚除热，和脏腑，利水道”。《随息居饮食谱》记载：“滋五脏之阴，清虚劳之热，补血行水，养胃生津，止嗽息惊”。

【现代研究】　现代营养学分析表明，鸭肉营养丰富，每 100 g 鸭肉含水分 75 g，蛋白质 16.5 g，脂肪 7.5 g，碳水化合物 0.1 g，灰分 0.9 g，钙 11 mg，磷 1.45 mg，铁 4.1 mg，维生

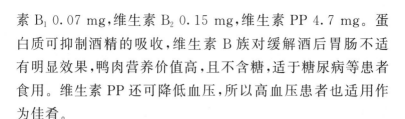

素 B₁ 0.07 mg,维生素 B₂ 0.15 mg,维生素 PP 4.7 mg。蛋白质可抑制酒精的吸收,维生素 B 族对缓解酒后胃肠不适有明显效果,鸭肉营养价值高,且不含糖,适于糖尿病等患者食用。维生素 PP 还可降低血压,所以高血压患者也适用作为佳肴。

【解酒方选】

1. 鸭肉粥解酒法:青头雄鸭 1 只,大米适量,葱白 3 茎。将雄鸭去毛杂,洗净,切细,放入锅中,加清水煮至极烂,而后与大米、葱白煮为稀粥服食。功用滋养胃阴,利水消肿,用于阴虚所致骨蒸,潮热,盗汗,咳血,月经量少,各种水肿等,也用解酒醒酒。

2. 鸭肉麦冬汤解酒法:茯神、麦冬各 30 g,冬瓜 1500 g,青鸭 1 只,调味品适量。将鸭去毛杂、冬瓜去皮,洗净,切块;茯神、麦冬布包,加水同煮,炖熟后加适量调味品,食用。功用清热养阴,宁心安神。适用于酒后情绪不稳,烦躁易怒,失眠多梦等。

3. 鸭肉砂仁薏苡汤解酒法:砂仁 5 g,薏苡仁 50 g,全鸭 1 只,调味品适量,香菇、小白菜少许。将全鸭去毛杂,洗净,切块,砂仁研末,与薏苡仁同放锅中,加清水适量煮沸后,调入葱、姜、椒、料酒等,文火炖至鸭肉烂熟,调入食盐、味精、香菇、小白菜,再煮一二沸食。功用芳香醒脾,行气利湿。适用于脾胃虚弱,水湿内阻,肢软乏力,纳食不香等,也可醒酒解酒。

4. 鸭肉参枣汤解酒法:大枣 50 g,人参 3 g,白果 75 g,莲米 10 g,青鸭 1 只,调味品适量。将大枣去核,人参切片研末,白果取肉,青鸭去头杂,洗净,而后纳诸药于鸭腹内,再于鸭表面涂上调味品,上笼蒸烂服食。功用补气养血,健脾和胃。用于酒精性肝炎所致纳差食少、神疲乏力、头晕眼花、腹泻或大便溏薄、心悸、面色苍白等。

【使用注意】 不宜与鳖肉同食,同食令人阴盛阳虚,水肿泄泻;脾胃阴虚、经常腹泻者忌用;鸭肉不能与龟肉、鸡蛋同食。

鸡 蛋

【概述】 为雉科动物家鸡的卵,别名鸡子、鸡卵、咯咯、生玉子(日本)。其外有一层硬壳,内有气室、卵白及卵黄部分,富含各类营养,是人类常食用的食品之一。性平味甘,无毒。入心、肺、脾、胃、肾经。功用养心安神,补血安胎,养阴润燥,清热解毒,主治产后气血不足,心烦失眠,手足心热,心悸不宁,干咳久咳,口渴声嘶,夜盲,眩晕,胎动不安等。鸡蛋不宜多食,每日 1～3 个为宜。

【文献辑萃】 《神农本草经》曰:"主除热火疮,痫痉"。《本草纲目》曰:"卵白,其气清,其性微寒;卵黄,其气混,其性温;卵则兼黄白而用之,其性平。精不足者,补之以气,故卵白能清气,治伏热,目赤,咽痛诸疾。形不足者,补之以味,故卵黄能补血,治下痢,胎产诸疾""鸡子黄,气味俱厚,故能补形,昔人谓其与阿胶同功,正此意也。其治呕逆,诸疮,则取其除热引虫而已"。《日华子本草》记载:"镇心,安五脏,止惊,安胎。醋煮,治久痢"。《本草经疏》曰:"鸡子,味甘气平,无毒。凡痫痉皆火热为病,鸡子之甘,能缓火之标,平即兼凉,能除热,故主痫痉及火疮,并治伤寒少阴咽痛"。《长沙药解》言:"鸡子黄温润醇浓,滋脾胃之津液,泽中脘之枯槁,降浊阴而止呕逆,生清阳而断泻痢,补中之良药也。"

【现代研究】　现代营养学分析表明,蛋壳主要成分为碳酸钙,蛋白中约含蛋白质 12%,主要是卵白蛋白。鸡蛋含有人体几乎所有需要的营养物质,蛋白中还含有一定量的核黄素、尼克酸、生物素和钙、磷、铁等物质。蛋黄主要组成物质为卵黄磷蛋白,另外脂肪含量为 28.2%,脂肪多属于磷脂类中的卵磷脂。对人类的营养方面,蛋黄含有丰富的维生素 A 和维生素 D,且含有较高的铁、磷、硫和钙等矿物质。每 100 g 鸡蛋的营养成分为:能量 114 千卡,蛋白质 13.3 g,脂肪 8.8 g,碳水化合物 2.8 g,叶酸 113.3 μg,胆固醇 585 mg,维生素 A 234 μg,硫胺素 0.11 mg,维生素 B_2 0.27 mg,烟酸 0.2 mg,维生素 E 1.84 mg,钙 56 mg,磷 130 mg,钾 154 mg,钠 131.5 mg,碘 27.2 μg,镁 10 mg,铁 2 mg,锌 1.1 mg,硒 14.34 μg,铜 0.15 mg,锰 0.04 mg。丰富的蛋白质可以减缓酒精的吸收,控制酒醉症状。鸡蛋黄中的卵磷脂、三酰甘油、胆固醇和卵黄素,对神经系统和身体发育有很大的作用。鸡蛋中虽含有较多的胆固醇,但同时也含有丰富的卵磷脂。卵磷脂是一种强有力的乳化剂,能使胆固醇和脂肪颗粒变得极细,并且使胆固醇呈悬浮状,顺利通过血管壁而被细胞充分利用,从而减少血液中的胆固醇,因此老年人可适量食用鸡蛋。而且蛋黄中的卵磷脂消化后可释放出胆碱,进入血液中进而合成乙酰胆碱,是神经递质的主要物质,可提高脑功能,增强记忆力。鸡蛋中的蛋白质对肝脏组织损伤有修复作用,蛋黄中的卵磷脂可促进肝细胞的再生,还可提高人体血浆蛋白量,增强机体的代谢功能和免疫功能。此外,鸡蛋中含有较多的维生素 B_2,维生素 B_2 可以分解和氧化人体内的致癌物质。鸡蛋中的微量元素,如硒、锌等也都具有防癌作用。鸡蛋具有健脑益智、保护肝脏、预防癌症和延缓衰老的作用。

【解酒方选】

1. 扁豆蛋花汤解酒法:鸡蛋 2 个,白扁豆花 30 g,将扁豆花洗净,同鸡蛋打入碗中,加食盐少许调匀,下油锅内煎炒至熟。功用和中下气,适用于暑湿下痢,腹痛腹泻,头重身重,肢软乏力等,也可醒酒解酒。

2. 荠菜蛋花汤解酒法:荠菜 200 g,鸡蛋 1 个,将荠菜洗净,加水 2 碗,煮至 1 碗时,打入鸡蛋,煮熟,加入适量调味品食用。用于酒醉呕吐后食欲不振,胃脘隐痛等。

3. 藕粉蛋花汤解酒法:鸡蛋 1 个,三七粉 5 g,鲜藕 1 只,食盐适量。将鲜藕洗净,去皮,绞汁;三七粉与鸡蛋调匀;锅中放藕汁及清水适量煮沸后,下三七蛋糊及食盐,煮沸即成。功用清热和胃止血,用于酒醉呕吐,胃脘出血等。

【使用注意】 《食疗本草》曰:"动心气,不宜多食"。《本草求真》云:"多食则滞"。鸡蛋不宜生吃,不宜与白糖、豆浆、兔肉同吃。煮熟的鸡蛋用冷水浸后忌存放,茶叶蛋应少吃,影响消化;发热患者,患有肝炎,肾病的人应慎食鸡蛋。

蛋　清

【概述】 蛋清即鸡子白,别名鸡卵白、鸡子清。蛋清为雉科动物家鸡的蛋白。性味甘、凉。归肺经。功用润肺利咽,清热解毒,止痛。主治咽痛,目赤痛肿,咳逆,烧伤,热毒肿痛,下痢等。可生服、煮食,或与药汁调服。

【文献辑萃】 《名医别录》:"疗目热赤痛,除心下伏热,治烦满咳逆,小儿下泄,妇人难产,胞衣不出,醋渍之一宿"。《本草纲目拾遗》:"鸡子白,解烦热"。《本草纲目》:"卵白,其气清,其性微寒;精不足者,补之以气,故卵白能清气,治伏热,目赤,咽痛诸疾"。《长沙药解》:"鸡子白味甘气腥,微寒,入手太阴肺经。疗咽喉之肿痛,发声音之喑哑"。

【现代研究】　鸡子白至少有 3 层,外层及内层都比较稀薄,中层约占全鸡子白的 65%,因为其中约含 0.3% 的纤维状黏蛋白,故较黏稠,而内外 2 层含此种黏蛋白极少。每 100 g 含蛋白质 10 g,脂肪 0.1 g,碳水化合物 1 g,灰分 0.6 g;钙 19 mg,磷 16 mg,铁 0.3 mg,维生素 B_2 0.26 mg,维生素 PP 0.1 mg;维生素 A 及 C 缺如;并含有少量维生素 B_1、B_2 及对氨基苯甲酸。若按水分和固形物所占比重,则含水分 87%,固形物 13%;固形物中大约 90% 是蛋白质,其中:卵白蛋白 75%,卵类黏蛋白 15%,卵黏蛋白 7%,伴白蛋白 3%。还含有甘露糖、半乳糖和少量游离葡萄糖。鸡子白的蛋白质是优质蛋白,因它含所有的必需氨基酸,而脂肪含量甚少,只含 0.4% 的游离葡萄糖。与人体蛋白质组成相近,吸收率高。蛋清中的卵类黏蛋白是一个混合物,其中含有溶酶菌、卵蛋白酶抑制物、卵类黏蛋白、卵糖蛋白、卵黄素蛋白。而溶菌酶是一种能分解黏多糖的多肽酶,具有抗菌、抗病毒、止血、消肿、加快组织恢复功能等作用。蛋清有收敛的作用,能降低毛细血管的通透性,治疗烧伤,治疗体表炎症,有止痛、消炎、防止化脓的作用。

【解酒方选】

1. 蛋清醒酒法:醉酒时取 1～2 只生鸡蛋清服下,可保护胃黏膜,并减少对酒精的吸收。

2. 牛奶蛋清解酒法:生蛋清、鲜牛奶、霜柿饼各适量煎汤服,可消渴、清热、解醉。带霜的柿饼100 g,切碎后加入鲜牛奶,煮沸,加入2个鸡蛋清,饮用。

3. 竹茹蛋清饮解酒法:竹茹15 g,鸡蛋清3枚。水煎竹茹后去渣令冷,搅入鸡蛋清,分3次服下,用于饮酒后头痛。(《普济方》)

皮 蛋

【概述】 皮蛋为鸭蛋用盐、茶及碱性物质[石灰、草木灰、黄丹粉(氧化铅)等按一定比例混合],再加上泥和糠裹在鸭蛋外面加工而成的腌制熟食品,别名松花蛋、变蛋、彩蛋。性凉,味甘、咸,归肺、肝、大肠经。功用清热燥湿,止痢,平肝明目,营养补益。主治呃逆,下痢,咳喘,牙齿肿痛。

【文献辑萃】 《医林纂要》曰:"味辛、涩、甘、咸,性寒。泻肺热,醒酒,去大肠火。治泻痢,能散,能敛"。

【现代研究】 皮蛋富含铁质、甲硫氨酸(必需氨基酸)和维生素E,但皮蛋因加工关系,蛋白、蛋黄含大量纯碱,经碱液变性的蛋白质不易吸收,食时加醋,能中和其中的碱,使胃壁免受刺激损害,酸性消化液不受损失。

【解酒方选】

1. 皮蛋醒酒法:醉酒时,取1~2只皮蛋,蘸醋服食,可以醒酒。

2. 将皮蛋去壳,切块,加葱、姜、椒、盐、食醋、味精等拌匀食用,用于酒醉烦渴,小便不利等。

3. 皮蛋1个,淡菜50 g,粳米100 g,盐、味精各适量。将皮蛋去壳,切块,淡菜洗净,同粳米加水煮粥。用于饮酒不节而致酒精性头痛,眩晕耳鸣,口苦口干等症。

【使用注意】 皮蛋蛋白、蛋黄含大量纯碱,经碱液变性的蛋白质不易吸收;皮蛋含铅量高,约 0.8 mg,比腌制蛋高出 1 倍以上,不宜多食。

海　蜇

【概述】 海蜇为海蜇科动物海蜇和黄斑海蜇的口腕部。主要分布于我国辽宁、山东、江苏、浙江、福建、台湾等沿海一带。别名水母、水母鲜、海折、海蜇头。性平,味甘、咸,归肝、肾、肺经。功用清热化痰,软坚散结,润肠通便,用于肺热咳嗽,痰多神昏,中风痰涎壅盛,阴虚肠燥,瘰疬等。30~60 g,煎汤。

【文献辑萃】 《医林纂要》曰:"补心益肺,滋阴化痰,去结核,行邪湿,解渴醒酒,止嗽除烦"。《本草纲目拾遗》曰:"主生气及妇人劳损,积血,带下列、儿风疾,丹毒,汤火(伤)"。《本草求原》言:"安胎"。《归砚录》曰:"海蜇,妙药也。宣气化瘀,消痰行食而不伤正气"。《随息居饮食谱》言:"清热消痰,行瘀化积,杀虫止痛,开胃润肠,治哮喘,疳黄,癥痕,泻痢,崩中带浊,丹毒,癫痫,痞胀,脚气"。

【现代研究】 海蜇每 100 g 含水分 65 g,蛋白质 12.3 g,脂肪 0.1 g。碳水化合物 4 g,灰分 18.7 g,钙 182 mg,磷微量,铁 9.5 mg,硫胺素 0.01 mg,核黄素 0.04 mg,尼克酸 0.2 mg。每千克干海蜇含碘 1320 μg。新捞获的海蜇,含水极多,固体物很少。如一种海蜇含水分 98.95%,只含有机物 1.004%,灰分 0.04%。食用海蜇可以补充水分,稀释酒精浓度,治疗酒后干渴。此外海蜇还含有胆碱。动物实验研究证明,海蜇可舒张血管,降低血压。雪羹汤(古方选注)海蜇与荸荠同用,降压效果好。

【解酒方选】

1. 海蜇醒酒法:取 100 g 鲜海蜇,洗刷干净后加水煎汤饮服,可以醒酒。

2. 将海蜇发干,洗净,切丝,放沸水锅中煮熟后,取出,用葱、姜、蒜、椒、香麻油、食盐等拌匀服食。功用清热化痰,可用于痰热咳嗽,胸闷胸痛,大便秘结等,也可解酒醒酒。

3. 萝卜拌海蜇解酒法:将海蜇煮熟后,与萝卜一起凉拌食用,功用清热养阴,润肠通便,用于酒醉烦渴,大便秘结等。

4. 雪羹汤解酒法:海蜇 30 g,荸荠 15 g,蜂蜜适量。将海蜇用温水泡开,洗净,切碎;荸荠洗净,去皮,二者同加水适量武火煮沸后,改文火煮 1 h,加蜂蜜适量饮服。功用养阴清热,适用于酒后面红,口渴喜饮,胸闷心烦等。

5. 海牛膝海蜇菜解酒法:海蜇 250 g,怀牛膝 30 g,淡菜 60 g,植物油、食盐各适量。将海蜇浸洗,去除咸味,洗净淡菜、牛膝,加适量清水煎煮,调味,饮用。功用补肾益肝,降压消瘿,用于饮酒过量而致的酒精性高脂血症,高血压,甲亢等。

酥 油

【概述】 酥油,为牛乳、羊乳经提炼而成的酥油,其中由牛乳提取者名牛酥,用羊乳提取者名羊酥。酥油性平,味甘,入脾、肺、肾经,有滋养五脏,补益气血,润泽毛发之功,可用于五脏亏虚,肺虚久咳,胃脘隐痛,大便燥结等。

【文献辑萃】 《本草纲目》曰:"益虚劳,润脏腑,泽肌肤,和血脉"。《随息居饮食谱》言:"润燥充液,滋阴止渴,耐饥,养营清热"。

【解酒方选】 酒后烦渴,口干欲饮者,可取酥油代茶饮用。

牡 蛎 肉

【概述】 为牡蛎科动物近江牡蛎、长牡蛎、大连湾牡蛎、密鳞牡蛎等的肉,我国沿海均有分布。别名蛎黄、海蛎子、蚝子肉。性平,味甘咸,归心、肝、肾经。功效养血安神,软坚消肿,主治烦热失眠,心神不安,瘰疬。全年均可采,去壳,取肉,鲜用或晒干。内服:煮食,30~60 g。外用:适量,捣敷。

【文献辑萃】 崔禹锡《食经》曰:"治夜不眠,志意不定"。《本草纲目拾遗》曰:"煮食,主虚损,妇人血气,调中,解丹毒。于姜醋中生食之,主丹毒,酒后烦热,止渴"。《医林纂要》言:"清肺补心,滋阴养血"。

【现代研究】 牡蛎是一种低脂肪高蛋白的食品,脂肪含量仅占湿重的 2.71%,而蛋白质含量占湿重的 10.88%。牡蛎肉含糖原 63.5%,牛磺酸 1.3%,10 种必需氨酸 1.3%,无机盐(铜、锌、锰、钡、磷、钙)17.6%,还含有碘、谷胱甘肽,维生素 A、B_1、B_2、D 及亚麻酸和亚油酸。以牡蛎和葛根为原料制成的牡蛎醒酒液具有明显的防醉和醒酒作用,当牡蛎酶解液和葛根提取液的配比为 1:1 时效果最佳[牡蛎制品的研发及其生物活性评价,中国海洋大学,2009 年 12 期]。实验结果表明,牡蛎肉中的糖原和牛磺酸均具有明显的醒酒效果,为醒酒作用的主要有效成分,其最佳醒酒效果的剂量分别为 0.8 mg/ ml 和 0.05 mg/ ml,分别使小鼠血清的乙醇浓度下降 49.4% 和 43.74%;牡蛎肉蛋白质无明显醒酒作用[渔业科学进展,2011,32（1）:109-113]。金牡砺和牛磺酸可显著降低慢性酒精性肝损伤大鼠模型的肝组织脂肪含量和血清转氨酶水平,但对肝组织胶原蛋白含量及肝纤维化程度无明显改善[肝脏,1999,4（3）:154-156]。

【解酒方选】

1. 于姜醋中生食之,主酒后烦热,止渴。(《本草纲目拾遗》)

2. 牡蛎醒酒液:牡蛎酶解液和葛根提取液以 1:1 比例配比制成,具有防醉醒酒作用。

【使用注意】 脾胃虚寒者不宜食用牡蛎肉。

其他肉类和油脂

酒后适当地吃一些肉类和油脂,可以帮助调整好身体的部分功能,使胃能因为油脂而蒙上薄薄的一层保护膜,防止酒精渗透胃壁。除前述种类外,常见有助于解酒的肉类主要如下。

蚌

蚌,又名河蚌,蚌肉为蚌科动物背角无齿蚌或褶纹冠蚌、三角蚌等蚌类的肉。性味甘、咸、寒,入肝、肾经。功用清热解毒,滋阴明目。用于解酒毒,热毒及肝肾亏虚。《食疗本草》曰:"止渴除热,解酒毒,去眼赤"。《日华子本草》言:"明目,止消渴,除烦,解热毒,血崩带下,痔瘘,压丹石药毒"。蚌肉含丰富的钙,蛋白质,脂肪,糖类及维生素 A,维生素 B 族等,有利尿作用。

蚬

蚬,别名河蚬、扁螺,为蚬科动物河蚬的肉,性寒,味甘、咸,入胃经。功用清热解毒利湿,用于解酒毒,湿热所致疔疮痈肿,小便短赤等。《日华子本草》曰:"去暴热,明目,利小便,下热气脚气湿毒,解酒毒、目黄。浸汁服,治消渴"。

田　螺

田螺,别名黄螺,肉甘,大寒,功用清热利湿,明目,通肠。《名医别录》曰:"疗目热赤痛,止渴"。陶弘景《本草集注》:"煮汁,疗热醒酒"。《本草纲目》曰:"利湿热,治黄疸"。《食物本草备考》言:"解酒毒、去积热、利大小便,治毒热黄疸,脚气热疮等症"。田螺含人体必需的8种氨基酸,还含有糖类、无机盐和多种维生素,蛋白质,脂肪,碳水化合物,钙、磷、铁,硫胺素,核黄素,尼克酸等。具有利水消肿的作用。

蚶

蚶,别名蚶子、毛蚶。蚶肉为蚶科动物魁蚶、泥蚶、毛蚶等的肉。分布于我国河北、辽宁等地的沿海一带,性温味甘,入脾、胃经。功用健脾益胃,补益气血,可用于脾胃虚弱,气血不足等症。《医林纂要》曰:"补心血,散瘀血,除烦醒酒"。《本经逢原》言:"治积年胃脘痛"。《本草纲目拾遗》曰:"治心腹冷气,腰背冷风,利五脏,安胃"。蚶肉含具有降低血清胆固醇作用的代尔太7-胆固醇和24-亚甲基胆固醇,它们兼有抑制胆固醇在肝脏合成和加速排泄胆固醇的独特作用,从而使体内胆固醇下降。

【解酒方选】

1. 蚌肉解酒法:蚌肉 250 g(或螺肉,蚬肉,蚶肉),大料、桂皮、小茴香、生姜、胡椒、花椒、草果、辣椒、食盐等适量。将蚌肉洗净,放入锅中,加清水适量,再加入调味品,武火煮沸,文火慢熬至肉熟。功用除烦醒酒,用于酒醉口渴,心胸烦闷,纳差食少,小便短赤等。

2. 葱豉田螺解酒法:田螺、河蚌、大葱、豆豉各适量,将田螺捣碎,河蚌取肉,与葱、豆豉同煮,饮汁 1 碗可解酒。

第六章　药物解酒妙方

一、中药方

葛花

【概述】　葛花,是豆科多年生落叶藤本植物野葛或甘葛藤的未开放花蕾。葛花性平,味甘、辛,入脾、胃经。有醒脾和胃,生津止渴,解酒之功效,善治饮酒过度,头痛、头晕,烦渴,胸膈饱胀,不思饮食、呕吐酸水等症状。常与人参、白蔻仁、橘皮等配伍同用。常用量:10 g,水煎服。亦可作散剂,适量。

【文献辑萃】　《脾胃论》中曰:"葛花解醒(醒:醉后神志不清)"。《滇南本草》言:"葛花治头晕,憎寒,壮热,解酒醒脾,酒痢,饮食不思,治胸膈饱胀发呃,呕吐酸痰,酒毒伤胃,吐血呕血,消热,解酒毒"。《本经逢原》曰:"葛花,能解酒毒,葛花解醒汤用之,必兼人参。但无酒毒者不可服,服之损人天元,以大开肌肉,而发泄伤津也"。清代《调鼎集》载:"饮酒欲不醉者,服硼砂末少许,其饮葛汤,葛丸者效迟"。

【现代研究】　日本福冈大学的科研人员使用高速液体色谱分离法,从葛花中分离出 13 种异黄酮和 3 种皂角苷,并确定了它们的结构[世界科学技术-中医药现代化,2002,4

（2）：18］。葛花水提取物通过激活乙醇脱氢酶活性来降低乙醇的浓度，对乙醇引起的肝功能损害有改善作用，对乙醇引起的脏器障碍及消化功能障碍也有一定的防治作用。葛花中的皂角苷，异黄酮类分别在免疫系统和内分泌系统中发挥协调作用，它们共同作用可以改善乙醇引起的新陈代谢异常，从而发挥醒酒解酒作用。葛花中皂角苷、异黄酮类具有氧化还原作用，加速酒精氧化，可使乙醇失去毒性，收缩和保护胃肠黏膜，减缓酒精的吸收。葛花中的异黄酮可使血中乙醇、乙醛浓度下降，以及降低血尿素氮（BUN）的升高，从而起到解酒作用；异黄酮及三萜皂苷对四氯化碳（CCl4）所致小鼠肝损伤，可使血清丙氨酸转氨酶（ALT）、天冬氨酸转氨酶（AST）显著下降［实用中药辞典：下卷，北京：人民卫生出版社，2002：1897］。葛花能够在乙醇的肠胃吸收及代谢两个环节发挥作用，其水提取物通过激活乙醇脱氢酶活性来降低乙醇的浓度，从而有效地降低血中乙醇浓度，对酒精引起的肝细胞损害有保护作用［同济大学学报：医学版，2002，23（1）：23］。酒前服用，提前在肝、胃形成保护膜，起到护肝养胃，增大酒量作用；酒中饮用抗醉，酒后饮用解酒，源于葛花中异黄酮类可吸附酒中致醉物质，降低酒精浓度，降低心肌耗氧量，保护心血管，并通过加速排尿、排汗排泄分解，缓解头痛、眩晕、恶心等不舒服状态，减轻醉酒程度等。日本太田胃散公司已经使用葛花制造出健康食品，并将其推向市场。近年来，我国对中药传统方剂加以发掘，并对葛花、葛根等单味中药加强了研究，开发了现代中药新型的解酒方，如"葛花解酒茶""葛花袋泡茶"，解酒效果甚佳。

【解酒方选】

1. 葛花汁解酒法:葛花 30 g,加适量的水煎汤饮服,可用于解酒。或用葛花研末,取 6 g 予温开水冲服,昏迷者予鼻饲,可用于急性酒精中毒[中国实用乡村医生杂志,2004,11(10):36]

2. 酸枣葛花根解酒法:酸枣、葛花根各 10～15 g,一同煎服,具有很好的醒酒、清凉、利尿作用。

3. 葛花菊花蜜饮解酒法:葛花 3 g,菊花 3 g,蜂蜜 10 g。将葛花、菊花加适量开水,浸泡 5 min,加上蜂蜜即成。有清热解酒,健脾和胃的功效。

4. 枳椇子葛花饮解酒法:枳椇子 15 g,葛花 10 g,蜂蜜 10 g。枳椇子大火煮沸,小火煮 20 min,加入葛花煮 5 min,有化积解酒,醒脾胃的功效。

5. 橘皮醒酒散解酒法:橘皮(去白)500 g,陈橘皮 500 g,檀香 200 g,葛花 250 g,绿豆花 250 g,人参 100 g,白蔻仁 100 g,盐 300 g。可健脾醒酒,用于酒醉不醒,呕吐吞酸。(《饮膳正要》)

6. 甘草葛花汤解酒法:甘草 30 g,干葛花 30 g,葛根 30 g,砂仁 30 g,贯众 30 g。可解酒毒,适用于饮酒过度,胸膈痞闷者。

7. 葛花粥解酒法:葛花 10 g,大米 100 g,白糖适量。煎煮法同上。可生津止渴,和胃解酒,适用于酒醉呕吐,津伤口渴等。

8. 葛花醒酒益肝方解酒法:葛花 10 g,砂仁 10 g,木香 10 g,党参 20 g,白术 15 g,茯苓 15 g,法半夏 10 g,陈皮 10 g,甘草 10 g,茵陈 30 g,栀子 10 g,大黄 10 g,柴胡 10 g,

白芍(醋炒)20 g,珍珠草 15 g,肝炎草 15 g,鳖甲(先煎)10 g,水蛭(碾末服)2 g,每日 1 剂,水煎 500 ml,分 2～3 次服用。具有攻补兼施,通补共济,健脾胃且又疏肝经,活瘀血解酒毒且又降血脂,适用于酒精性肝病[新乡医学院学报,2009,26(3):278-280]

9. **葛花泽肝汤解酒法**:葛花 30 g,葛根 15 g,泽泻 30 g,泽兰 12 g,柴胡 10 g,山楂 20 g,山慈菇 15 g,郁金 10 g,丹参 12 g,何首乌 20 g,黄芪 12 g。加水 500 ml,浓煎至 200 ml,每日 2 次。具有清解酒毒、化湿醒脾、化痰逐瘀、益气养肝、疏肝降脂之功,适用于酒精性脂肪肝[福建中医药,2009,40(5):18-19]

10. **葛花解酒消脂汤解酒法**:葛根 15 g,葛花 30 g,柴胡 10 g,虎杖 20 g,山慈菇 15 g,刘寄奴 15 g,柳枝 10 g,枸杞子 15 g,莪术 15 g,炒白术 15 g,焦山楂 20 g,泽泻 30 g,炒薏苡仁 30 g,茵陈 30 g,白茅根 30 g。每日 1 剂,水煎服。具有解毒利湿、疏肝泻热、祛瘀通滞和化浊降脂作用,适用于酒精性脂肪肝[中西医结合学报,2007,5(3):343-345]

11. **葛花解醒汤解酒法**:葛花 15 g,砂仁(后入)6 g,白豆蔻(后入)6 g,党参 15 g,白术 10 g,茯苓 10 g,猪苓 10 g,泽泻 10 g,神曲 6 g,陈皮 6 g,黑干姜 3 g,木香(后入)6 g,青皮 3 g,生甘草 3 g。随证加减,每日 1 剂。温中健脾、利湿解酒毒。治疗酒精性肝炎[中国中医急症,2005,14(9):838-839]。煎汤喂服或鼻饲150ml,每日 2 次。(《脾胃论》)

12. **葛花解醒汤**:葛花、砂仁、蔻仁、青皮各 15 g,炒神曲、白术、干姜、泽泻各 6 g,陈皮、人参(或党参)、茯苓、猪苓各 5 g,木香 2 g。共研细末,立即用白开水调匀温服或鼻饲

15 g,治疗急性酒精中毒[江苏中医,2000,21(7):21]。现代应用:姜半夏 10 g,葛花 15 g,白豆蔻 15 g,山楂 15 g,砂仁 15 g,木香 5 g,神曲 15 g,陈皮 10 g,丹参 30 g,白术 10 g,青皮 6 g,白茯苓 10 g,泽泻 10 g,猪苓 9 g,西洋参 5 g,甘草 5 g,每日 1 剂,水煎 2 次,混合后共取汁 400 ml,分早晚 2 次温服。主治饮酒过度,湿伤脾胃的眩晕呕吐,胸膈痞满,食少,身体疲倦,小便不利,或泄泻等症[长春中医药大学学报,2007,23(4):9]

13. 葛花决明饮解酒法:葛花、决明子、金钱草、茵陈各 15 g,丹参 12 g,山楂、陈皮、泽泻各 10 g,柴胡、二花、甘草各 6 g。煎汁。每次 150 ml,每日 2 次。解酒化痰,利湿化瘀,疏肝健脾,适用于酒精性脂肪肝[新乡医学院学报,2005,22(4):336-338]

14. 葛花丸解酒法:葛花 15 g,砂仁 15 g,木香 30 g,沉香 7.5 g,豆蔻 7.5 g,荜澄茄 7.5 g,陈皮(去皮)30 g,乌梅 14 个,半夏 21 枚(汤泡七次,汁浸,煮,晒干,切作片,另用姜炒干用),山果 15 g,茯苓 7.5 g,枳实(去瓤,麸炒)30 g,葛粉末 15 g,甘草(炙)7.5 g。上为末,炼蜜为丸,如龙眼大。每服 1 丸,含化。醒酒祛湿,解毒消痰。主治饮酒太过,呕吐痰逆。(《普济方》)

15. 葛花清热丸解酒法:葛花 30 g,黄连 3 g,滑石(水飞)30 g,粉草 15 g。为细末,水合为丸,每服 3 g,滚水下。治饮酒积热,毒伤脾胃,呕血吐血,发热烦渴,小便赤少。(《滇南本草》)

葛　根

【概述】　葛根为豆科多年生落叶藤本植物野葛或甘葛

的块根,于春秋两季采挖,其中块肥大、质坚实、色白、粉性足、纤维少者佳,生用、煨用或研粉用。多产于河南、湖南、浙江、四川等地。又名粉葛、干葛、煨葛。其性平,味甘,入脾、胃经,有发汗解肌,解表透疹,升阳止泻,除烦止渴,舒筋活血等功效,善治外感风热、头痛项强、耳鸣耳聋、津少口渴等症,且能升清阳,鼓舞脾胃清阳之气上升而止泻。在解酒方面,适用于饮酒过度,头痛、头晕,烦渴,胸膈饱胀,不思饮食,呕吐酸水等。既可药用,也可入食,为中国食品协会所批准的药食两用植物。常用量:每日 15 g,水煎服,或制成膏滋服用。煮粥服食,可收药食两用之效。

【文献辑萃】 《食疗本草》曰:"葛根蒸食之,消酒毒"。《神农本草经》言:"主消渴,身大热,呕吐,诸痹,起阴气,解诸毒"。《本草正义》曰:"葛根,气味皆薄,最能升发脾胃清阳之气"。《本经逢原》记载:"葛根轻浮,生用则升阳生津,熟用则鼓舞胃气"。《千金要方》以鲜葛根捣汁治醉不醒者。《本草纲目》曰:"野葛,气味甘、平、无毒""散郁火"。《用药法象》曰:"其气轻浮,鼓舞胃气上行,生津液,又解肌热,治脾胃虚弱泄泻"。

【现代研究】 营养分析表明,每 100 g 葛根块含水分 68 g,蛋白质 2.1 g,糖类 27.1 g,各品种略有差异。葛根中含有葛根素、葛雌素、木糖苷、大豆黄酮、氨基酸等。研究证实其"解酒毒"成分为总黄酮类物质[河南医科大学学报,1998,33(3):117-118]。实验表明葛根总黄酮能提高小鼠对乙醇的耐受量,降低血中乙醇含量[中国病理生理杂志,1997(6):578-583]。黄酮类还能增加脑及冠状动脉的血流量,使血管阻力相对降低,显著改善血液循环。还能对抗组胺及乙酰胆碱,有解痉作用。葛根中含有黄豆苷和黄豆苷原,能抑制酒精摄取;葛根提取物(葛根素)能有效拮抗酒精所引起的丙二醛(MDA)、一氧化氮合酶(NOS)水平的升高和超氧化物歧化酶(SOD)的降低,显著降低血液中 ALT、AST 水平,保护肝细胞;葛根水提液通过抑制脂质过氧化损伤等途径,有显著的抗慢性酒精性肝损伤的作用[上海中医药杂志,2007,41(4):64-66]。另外,葛根所含的淀粉,糊化浓度低,透明度高,黏度稳定性强,且含有 13 种氨基酸,其中 8 种是人体必需氨基酸,还含有铁、钙、硒、锌、锰等微量元素及黄酮类物质,有明目、止咳化痰、降血压、抗癌防癌等功效,是一种很好的营养保健品,且还有降血糖,解热,防治牙痛、咳嗽、心绞痛、高血压、结缔组织疾病等疗效。

【解酒方选】

1. 葛根煎汤解酒法:葛根 30 g,加水适量,煎汤饮服。

2. 葛粉醒酒法:取葛粉 50 g,用沸水冲成稀糊状,然后依个人口味添加白糖至可口时服用。

3. 酸枣葛根醒酒汤解酒法:酸枣、葛根各 10～15 g,一同煎服,具有很好的醒酒、清凉、利尿作用。在服用汤药的同时,可以使用花露水,喷洒几点在热毛巾上,轻轻擦拭醉酒者的胸背、肘和太阳穴等处,可明显减轻其醉意。

4. 葛根橘皮汤解酒法:陈皮(去白,浸炒)30 g,葛根 30 g,甘草 30 g,石膏(打碎)30 g。可治饮酒过度,酒毒积于肠胃,呕吐,不食汤水。

5. 葛根石膏汤解酒法:石膏 15 g,葛根 100 g,生姜(切细)100 g。能够治疗饮酒过多,大醉不醒。

6. 五豆汤解酒法:葛根 15 g,薄荷 15 g,砂仁 15 g,甘草

15 g,芒硝 8 g。可解酒。适用于饮酒过度。

7. 人参葛根汤解酒法:人参 60 g,葛根 30 g,白芍 30 g,瓜蒌 30 g,枳实 30 g,生地黄 30 g,茯神 30 g,甘草 30 g,酸枣仁 30 g。有解酒、益气安神、清热除烦之功效。用于饮酒过多,大热烦躁,言语错谬及房劳。

8. 百杯丸解酒法:沉香 15 g,葛根 15 g,红豆 15 g,陈皮 15 g,甘草 15 g,丁香 18 g,砂仁 45 g,白豆蔻 60 g,干姜 30 g。具有理气、和胃、解酒之功效。用于饮酒过多,胸膈滞闷,呕吐酸水,胃腹疼痛。

9. 葛花汤解酒法:葛花、连翘、虎杖、石菖蒲各 10 g,砂仁、生甘草各 5 g。上药浸泡 10~15 分钟后,水煎服,每日 1 剂。可清热利湿,适用于酒精性肝病。

10. 甘草葛花汤解酒法:甘草 30 g,干葛花 30 g,葛根 30 g,砂仁 30 g,贯众 30 g。能够解酒毒。适用于饮酒过度,胸膈痞闷者。

11. 葛根汁解酒法:葛根、麦芽、莱菔子、薏苡仁等配制葛根汁饮料,能降低血醇浓度,并能使乙醇所致血液黏度异常恢复正常。

12. 解酒保肝口服液解酒法:由枳椇子、五味子、葛根组成的解酒保肝口服液,有较强的解酒防醉作用,饮酒前或饮酒过程中饮用,能增加对酒的耐受量,酒后饮用,能消除酒醉引起的各种症状。[发明专利公报,1992,8(9):11]

13. 葛根冲剂解酒法:由枳椇子、葛根、枸杞子、山楂按 1:1:0.4:0.4 制成冲剂,饮酒前服用可防止醉酒,醉酒后服用缩短醒酒时间,且对酒精中毒有缓解作用。[中国医院药学杂志,1994,(3):137]

14. 葛根茶剂解酒法:由茶叶、葛根制成解酒保健茶,可以降低饮酒血醇浓度和醉程度。[中成药,1994,16(2):52]

15. 葛根烟熏醒酒法:用葛花、葛根、白茅根、白扁豆、淡竹叶、五味子、薄荷、藿香、半夏、白芷等制成碎片或丝状物,加工成圆柱或圆盘状,以便点燃闻其烟雾。饮酒量多的人闻烟雾约 3 min 可收到大脑清醒的效果,继而恢复正常。(专利公开号 1038026)

16. 酒肝康汤解酒法:葛根、丹参、山楂、泽泻、决明子、柴胡各 10 g,白芥子 5 g。将上药清水适量浸泡 10～15 min 后,水煎汁饮服,每日 1 剂。可清热利湿,活血化瘀,适用于酒精性肝病。

17. 桑杞葛根汤解酒法:桑仁、枸杞子、葛根各 15 g。将三者洗净放入锅中武火煮开,再文火煎煮 20 min,去渣代茶饮。可并嚼食桑仁、枸杞子,每日 1 剂。可养肝益肾,滋阴补血,适用于醒酒解酒和肝肾阴亏所致的头目昏花,视力下降,眼目干涩,腰酸无力,遗精心烦,失眠多梦。

18. 葛根解酒茶解酒法:葛根、决明子各 15 g。开水冲服或水煎代茶饮。可解酒化湿、健脾消食,适用于酒醉口渴,食欲不振,肢软乏力等。

19. 葛根散解酒法(金代张子和《儒门事亲》):由甘草、干葛花、葛根、缩砂仁、贯众各等份组成。用法:上药共为粗末。每次 9～15 g,水煎,去滓服。具有利湿健脾、散毒解酒之功。主治:饮酒过度,酒毒内蕴[贵阳中医学院学报,2011,33(2):30-32]。另外,在对葛根散、石膏汤、葛花解醒汤、藿香正气散和冲和汤 5 首方剂的解酒效果比较实验中发现,在该研究所选解酒防醉观察指标中,葛根散和石膏汤的作用更为明显和全面,葛花解醒汤效果稍弱,但与对照组相比,仍具有显著差异。而藿香正气散和冲和汤的解酒防醉作用比较局限,对实验动物血乙醇没有明显降低作用,其临床解酒效应是否涉及其他途径,需进一步探索。[中成药,2010,32(11):1969-1972]

20. 葛根养阴解毒汤解酒法:葛根、郁金、茯苓、白术、虎杖、石斛、黄精、赤芍、山楂、泽泻各 15 g,茵陈 30 g,鸡内金、厚朴各 10 g,陈皮 9 g,生甘草、砂仁(后下)各 6 g。每日 1剂,水煎早晚分服,适用于酒精性肝病[浙江中医杂志,2009,44(7):498]

21. 葛根汁(《千金方》):葛根汁一斗二升,饮之,取醒,止。治酒醉不醒。

22. 石膏汤与千钟酒:石膏汤出自《外台秘要》卷一引《深师方》。方剂组成为:石膏 30 g,黄连、黄柏、黄芩各 6 g,香豉(绵裹)9 g,栀子(擘)9 g,麻黄(去节)9 g。功用:清热泻火,发汗解表。本方主治伤寒表证未解,里热炽盛,解表与清里兼顾。对古方石膏汤(石膏 12 g,葛根 10 g,干姜 6 g)、千钟酒(枳椇子 10 g,砂仁 10 g,干姜 2 g)及新方 1(枳椇子10 g,葛根 10 g)、新方 2(枳椇子 10 g,葛根 5 g)的解酒作用进行实验研究,结果表明解酒时间以石膏汤和新方 2 最好。同时还做了剂型的筛选,说明冲剂、茶剂解酒效果不低于汤剂,冲剂更接近于汤剂。[中药通报,1988,13(4):28]

枳 椇 子

【概述】 枳椇子为鼠李科植物枳椇的带有肉质果柄的果实或种子,其叶、子均有解酒之功。枳椇子,又名鸡距子、鸡爪子、木蜜、拐枣、枳椇果、万寿果、万字果等。性平,味甘、酸,归脾经。有利水消肿、解酒毒之功效。民间有"千杯不醉枳椇子"的说法,说明枳椇子解酒功效早已为人们所熟知。历代医家一直将它作为解酒止渴要药。适用于醉酒或胃热伤津,烦热,呕吐,口渴,以及肺虚咳嗽,咽干。还可治疗水湿停蓄水肿,小便不利。常用量:10~15 g,煎服。

【文献辑萃】 我国古代医药文献中关于解酒药的记载甚多,《医方考》曰:"枳枸子(俗呼鸡距子),……解酒,过于葛花。今后凡遇伤酒中酒者,宜用之"。《眉山集》曰:"麝香能制酒果花木。枳椇亦胜酒,屋外有此木,屋内酿酒多不佳。故此二物为药,以去其酒果之毒也"。《本草衍义补遗》中记有:"一男子年三十余,因饮酒发热,又兼房劳虚乏。乃服补气血之药,加葛根以解酒毒。微汗出,人反懈怠,热如故。此乃气血虚,不禁葛根之散也。必须鸡距子解其毒,遂煎药中加而服之,乃愈"。《本草纲目》言:"甘平无毒,主治头风,小腹拘急"。《世医得效方》曰:"治饮酒多发积"。《本草拾遗》记载:"止渴除烦,润五脏,利大小便,去膈上热,功用如蜜"。《滇南本草》言其:"治一切左瘫右痪,风湿麻木,能解酒毒"。《老老恒言》中记载:"枳椇粥,除烦清热,尤解酒毒,醉后次早,空腹食此粥,颇宜"。《本草备要》曰:"止渴除烦,润五脏,解酒毒"。禁忌:《得配本草》言:"脾胃虚寒者禁用"。

【现代研究】 现代分析表明,每 100 g 枳椇子含 83.2 g 水分,0.9 g 蛋白质,0.5 g 脂肪,9.2 g 碳水化合物,5.9 g 膳食纤维,0.02 mg 硫胺素,60 mg 抗坏血酸,0.4 mg 钠,325 mg 钾,0.18 mg 锌,16 mg 钙,0.2 mg 铁,27 mg 磷。本品葡萄糖和钙的含量较其他水果高。枳椇子含有黑麦草碱、枳椇苷及苹果酸钾等。枳椇子含有黄酮类活性成分山柰酚、洋芹素、杨梅黄素、槲皮素、氢杨梅黄素和蒽醌类化合物大黄素,可以加快乙醇代谢,降低乙醇含量,提高人体对酒精的耐受水平[中国药科大学学报,2001,32(6):418]。本品有明显促进尿液排泄,加速肠道蠕动的作用,可通利二便。枳椇皂苷有降压的功效。枳椇子可加快乙醇的代谢,提高血中谷光甘肽过氧化物酶的活力,降低乙醇所致的 ALT、AST、MDA升高等,从而起到有效的降醇解酒作用[中国中药杂志,2006,31(13):1095-1096][时珍国医国药,2004,15(9):608]。有研究亦显示枳椇子可以减轻酒精引起的大鼠肝脏脂肪变性及炎症细胞浸润,减少纤维增生,早期干预可预防大鼠酒精性脂肪肝[中西医结合肝病杂志,2007,17(4):220]。可见,枳椇子有显著的解酒、保肝、抗肝纤维化等作用。此外,枳椇子所含大量的钙和枳椇皂苷,具有中枢抑制作用,可抗惊厥,防止手足抽搐痉挛。

【解酒方选】

1. 水煎枳椇子解酒法:枳椇子 9～12 g,水煎顿服。治酒醉呕吐。

2. 枳椇子菊花解酒法:枳椇子 15 g,菊花 10 g,水煎服。

3. 枳椇橘皮竹茹汤解酒法:枳椇子 30～60 g,柑子皮、竹茹各 15 g。加水煎汤,徐徐饮用。

4. 枳椇蔗梨浆解酒法:枳椇子 50 g,梨子 100 g,甘蔗 250 g。分别绞取汁液后,混匀。时时饮用,或每次服半杯。

5. 枳椇葛苓汤解酒法:枳椇子、葛花、猪苓各 15 g。将上药洗净,加适量清水,武火煮沸后,转文火煮 20 min,取汁饮服。此方具有清热养阴的功效,适用于急性酒精损伤。每日 1 剂。

6. 山栀枳椇汤解酒法：山栀 30 g，枳椇子、泽泻、柴胡、黄芩、栀子、鸡内金、白芍各 15 g，砂仁、神曲、郁金各 10 g，甘草 5 g。将上药洗净，加适量清水，武火煮沸后，转文火煮 20分钟，取汁饮服。此方有清热利湿的功效，适用于酒精性脂肪肝。每日 1 剂，疗程一个月。

7. 枳椇子粥解酒法：枳椇子 10 g，大米 100 g。将枳椇子择净，浸泡 5～10 min，煎水取汁，再加大米煮为稀粥服食。此方有除烦渴，解酒毒之功效。常用于酒醉烦渴，心胸烦闷，恶心呕吐等。应酬频多，经常饮酒者，可常服枳椇子粥，益处颇多。饮酒过量者，可空腹顿食以解酒醉。每日 1剂，连服 5～7 天。

8. 枳椇猪肺汤解酒法：鲜枳椇子 120 g，猪心、猪肺各 1具，红糖 30 g。将枳椇子洗净。把猪心和猪肺洗净后，切块，然后把上三物与红糖一起放入罐中，加 1000ml 清水，文火慢炖 60 min，调入少许盐和味精，即可食用。本方具有解渴除烦之功效，可作为酒痨吐血患者的饮食治疗。

9. 枳椇子丸解酒法：枳椇子二两，麝香一钱。为末，面糊丸，如梧子大。每服三十丸，空心盐汤吞下。治饮酒多发积，为酷热蒸熏，五脏津液枯燥，血泣小便并多，专嗜冷物寒浆。（《世医得效方》）

10. 枳椇子甘蔗解酒法：拐枣（枳椇子）四两，红甘蔗一根。炖猪心肺服。治酒色过度，成劳吐血。（《重庆草药》）

砂　仁

【概述】　砂仁，又名香砂仁、阳春砂、缩砂仁，为姜科多年生草本植物阳春砂、缩砂、海南砂的干燥成熟果实,主要分布于我国两广、云南等地。其中广东阳春市产的砂仁名阳春砂,是我国四大著名南药之一,又是调味的佳品,加工食品的辅料及道地的中药材。砂仁性温,味辛,入脾、胃经,有化湿行气,温中止泻,理气安胎之功效。本品辛散温通,善于化湿行气,入脾胃而善于理脾胃气滞,为醒脾和胃之良药,又能安胎。常用量:3～6 g,入汤剂后下。

【文献辑萃】　宋代医书《开元本草》提到砂仁有开胃醒酒食的功效。"金元四大家之一"的李东垣也称春砂仁为化酒食的妙剂,"因其辛温行气而使酒食随之而化"。《本草纲目》言:"补肺醒脾,养胃益肾,理元气,通滞气,散寒饮痞胀,噎膈呕吐,止女子崩中"。《药性本草》曰:"主冷气腹痛,主休息气痢,劳损。消化水谷,温暖脾胃"。《本草汇言》曰:"砂仁,温中和气之药也。若上焦之气梗逆而不下,下焦之气抑遏而不上,中焦之气凝聚而不舒,用砂仁治之,奏效最捷"。《本草经疏》记载:"气味辛温而芬芳,香气入脾,辛能润肾,故为开脾胃之要药,和中气之正品,若兼肾虚,气不归元,非此为向导不济"。

【现代研究】　药理研究表明,砂仁煎剂对动物离体肠管,低浓度有兴奋作用,而高浓度为抑制作用。所含的挥发油,亦有抑制作用,能解除肠管过度心奋、痉挛,故可行气消胀,解痉止痛。本品还有抗溃疡,抑制胃酸分泌,增进胃肠运动及抗血小板凝集作用。

【解酒方选】

1. 草豆砂仁荷叶饮解酒法:草果 2 g,白扁豆 15 g,砂仁 2 g,荷叶半张。放入砂锅内,大火煮沸,改用小火煨煮

20 min,取汁即成。有解酒消食,行气宽胀,和胃止呕的功效。

2. **百杯丸解酒法**:沉香 15 g,红豆 15 g,葛根 15 g,陈皮 15 g,甘草 15 g,丁香 18 g,砂仁 45 g,白豆蔻 60 g,干姜 30 g。有理气,和胃,解酒的功效,常用于饮酒过多,胸膈滞闷,呕吐酸水,胃腹疼痛等。

3. **砂仁葛花汤解酒法**:甘草 30 g,干葛花 30 g,葛根 30 g,砂仁 30 g,贯众 30 g。可解酒毒,适用于饮酒过度,胸膈痞闷者。

4. **千盅酒丸解酒法**:枳椇子 60 g,白附子 20 g,砂仁 20 g,炮姜 20 g。可解酒毒。若治疗酒精性脂肪肝,可用山栀 30 g,枳椇子、泽泻、鸡内金、柴胡、栀子、黄芩、白芍各 15 g,砂仁、神曲、郁金各 10 g,甘草 5 g。每日 1 剂,疗程 1 个月。

5. **砂仁粥解酒法**:砂仁 5 g,大米 100 g,白糖少许。将砂仁浸泡 10～15 min 后煎取汁,加入大米煮为稀粥服食。可行气化湿,温中止泻。可解酒醒酒,也适用于酒后脾胃气滞,脘腹胀满,呃逆等。每日 1 剂,服用 5～7 天。

6. **砂仁黄芪猪肚汤解酒法**:猪肚 1 个,砂仁花 6 g(如果没有砂仁花,也可用砂仁),黄芪 20 g。先将猪肚洗净,然后将砂仁花、黄芪一起装入猪肚内,隔水炖。炖 2～3 h。炖好后调味食用。功效:解酒养胃。此方既可以酒后用,以减轻醉后不适,也可以当成平日养胃的佳品。

白 豆 蔻

【概述】　白豆蔻为姜科多年生草本植物白豆蔻的干燥

成熟果实。又名豆蔻、白蔻仁、紫豆蔻,首载于《本草拾遗》。其性温,味辛,入肺、脾、胃经。具有化湿温中、行气止呕之功效,尤以"温化"见长。可用于湿阻气滞,湿阻脾胃或脾胃虚寒之胸脘胀满、不思饮食、反胃呕吐、舌苔浊腻等症。常用量:3～6 g,煎服,入汤剂宜后下。

【文献辑萃】 《本草纲目》曰:"白豆蔻,辛,大温,无毒。治噎膈,除疟疾寒热,解酒毒"。时珍曰:"按杨士瀛云:白豆蔻治脾虚疟疾,呕吐寒热,能消能磨,流行三焦,营卫一转,诸证自平"。《本草求真》记载:"辛温香窜,流行三焦,温暖脾胃,而使寒湿膨胀,虚疟吐逆,反胃腹痛,并翳目眦红筋等症悉除(宜散肺分寒滞,温暖脾胃)"。《本草备要》言:"流行三焦,温暖脾胃而为肺家本药。散滞气,消酒积,除寒燥湿,化食宽膨"。《本草秘录》载:"散胸中冷滞之气,益心包之元阳。温脾胃,止呕吐翻胃,消积食目翳"。《开宝本草》曰:"主积冷气,止呕逆反胃,消谷下气"。《本草通玄》记载:"白豆蔻,其功全在芳香之气,一经火炒,便减功力;即入汤液,但当研细,乘沸点服尤妙"。

【现代研究】 白豆蔻含挥发油,主要成分为1,4桉叶素,α-樟脑,葎草烯及其环氧化物。本品能促进胃液分泌,增进胃肠蠕动,制止肠内异常发酵,祛除肠胃积气,故有良好的芳香健胃作用,并能止呕。

【解酒方选】

1. 白蔻丁香散解酒法:白豆蔻仁10 g,丁香2 g。研为细末,饮酒前1小时用水送服3 g。可防酒醉,而且还能有效地防止酒后恶心呕吐及胃脘不适。

2. 八仙锉散解酒法:丁香、砂仁、白豆蔻各9 g,葛根粉

30 g,百药煎 7.5 g,木瓜、炒盐各 30 g,甘草 7.5 g。将上药细锉,只需舀取 3 g 细嚼,温水送下,即可饮酒不醉。本方只可偶尔服用,若服之过量可伤人元气,不可不慎。(《寿世保元》)

3. 解醒汤解酒法:白豆蔻 15 g,白茯苓 5 g,木香 3 g,橘红 5 g,青皮 1 g,泽泻 6 g,香薷 3 g,缩砂仁 15 g,葛花 15 g,猪苓 3 g,干生姜 6 g,白术 6 g,人参 3 g。将上药研为细末,和匀备用。每取 5～10 g,温开水送服。有解酒醒酒之功效。《脾胃论》言:"中酒后服之,但得微汗,酒疾去矣,不可多食"。

4. 白豆蔻粥解酒法:白豆蔻 3 g,生姜 3 片,大米 50 g。白豆蔻、生姜择净后,将其放入锅中,加适量清水,浸泡 5～10 min 后,煎水取汁,加大米煮为稀粥,或将豆蔻、生姜研细,待粥熟时调入粥中,再煮一二沸即可,每日 1 剂,连服 5～7 天。此方有温中散寒、健脾止泻的功效。适用于湿阻中焦,脘腹疼痛,恶心欲呕,纳食不香,肠鸣泄泻,肢体困重等,也可用于解酒醒酒。

藿　香

【概述】　藿香为唇形科多年生草本植物藿香或广藿香的地上部分。藿香又叫广藿香。微温,味辛,入脾、胃、肺经,有解暑发表,芳香化湿,和中止呕之功。藿香性温而燥热,可化在里之湿浊,还可解在表之暑湿,乃暑令常用之品,用于暑湿证和湿温证初起。本品又能和中止呕,尤适用于脾胃湿浊所致的呕吐。常用量:5～10 g,鲜品加倍。煎服。

【文献辑萃】　《本草纲目》曰:"藿香,辛,微温,无毒。脾胃吐逆为要药(苏颂)。温中快气,肺虚有寒,上焦壅热,饮酒口臭,煎汤漱口(好古)"。《本草正义》言:"藿香芳香不嫌其猛烈,温煦不偏于燥热,能祛除阴霾湿邪,而助脾胃正气,为湿困脾阳,倦怠无力,饮食不甘,舌苔浊垢者最捷之药",还提到"藿香,清芳微温,善理中州湿浊痰涎,为醒脾扶胃,振动清阳妙品"。《本草备要》记载:"快气和中,开胃止呕,去恶气,进饮食"。《本草求真》曰:"辛香微温,香甜不峻,但馨香气正能助脾醒胃以辟诸恶。故凡外来恶气内侵,而见霍乱呕吐不止者,须用此投服,俾其胸开气宽,饮食进"。《本草秘录》记载:"定霍乱有神,止呕吐最效。开胃消食,去臭气,利水肿"。

【现代研究】 含挥发油约 1.5%,油中主要成分为广藿香醇,其他成分有苯甲醛、丁香油酚、桂皮醛等。此外还有多种其他倍半萜如竹烯等,及生物碱类。挥发油能促进胃液分泌,增强消化力,并对胃肠有解痉作用。有防腐和抗菌作用。此外还有收敛止泻、扩张微血管而略有发汗等作用。

【解酒方选】

1. 藿香粥解酒法:藿香 10 g,大米 100 g,适量白糖。藿香择净后,将其放入锅中,加清水适量,浸泡 5~10 min 后,煎水取汁,加大米煮粥,待粥熟时下白糖,再煮一二沸即成。每日 1 剂,连服 3~5 天。此方可解暑发表,芳香化湿,和中止呕。适用于暑湿侵袭,湿阻中焦,脘腹胀满,呕吐等,也可用于解酒醒酒。

2. 藿香砂仁粥解酒法:藿香 10 g(鲜者加倍),砂仁末5 g,大米 100 g,适量白糖。藿香择净后,将其放入锅中,加清水适量,浸泡 5~10 min 后,煎水取汁,加大米煮粥,待粥熟时下白糖、砂仁末,再煮一二沸即成。每日 1 剂,连服 3~5 天。此方可和中止呕。可用于解酒醒酒,亦适用于妊娠呕吐。

3.三叶粥解酒法：苏叶、淡竹叶、藿香叶各 15 g，大米 50 g，白术 10 g。将上药煎水取汁，加入大米煮粥服食。每日 2 次。此方可芳香解表，健脾化湿。适用于暑湿困脾，纳差食少，肢体沉重，小便短赤等。亦可用于醒酒解酒。

4.藿香正气散(《太平惠民和剂局方》)：大腹皮、白芷、紫苏、茯苓(去皮)各一两，半夏曲、白术、陈皮(去白)、厚朴(去粗皮，姜汁炙)、苦梗各二两，藿香(去土)三两，甘草(炙)二两半。上为细末。每服二钱，水一盏，加生姜三片，大枣一个，同煎至七分，热服。如欲出汗，衣被盖，再煎并服。功用：解表化湿，理气和中。原方治外感风寒，内伤湿滞。邹世光用藿香正气汤加味治疗酒精中毒 61 例，病程 0.15 h 至 2 天，均有恶心、呕吐、腹痛、酒臭味及中枢神经系统兴奋或共济失调症，或昏睡等。结果有效 56 例，无效 5 例。有效服药剂数 1～4 剂，平均 2 剂。[四川中医，1993，(3)：29]

草　果

【概述】　草果为姜科植物草果的干燥成熟果实。性温味辛，归脾、胃经。具有燥湿温中，除痰截疟的功效。本品辛温燥烈，气味浓厚，多用于寒湿中阻所致脘腹冷痛，呕吐泄泻，舌苔浊腻。草果芳香辟秽，温脾燥湿，除痰截疟，可用于疟疾。常用量：3～6 g，煎服。

【文献辑萃】　《饮膳正要》记载："治心腹痛，止呕，补胃，下气"。《本草纲目》引李杲云："温脾胃，止呕吐，治脾寒湿、寒痰；益真气，消一切冷气膨胀，化疟母，消宿食，解酒毒、果积。兼辟瘴解瘟"。《本草从新》记载："辛热。破气除痰，消食化积"。

【现代研究】　草果含有挥发油,油中含 α-和 β-蒎烯、1,8-桉油素、对聚伞花素等。此外含淀粉、油脂及多种微量元素。本品所含 α-和 β-蒎烯有镇咳祛痰作用。β-蒎烯有抗炎和抗真菌的作用。1,8-桉油素有镇痛、解热、平喘等作用。大量口服香叶醇能抑制胃肠运动,小量口服可轻度利尿。

【解酒方选】

1. 苡果排骨解酒法:薏苡仁 50 g,草果仁 10 g,排骨2500 g,冰糖 50 g,适量调味品。二仁炒香捣碎后,加入适量清水,中火煮沸 10 min,去渣取汁,如此重复 2 次,共取汁5000 g。将排骨洗净、剁块,加入药汁、葱、姜、花椒、盐和清水适量,武火煮开后,转文火,煮至七成熟时,捞出排骨。把花椒、酱油、冰糖、味精、适量排骨汤放入锅内,文火煮到排骨熟透,再烹黄酒,转武火收浓汤汁,浇上麻油即可。此方有健脾燥湿,行气止痛,消食平胃之功效。常用于脾虚湿重,骨节疼痛,食少便溏等,亦可用于解酒醒酒。

2. 新半夏汤解酒法:陈皮、炒神曲、炮姜各 120 g,草果(煨、去皮)、炒半夏曲各 70 g,丁香皮、木香、茯苓各 23 g,甘草 13 g。为细末,每服 3 g,用盐汤点服。适应证:中酒吐酒。本方具有温中破痰,开胃健脾之功效,对中酒吐酒,哕逆恶心,头痛烦渴,倦怠嗜卧,不思饮食均有治疗作用。(《和剂局方》)

3. 养胃汤解酒法:陈皮(汤浸,去白)10 g,炙甘草、厚朴(姜制),半夏(泡)各 9 g,人参、草果各 6 g,茯苓 2 g,藿香21 g,苍术、乌梅各 15 g。为末,每取 10 g,加生姜、大枣,水煎服。适用于饮酒后嗳气频发,脘胀呕恶,口吐清水。(《证

治准绳·幼科》)

佩　兰

【概述】　佩兰为菊科多年生草本植物兰草的地上部分。佩兰,又名佩兰叶、鲜佩兰。性平,味辛,归脾、胃经。具有芳香化湿,解暑发表的功效。可用于外感暑湿,或湿温初起,以及脾经湿热所致的口中黏腻、多涎、口臭等。常用量:5～10 g,鲜品加倍,煎服。酒后常以本品煮粥服食,或泡茶饮服,可消除酒后积滞,口臭。

【文献辑萃】　《素问》言:"津液在脾,故令人口甘也,此肥美之所发也……治之以兰,除陈气也。"《神农本草经》记载:"主利水道,杀蛊毒,辟不详。久服益气,轻身不老,通神明。"《本草经疏》曰:"开胃除恶,清肺消痰,散郁结。"

【现代研究】　全草含挥发油 0.5%～2%。油中含有聚伞花素(对异丙基甲苯)、乙酸橙花醇酯,叶含香豆精、邻香豆酸、麝香草氢醌。其他尚含有三萜类化合物。佩兰水煎剂对金黄色葡萄球菌、白喉杆菌、变形杆菌、伤寒杆菌、八叠球菌具有抑制作用。其挥发油及油中所含的伞花、乙酸橙花醇酯对流感病毒有直接抑制作用。其挥发油及其中的有效单体对伞花灌胃有显著祛痰功效。

【解酒方选】

清肝解酒汤:佩兰、茵陈蒿、葛根、白茅根、云茯苓、山楂各 10 g,铁观音茶 3 g。将上药择净,放入药罐中,用适量清水浸泡 10～15min 后,煎水取汁饮服,每日 1 剂。此方具有清热利湿之功效,适用于酒精性肝病。

人 参

【概述】 人参为五加科多年生草本植物人参的根。人参，又名红参、白参、糖参、别直参、山参、园参、参条、移山参等。以吉林抚顺县产量最大，质量最好，因而称"吉林参"。产于朝鲜者，叫"朝鲜参"，又名"高丽参"。野生者名"山参"；栽培者名"园参"。鲜参洗净后干燥者称"生晒参"；蒸制后干燥者称"红参"；加工断下的细根称"参须"。山参经晒干称"生晒山参"。人参微温性，味甘、微苦。具有大补元气，补脾益肺，生津止渴，安神益智之功效，适用于元气虚脱证，肺脾心肾气虚证，热病气虚津伤口渴及消渴证。人参乃大补元气之要药，有抢救虚脱之功。常用量：3～9 g，宜文火另煎分次兑服。野山参研末吞服，每次 2 g，日服 2 次。

【文献辑萃】 《神农本草经》言："主补五脏，安精神，定魂魄，止惊悸，除邪气，明目，开心益智，久服，轻身延年。"《本草纲目》记载："治男妇一切虚证，发热自汗，眩晕头痛，反胃吐食，疟，滑泄久痢，小便频数淋沥，劳倦内伤，中风中暑，痿痹，吐血嗽血下血，血淋血崩，胎前产后诸病。"《医学启源》引《主治秘要》："补元气，止渴，生津液。"《本草汇言》记载："补气生血，助精养神之药也。"《本草从新》曰："泻火除烦，生津止渴。开心益智，聪明耳目。安精神，定魂魄，止惊悸，通血脉。破坚积，消痰水。气壮而胃自开，气和而食自化。"

【现代研究】 人参含多种人参皂苷、挥发油、氨基酸、微量元素及有机酸、糖类、维生素等成分。人参皂苷主要通过抑制乙醇吸收或加强胃肠首过效应发挥解酒作用，研究发现大鼠同时服用乙醇（312 g/kg）和人参水提物后，血中乙醇浓度明显低于对照组,人参皂苷可以降低乙醇所致血清谷氨酸转氨酶的升高,提高血清及肝中谷胱甘肽过氧化物酶的活性,抑制过氧化产物丙二醛的生成。从而达到解酒的功效[沈阳药科大学学报,2001,18(2):138-142]。另外,现代医学研究表明,人参可提高机体抵抗力和免疫力,调节人体胆固醇代谢,抑制高胆固醇血症产生。

【解酒方选】

1. 人参醒酒散解酒法:人参、白豆蔻各 100 g,檀香 200 g,葛花、绿豆花各 250 g,橙皮(去白)、陈橘皮各 500 g。将上药共研细末,加 300 g 食盐拌匀,装瓶备用,每日 2 次,早晚各服 1 汤匙,白开水冲服。此方可醒酒健脾,适用于酒醉不醒,呕吐吞酸等。

2. 人参粥解酒法:人参 5 g,大米 100 g,白糖少许。将人参择净,切为薄片,冷水浸泡半小时,煎水取汁,共煮两次,二液合并,分为两份,每取一份同大米煮粥,待熟时加入白糖,再煮一二沸即可。每日两次,早晚各服一次。或将人参研为细末,待熟时加入粥中服食。此方具有大补元气,补脾益肺,生津止渴,安神益智的功效,可用于气虚欲脱,面色苍白,气短汗出,肢冷,脉微欲绝,及肺脾亏虚,津伤口渴,失眠多梦,心悸怔忡等,亦可用于解酒醒酒。

3. 人参石榴皮饮解酒法:人参 5 g,石榴皮 20 g。将两味药分别煎水取汁,混匀饮服。此方有健脾益气的功效。适用于酒醉频频呕吐,面色苍白,汗出肢冷者。每日 2～3 次。

4. 人参三七粥解酒法:人参 6 g,三七 3 g,粳米 60 g,适量白糖。将人参、三七切片或捣碎,与粳米一同放入锅中,加水熬粥,粥熟后加白糖调匀。此方具有益气养心,活血祛瘀的功效,常用于饮酒伤心,心气不足所致酒精性高血压、冠心病、心绞痛、心肌梗死等病症。实热证和湿热证不宜用。

5. 人参菠饺解酒法:人参粉 5 g,菠菜 750 g,猪肉 500 g,面粉 2000 g,生姜、大葱、胡椒粉、酱油、香油、食盐各适量。将上述食物做馅包成饺子食用,此方有补脾肺,益元气,安心神之功。常用于长期纵酒,热伤肺胃所致气管炎,脾肺气虚之神疲气短、久咳声低、动则喘促、常自汗出、头晕眼花、心悸怔忡、不思饮食、四肢乏力等。

6. 人参丁香散解酒法:人参 15 g,丁香 1.5 g,藿香叶 1.5 g。用水煎 1 h,去渣取汁,不拘时服用,适用于饮酒后呕吐。(《妇人良方》)

7. 人参润肺丸解酒法:知母 30 g,桔梗 25 g,官桂 25 g,人参、款冬花、杏仁、细辛、甘草各 20 g。为末,炼蜜为丸,如芡实大,每服 1 丸,细嚼,姜汤送下。适用于长期饮酒而致的咳嗽气喘,日久不止,每次饮酒后加剧者。(《太平惠民和剂局方》)

8. 琼玉膏解酒法:生地黄 1000 g,人参 90 g,茯苓 180 g,白蜜 500 g。先将生地黄捣汁,人参、茯苓为细末,与蜜和匀,装瓷器封好,隔水煮成膏,每次用开水冲服 2 汤匙。用于长期过量饮酒,酒热损伤脾肺,致燥热内生,肺气不足之气阴两伤而干咳不止者。(《洪氏集验方》)

西 洋 参

【概述】 西洋参为五加科人参属草本植物西洋参的干燥根。主产美国、加拿大、法国,我国也有栽培。别名洋参、花旗参、佛兰参、正光结参、广东人参、美国人参、正面参、顶光参、泡参。选取生长 3～6 年的根,于秋季挖采,除去分枝、须尾,晒干。喷水湿润,覆盖湿布,夏秋润 2 天,冬春润 3 天,撞去外皮,再用硫黄蒸熏,晒干后,其色白起粉者,称为粉光西洋参。挖起后即连皮晒干或烘干者,为原皮西洋参。均以条匀、质硬、体轻、表面淡棕黄色或类白色、横纹紧密、气清香、味浓者为佳。一般又以野生者为上品,栽培者次之。西洋参味甘、微苦,性凉。归心、肺、肾经。功能补气养阴,清虚火,生津止渴。用于气虚阴亏,内热,咳喘痰血,虚热烦倦,消渴,口燥咽干。每日 3～6 g,或多至 9 g。泡茶,煎汤,煎膏均可。

【文献辑萃】 《本草求原》曰:"清肺肾,凉心脾以降火,消暑,解酒。"《医学衷中参西录》言:"补助气分,并能补益血分。"《本草从新》曰:"补肺降火,生津液,除烦倦,虚而有火者相宜。"《药性考》记载:"洋参似辽参,味类人参,唯性寒,甘苦;补阴退热,姜制可益元扶正气。"《本草再新》曰:"治肺火旺,咳嗽痰多,气虚咳喘,失血劳伤,固精安神,生产诸虚。"清代著名医药学家汪昂著的《补图本草备要》增补项中收载了西洋参,称其"性凉、味苦、甘厚、气薄、补肺降火、生津液、除烦倦、虚而有火者相宜"。《医学衷中参西录》谓之"西洋参性凉而补,凡欲用人参而不受人参之温者皆可用之",故补而不燥是西洋参的特别之处。人参性微温,西洋参性凉;人参提气助火,西洋参滋阴降火;西洋参药效和缓,补益作用较人参弱。

【现代研究】 西洋参中主要成分为人参皂苷,根茎含人参皂苷 Ro、Rb1、Rb2、Rc、Rd、Re、Rg1 及假人参皂苷 F11,还含有精氨酸、天冬氨酸等 18 种氨基酸及挥发油、树脂等。

西洋参所含有效成分与人参单体皂苷类别基本相同,所含皂苷元也完全一致,均系齐墩果酸、人参二醇和人参三醇。但西洋参中人参二醇单体皂苷的 Rb1 的含量高于人参,因此,形成二者疗效和应用上的差异,各有特色不可互相替代。西洋参在抗脂质过氧化、抗缺氧和抗低温应激反应方面,都较人参作用为强,其抗衰老作用也优于人参;而人参在抗疲劳及增强免疫功能方面,则胜过西洋参。对糖皮质激素造成的免疫抑制,二者的调节作用则没有区别。

西洋参能调节中枢神经系统的兴奋与抑制,以抑制作用较为突出,能安定身心,有镇静及解酒作用。西洋参中的人参皂苷 Rb1 可改善脑的氧供应和脑组织能量代谢;西洋参皂苷还能增加大脑海马区乙酰胆碱的释放,增强动物神经生长因子功能,促进轴突生长和延长神经细胞存活期,从而达到改善记忆和学习能力的效果。

西洋参可以强化心肌收缩能力,对缺血再灌注损伤的心肌具有保护作用,可抗心律失常、抗心肌缺血、抗心肌氧化,冠心病患者症状表现为气阴两虚、心慌气短可长期服用西洋参。西洋参还对血压有调整作用,可使血压暂时性或持久性血压下降。

西洋参可以促进血清蛋白合成、骨髓蛋白合成、器官蛋白合成等,提高机体免疫力,抑制癌细胞生长,有效抵抗癌症。西洋参茎叶皂苷对动脉粥样硬化有防治作用,长服西洋参可以降低血液凝固性、抑制血小板凝聚;西洋参还可以降低血糖、调节胰岛素分泌、促进糖代谢和脂肪代谢,对治疗糖尿病有一定辅助作用。

西洋参能明显降低饮酒所导致的转氨酶升高,实验结果表明,用西洋参茎叶皂苷预处理乙醇中毒大鼠,可以提高血与肝脏中谷胱甘肽过氧化物酶 GSH-Px 活性,降低乙醇引起的膜脂质过氧化,从而对肝细胞起到保护作用。[中成药, 2000,22(3):219-220];西洋参多糖对 D-氨基酸半乳糖所致的肝损伤具有明显的保护作用,其作用机制是稳定和加强肝细胞膜、保护肝细胞线粒体及维持肝组织 cAMP/cGMP 比值的相对稳定。

【解酒方选】

1. 护肝醒酒茶解酒法:由赤小豆花、野葛花、野菊花、西洋参、野麦冬、佛手和茶叶等量配制而成。其制备方法是:分别称取等量的赤小豆花、野葛花、野菊花、西洋参、野麦冬、佛手和茶叶,置于 50～60℃ 条件下烘干,粉碎,混合均匀后灭菌,分装,即得。本茶不仅解酒速度快,还具有保肝肾、健肝胃、解酒毒、清头目、生津液、消疲劳等功效;服用后 15～30 min 即可恢复清醒。

2. 西洋参葛花解酒法:葛花 8～10 g,枳椇子 10～14 g,菊花 5～8 g,西洋参 0.8～1.2 g。解酒醒酒效果好,长期服食,可保护肝脏。

3. 洋参麦冬茶解酒法:西洋参 3 g,麦冬 10 g。沸水浸泡,代茶饮。用于热病气阴两伤,烦热口渴;或老人气阴虚少,咽干口燥,津液不足,舌干少苔。

【使用注意】 不宜与藜芦同用;中阳衰微,胃有寒湿者忌服。《本草从新》:脏寒者服之,即作腹痛,郁火服之,火不透发,反生寒热。《纲目拾遗》:忌铁器及火炒。

灵 芝

【概述】 灵芝为多孔菌科真菌赤芝或紫芝的干燥子实

体。灵芝,又名紫芝。性平,味甘。归心、肺、肝、肾经。灵芝具有补气安神,止咳平喘之功效。本品能补心血,益心气,安心神,故可治气血不足、心神失养所致心神不宁、失眠、惊悸、多梦、体倦神疲、食少等症。又可补益肺气,温肺化痰,止咳平喘,故可治咳喘健忘痰多。因具有补养气血之功,可治虚劳气短、不思饮食、手足逆冷或烦躁口干等虚劳证。常用量:煎服,6～12 g;研末吞服,1.5～3 g。

【文献辑萃】 《神农本草经》曰:"紫芝,味甘温。主耳聋,利关节,保神,益精气,坚筋骨,好颜色。久服,轻身不老,延年神仙。一名木芝。"《本草纲目》言其:"疗虚劳。"

【现代研究】 灵芝含多糖、核苷类、呋喃类、甾醇类、生物碱、三萜类、油脂类、多种氨基酸及蛋白质、酶类、有机锗及多种微量元素等。灵芝多糖具有免疫调节、降血糖、降血脂、抗氧化、抗衰老作用;三萜类化合物可净化血液,保护肝功能。此外灵芝多种制剂分别具有镇静、抗惊厥、强心、降压、抗心律失常、止咳平喘的作用。实验研究证实:灵芝蒜颗粒(由灵芝、大蒜等组成)能延长醉酒时间、减少醉酒睡眠时间,尤以中高剂量为佳,灵芝蒜还可降低酒精灌胃后大鼠血中乙醇浓度,尤以 120 min 和 180 min 作用明显,表明灵芝蒜具有很好的解酒作用。其机制可能通过减少乙醇的吸收,加速乙醇在体内的代谢和排泄等。[数理医药学杂志 2011,24(1):107-108]

【解酒方选】

1. 灵芝丹参粥解酒法:灵芝 30 g,丹参 5 g,三七 3 g,粳米 60 g,适量冰糖。灵芝、丹参、三七煎水取汁,去渣后加入粳米,文火熬粥,粥熟时加入适量冰糖,再煮一二沸即可。佐餐食用。此方具有补益气血、活血通络的功效。常用于饮酒伤心,心气不足而致酒精性高血压、冠心病及神经衰弱等症。

2. 甜菊灵芝汤解酒法:甜菊 60 g,灵芝 30 g,合欢花 15 g,酸枣仁 30 g,柏子仁 30 g。将以上用料洗净,放入锅内,加适量清水,文火煲 2 h,即成甜香微酸之品,不用加糖。每日 3～4 次,每次 150～200 ml。此方具有清心安神,养肝润燥的功效。常用于饮酒伤神,神智不宁所致头晕耳鸣、心烦意乱、悲伤欲哭、失眠头痛等症。

3. 灵芝烧鹿尾解酒法:灵芝 5 g,鹿尾 1 条,嫩鸡 1 只,猪瘦肉 50 g,火腿 50 g,水发蘑菇 50 g,鸡汤 1000 ml,姜、葱、食盐、白糖、绍酒、清汤各适量。先将鹿尾放入油锅翻炒,加入鸡汤煮 20min,然后加入余品蒸煮 30min 左右即可。此方具有补肺益脾,壮阳,健体强身的功效。常用于饮酒伤及心脾所致的神经衰弱、倦怠乏力、阳痿不举、心悸失眠等症。

白　芍

【概述】　为毛茛科植物芍药的根。白芍,又名芍药。性微寒,味苦、酸。归肝脾二经。白芍具有养血敛阴,柔肝止痛,平抑肝阳之功效。本品味酸,收敛肝阴以养血,可治疗肝血亏虚,月经不调。酸敛肝阴,养血柔肝而止痛,故常用于肝脾不和,胸胁脘腹疼痛,四肢挛急疼痛。白芍不仅可养血敛阴,还可平抑肝阳,因此亦常用于治疗肝阳上亢,头痛眩晕。此外,有止汗之功。常用量:5～15 g,大剂量 15～30 g,煎服。

【文献辑萃】　《神农本草经》曰:"主邪气腹痛,除血痹,破坚积寒热,疝瘕,止痛,利小便,益气……"《本草纲目》引

《别录》:"通顺血脉,缓中,散恶血,逐贼血,去水气,利膀胱大小肠,消痈肿,时行寒热,中恶腹痛腰痛。"《本草求真》言:"赤芍药与白芍药主治略同,但白则有敛阴益营之力,赤则止有散邪行血之意;白则能于土中泻木,赤则能于血中活滞。"《本草备要》记载:"泻肝火,安脾肺,固腠理,和血脉,收阴气,敛逆气,散恶血,利小便,缓中止痛,益气除烦,敛汗安胎,补劳退热。"

【现代研究】 白芍含有芍药苷、牡丹酚、芍药花苷,还含有芍药内酯、苯甲酸等。除此之外,还有挥发油、脂肪油、树脂糖、淀粉、黏液质、蛋白质和三萜类成分。白芍能促进小鼠腹腔巨噬细胞的吞噬功能。可使处于低下状态的细胞免疫功能恢复正常。白芍提取物对大鼠蛋清性急性炎症水肿有明显抑制作用。白芍的主要成分芍药苷具有较好的解痉作用。

【解酒方选】

1. 扁枣白芍粥解酒法:白扁豆 20 g,大枣 5 枚,白芍 15 g,橘皮 10 g,粳米 100 g,冰糖适量。将白扁豆捣碎;把白芍、橘皮洗净后,放入纱布袋中,扎紧口袋;大枣去核。粳米淘净,加 1000 ml 清水,大火煮沸后,加入纱布袋和大枣,转小火慢熬成粥。最后,取出纱布袋,加冰糖,熬熔即可。此方具有健脾解郁之功效。可用于酒精性腹泻或肝郁脾虚型慢性肠炎,症见腹痛作胀、泻下溏薄、胸胁满痛者。

2. 白芍薏苡汤解酒法:金钱草 15 g,白芍、柴胡、制半夏、郁金各 10 g,薏苡仁 20 g,粳米 50 g,红糖适量。将上药洗净,加水 400 ml,煎 20 min,去渣收浓汁。薏苡仁、粳米淘净后,加水 800 ml,大火煮沸后,转小火慢熬成粥,再加药汁和红糖,至红糖溶化。此方可理气解郁,清热利胆。适用于长期大量饮酒引起的酒精性胆囊炎,症见右上腹疼痛,时发时止,恶心欲吐。

柴　胡

【概述】　为伞形科植物柴胡或狭叶柴胡的干燥根。按性状不同,分别习称"北柴胡"及"南柴胡"。性微寒,味苦、辛,归肝、胆经。柴胡具有解表退热,疏肝解郁,升举阳气的功效。本品善于祛邪解表退热和疏散少阳半表半里之邪,故常用于表证发热和少阳证。柴胡辛行苦泄,性善调达肝气,疏肝解郁,常用于肝郁气滞。本品可升举脾胃清阳之气,故可治疗中气不足,气虚下陷所致的脘腹重坠作胀,食少倦怠,久泻脱肛,子宫下垂,肾下垂等脏器脱垂。本品还可退热截疟,是治疗疟疾寒热之常用药。常用量:3～9 g,煎服。

【文献辑萃】　《神农本草经》言:"主心腹,去肠胃中结气,饮食积聚,寒热邪气,推陈致新。"《本草纲目》记载:"治阳气下陷,平肝、胆、三焦、包络相火,及头痛、眩晕、目昏、赤痛障翳,耳聋鸣,诸疟,及肥气寒热……"《本草备要》曰:"治伤寒邪热,痰热结实,虚劳肌热,呕吐心烦,诸疟寒热,头眩目赤,胸痞胁痛,口苦耳聋……"《本草秘录》记载:"泻肝胆之邪,去心下痞闷,解痰结,除烦热,尤治疮疡,散诸经血凝气聚,止偏头风,胸胁刺痛,通达表里邪气,善解潮热。"

【现代研究】　柴胡根含 α-菠菜甾醇,春福寿草醇及柴胡皂苷 a、c、d,此外还含有挥发油等。狭叶柴胡根含柴胡皂苷 a、c、d 及挥发油,柴胡醇,春福寿草醇,α-菠菜甾醇等。现代医学研究表明,柴胡具有镇静、安定、镇痛、解热、镇咳等广泛的中枢抑制作用。柴胡黄芩配伍解酒作用研究发现,不同比例配伍的柴胡黄芩抗急性酒精损伤中发挥作用的强弱趋势不同,当柴胡黄芩比例为 1∶2 时,对各项检测指标影响最显著,可降低血清中 ALT、AST 水平,并能显著降低肝组织中 MDA 含量,故可用于解酒[中药药理与临床,2004,20(4):3-4]。此外,柴胡有效成分柴胡皂苷有抗炎作用,还有降低血浆胆固醇的作用。柴胡有较好的抗肝损伤、抗脂肪肝、利胆、降低转氨酶、兴奋肠平滑肌、抑制胃酸分泌、抗溃疡、抑制胰蛋白酶等作用。柴胡还有抗病毒、增加蛋白质生物合成、抗肿瘤、抗辐射及增强机体免疫力等功能。

【解酒方选】

1. 酒肝康汤解酒法:柴胡、葛根、丹参、山楂、决明子、泽泻各 10 g,白芥子 5 g。将上药择净,加适量清水浸泡 10～15 min,煎水取汁。此方具有清热利湿、活血化瘀之功效,可用于酒精性肝病。每日 1 剂。

2. 解毒护肝合剂解酒法:茵陈、柴胡、黄芩、金钱草各等量。将上药择净,加适量清水浸泡 10～15 min,煎水取汁。此方具有疏肝健脾、燥湿解毒之功效,适用于酒精性肝炎、脂肪肝等。每日 1 剂。

3. 柴胡粥解酒法:柴胡 10 g,大米 100 g,白糖适量。将柴胡择净,加适量清水,煎水取汁,再加大米煮粥,待熟时加入白糖,再煮一二沸即可。此方具有和解退热,疏肝解郁,升举阳气之功效。常用于外感发热,少阳寒热往来,肝郁气滞所致的胸胁乳房胀痛,月经不调,痛经,脏器下垂。亦可用于酒精性肝炎,脂肪肝等。每日 1～2 剂,连服 3～5 d。

4. 小柴胡汤(《伤寒论》):柴胡半斤,黄芩、人参、甘草

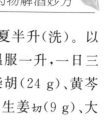

（炙）、生姜（切）各三两,大枣十二枚（擘）,半夏半升（洗）。以水一斗二升,煮取六升,去滓,再煎取三升,温服一升,一日三次。功用:和解少阳,原方治伤寒少阳证。柴胡（24 g）、黄芩（9 g）、人参（6 g）、半夏清（9 g）、甘草炙（5 g）、生姜切（9 g）、大枣擘（4 枚）。小柴胡汤抑制大鼠脂肪肝形成的实验结果表明,在酒精饲养的大鼠肝脏内脂肪滴显著增加,并用小柴胡汤者增加不明显。对肝组织中过氧化脂质浓度测定结果说明,小柴胡汤对过氧化脂质浓度升高有明显的抑制作用。［国外医学・中医中药分册,1988,10(6):6］

5. 大柴胡汤（《伤寒论》）:柴胡半斤,黄芩三两,芍药三两,半夏半升（洗）,生姜五两（切）,枳实四枚（炙）,大枣十二枚（擘）。以水一斗二升,煮取六升,去滓再煎,温服一升,一日三次。功用:和解少阳,内泻热结。主治少阳阳明合病。柴胡（12 g）、黄芩（9 g）、芍药（9 g）、半夏（9 g）、生姜（15 g）、枳实（9 g）、大枣（4 枚）、大黄（6 g）。实验研究大柴胡汤对酒精性肝损害脂质代谢的改善效果,结果显示给予大量酒精的大鼠,2 h 后血清游离脂肪酸显著增加,6h 后中性脂肪、磷脂等均有增加,而肝脏胆固醇减少。［国外医学・中医中药分册,1988,10(6):6］

6. 龙胆泻肝汤（《医方集解》）:柴胡梢、泽泻各一钱,车前子、木通各五分,生地黄、当归梢、草龙胆各三分。上剉如麻豆大,都作一服,用水三盏,煎至一盏,去滓,空心稍热服,便以美膳压之。功用:泻肝胆实火,清下焦湿热。龙胆草（6 g）、黄芩（9 g）、山栀子（9 g）、泽泻（12 g）、木通（9 g）、车前子（9 g）、当归（8 g）、生地黄（20 g）、柴胡（10 g）、生甘草（6 g）。杉本利一郎对慢性酒精性功能障碍患者 30 例用龙胆泻肝汤治疗,发现龙胆泻肝汤对临床诊断为实证者有效,对虚证者无效。[国外医学·中医中药分册,1994,16(3):22]。

桑 椹

【概述】 为桑科落叶乔木桑树的成熟果实。又名桑仁、桑实、桑果、桑枣、桑葚、乌桑、黑椹、文武实等。性寒,味甘、酸,归肝、肾经。具有滋阴补血,生津润燥的功效,是常用的滋补强壮药。本品可补益肝肾之阴,兼能凉血退热,故可治疗肝肾阴虚证。本品又能生津止渴,润肠通便,故能治疗津伤口渴、消渴及肠燥便秘等证。常用量:9~15 g,煎服。

【文献辑萃】 《本草纲目》言其:"捣汁饮,解酒中毒。"《滇南本草》曰:"益肾脏而固精,久服黑发明目。"《本草经疏》记载:"桑葚,甘寒益血而除热,为凉血补血益阴之药。"《本草纲目拾遗》言:"利五脏,关节,通血气。"《随息居饮食谱》曰其:"滋肝肾,充血液,祛风湿,健步履,息虚风,清虚火。"《本草从新》言:"色黑入肾而补水。利五脏关节。安魂镇神,聪耳明目,生津止渴。利水消肿。解酒乌须。不可多食,多食致衄。"《本草新编》载:"桑仁采紫者为第一,红者次之,青则不可用。"《本草秘录》言:"专黑髭须,尤能止渴润燥,添精血。"

【现代研究】 现代营养学分析表明,每 100 g 桑椹含 81.8 g 水分,1.8 g 蛋白质,0.3 g 脂肪,4.9 g 纤维素,10 g 碳水化合物,30 μg 胡萝卜素,0.06 mg 核黄素,0.02 mg 硫胺素,6.95 mg 维生素 E,0.27 mg 锌,0.08 mg 铜,33 mg 钾,4.8 μg 硒。其中脂肪主要为油酸、亚油酸、软脂酸、硬脂酸和少量辛酸、壬酸、癸酸、亚麻酸、肉豆蔻酸等。此外,还含有鞣酸、苹果酸、维生素 C 等。桑葚所含果酸、维生素 C 等都可以有效治疗酒醉,据实验观察,桑椹果饮预防给药可以降低小鼠的醉倒率、死亡率,并延长翻正反射消失潜伏期,具有明显的防醉作用;醉酒小鼠给予桑椹果饮后,10 h 内苏醒动物数量明显增多,死亡率下降,提示桑椹果饮有一定的解酒作用,可以用于降低或解除酒精对人体的危害[营养与功能,2010,26(1):83-85]。另外,本品所含脂肪酸具有分解脂肪、降低血脂、防止血管硬化等作用。现代医学研究发现,桑葚还具有中度促进淋巴细胞转化的作用;能促进 T 细胞成熟,从而使衰老的 T 细胞功能得到恢复;可促进青年小鼠的体液免疫功能。还有研究报道,桑葚可以刺激胃肠黏膜,增强胃肠蠕动,促进消化液的分泌。本品还可以补充营养,预防肿瘤细胞扩散,避免癌症发生。

【解酒方选】

1. 生食桑葚解酒法:黑桑葚 30 g,捣烂,加入适量凉开水,1 次饮服,可醒酒。

2. 桑杞汤解酒法:桑仁 15 g,枸杞子 30 g。将二药煎水取汁,并嚼食桑、杞。此方具有养肝益肾,滋阴补血的功效,适用于肝肾阴虚所致的眼目干涩,头目昏花,视力下降,腰酸无力,遗精心烦,失眠多梦等,也可治疗酒后头晕眼花,烦躁失眠等。每日 1 剂。

3. 桑仁养阴汤解酒法:桑仁 15 g,生地、麦冬、天冬、玄参、百合各 20 g,冰糖适量。将上药洗净,加适量清水,武火煮沸后,转文火煮 20 min,取汁加冰糖适量饮服,并嚼食桑仁、百合。此方有养阴增液之功,适用于醒酒解酒和津伤口渴,消渴及肺燥阴虚。每日 1 剂。

4. 桑仁粥解酒法:桑仁 30 g(鲜者加倍),大米 100 g,白糖适量。将桑仁择净,浸泡片刻,而后同大米一起放入锅中,加适量清水,煮成稀粥,待熟时加入白糖,再煮一二沸即可。此方有补益肝肾,养血明目之功。常用于肝肾阴虚所致视力下降,头目眩晕,记忆力减退,耳鸣,须发早白,腰膝酸软,肠燥便秘等。亦可用于解酒醒酒。桑仁粥为补益性药粥,可经常服用。每日 1~2 剂。

5. 桑仁增液汤解酒法:桑仁 15 g,生地、玄参、麦冬各 20 g,适量冰糖。将上药煎水取汁,加冰糖适量饮服。此方具有养阴增液之功效,常用于醒酒解酒和津伤口渴,肺燥阴虚以及消渴。每日 1 剂。

6. 桑杞葛根汤解酒法:桑仁、枸杞子、葛根各 15 g。将上药洗净,加适量清水,武火煮沸后,转文火煮 20 min,取汁饮服,并嚼食桑仁、枸杞。此方有补益肝肾,滋阴补血之功,常用于醒酒解酒和肝肾阴虚之眼目干涩,头目昏花,视力下降,腰酸无力,遗精心烦,失眠多梦等,每日 1 剂。

7. 桑仁芝麻糊解酒法:桑仁、黑芝麻各 60 g,大米 30 g。将三者洗净后,捣烂备用。锅中放三碗清水,煮沸后加入白糖,待糖融化,水再沸时,徐徐加入捣烂的三味,煮成糊状服食。此方具有滋阴清热,降低血脂的功效。常用于高血压,高脂血症,亦可用于醒酒解酒。每日 1 剂。

茶

【概述】 茶为山茶科山茶属植物茶的芽叶,茶叶,又名茗。性凉,味苦、甘。具有清热除烦,清利头目,消食化积,通利小便,解毒的功效,适用于热病心烦口渴,暑热证,风热头痛,目赤,神昏,多睡善寐,还可治疗宿食停滞,痢疾,肠炎,消化道溃疡,以及小便涩治。外用可治烧伤,烫伤。茶叶能提神醒脑,其功效可概括为上清头目,中消食滞,下能利尿。本品还可作为健身减肥饮料。常用量:3~5 g,沸水冲泡。

【文献辑萃】《本草纲目》言:“茶苦而寒,阴中之阴,沉也降也,最能降火,火为百病,火降则上清矣……若少壮胃健之人,心肺胃之火多盛,故与茶相宜。温饮则火因寒气而下降,热饮则茶借火气而升散,又兼解酒食之毒,使人神思清爽,不昏不睡,此茶之功也……浓煎,吐风热痰涎。”《本草纲目拾遗》记载:“三年久陈者入药,新者有火气。”《新修本草》曰:“下气消食。”《日用本草》载其:“除烦止渴,解腻清神。”《本草求真》记载:“凡一切食积不化,头目不清,痰涎不消,二便不利,消渴不止,凡一切便血,吐血,衄血,火伤目疾之症,服之皆有效。”《随息居饮食谱》言其:“清心神,凉肝胆,涤热,肃肺胃。”

【现代研究】　茶的香气成分主要为挥发油。茶的儿茶素类似咖啡碱,有兴奋神经、振奋精神、提神醒脑、消除疲劳的作用,并能加快心跳,促进血液循环。茶的“醒酒”作用,早在三国(魏)张楫《广雅》中就有记载。众多学者认为其解酒的主要成分是茶多酚。实验证实,茶多酚能够有效抑制小鼠的兴奋性,减轻共济失调症状,并能降低小鼠的死亡率,这表明茶多酚对实验性小鼠有解酒作用[茶叶,2003,29(3):45-47]。另外,茶多酚对酒精性肝损伤也有良好的治疗和保护作用[时珍国医国药,2010,21(1):134-135]。茶叶的粗提物,没食子酸表儿茶素酯能够对抗乙醇代谢后引起的乙酸和丙酮的升高,降低血中酸浓度,减轻不良反应。研究表明,表没食子儿茶素没食子酸酯（EGCG）可减轻酒精性肝损伤大鼠肝脏的炎症与坏死,其可能机制包括降低内毒素血症,抑制 Kupffer 细胞活性与促炎细胞因子的表达与分泌［世界华人消化杂志,2006,14(1):50-56］,还与调节细胞因子的基因表达水平有关［中国中药杂志,2005,30(11):847-850］。实际上,茶中许多成分都利于解酒,如含有的糖类可以保护肝脏;茶中的咖啡碱能够使人大脑兴奋、清醒,让被酒精冲昏了的头脑清醒一些,从而达到"醒酒"的效果。茶还可以稀释酒精,促进胃肠蠕动,减少酒精的吸收。

【解酒方选】

1. 解酒茶:以湖北神农架原始富硒野山茶、紫葛花、葛根、枳椇子等为主料,经过现代生物技术加工而成。它能迅速将乙醇排出体外,并且消除乙醇在肝、胃中的积淀,从而达到醒酒护肝、健胃、养生的目的。每次 1 袋,开水冲服。

2. 陈茗粥解酒法:陈茶叶 10 g,大米 100 g。茶叶择净后,放入锅中,加适量清水,煎水取汁,然后加入大米煮为稀粥。此方具有消食化痰,除烦止渴,兴奋提神,清热止痢的功效,常用于食积不消,过食油腻,饮酒过量,口干烦渴,多睡不醒,赤白痢疾等。每日 1 剂,分别于上午和下午温服,连服 2～3 d。

注:失眠、孕妇及哺乳期妇女忌用。空腹、发热、便秘者不宜。活动性消化道溃疡患者不宜。服此粥时,不宜服用人参等滋补类药物。

3. 茶蜜粥解酒法:陈茶叶 5 g,蜂蜜适量,大米 100 g。茶叶择净后,放入锅中,加适量清水,煎水取汁,然后加入大米煮为稀粥,待粥熟时加入蜂蜜,再煮一二沸即可。此方具有消食化痰,除烦止渴,兴奋提神,清热止痢的功效。常用于食积不消,过食油腻,饮酒过量,口干烦渴,多睡不醒,赤白痢疾等。每日 1 剂。

【食用注意】　喝茶有利于解酒,但喝茶也要有讲究。一般来说,最好选择红茶解酒,因为红茶中含糖量更高。另外,茶的浓度不宜太高,否则茶中的咖啡碱可能会增加心率而加重心脏负担。由于含具有收敛性和酸涩味的鞣质(茶单宁),本品能溶解脂肪,消食解腻,减轻动脉粥样硬化,肥胖者可多饮,而瘦人不宜多饮。

茶 种 子

【概述】　为山茶科植物红山茶、西南红山茶、窄叶西南红山茶及滇山茶等的种子。原产我国东部,分布于湖南、广西、四川、贵州、云南等地。现全国各地常有栽培。每年 10 月采成熟果实,取种子,晒干。

【文献集萃】　《中华本草》曰:"性寒凉,味甘平,功能主治:去油垢。主发多油腻。"《本草纲目》谓之:"主治妇人发,研末掺之。"用法用量:外用,适量,研末掺。

【现代研究】　现代研究表明,茶籽皂素有较好的解酒精中毒之功效,对肝脏具有保护作用[国外医药·植物药分册,1998;13(1):3～6]。宫本寅次郎研究茶种子皂苷对乙醇吸收和代谢的影响,结果表明其能降低血中及肝中乙醇的浓度,乙醛浓度也有所下降。由此可知,茶种子皂苷可抑制乙醇在消化道的吸收,促进已吸收的乙醇及其代谢物乙醛的排泄[国外医学·中医中药分册,1992,15(4):45-46]。从山茶种子的皂苷中可分离到山茶皂苷元(camellia～genin)A、B、

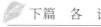

C,此外国外研究还从山茶种子中提取了齐墩果烯 3,28-低聚糖苷山茶皂苷和七叶皂苷。其中山茶皂苷 B_1、B_2、C_1、C_2 以及七叶皂苷 I a、I b、II a、II b、III a 均可以抑制乙醇在胃肠中的吸收。

茶种子中含有新三萜皂苷,具有胃保护作用[国外医药·植物药分册,2007,22(1):26]。茶籽含油 30% 以上,可供食用及润发、调药。茶籽榨出的茶油具有极高的营养价值,茶油中的不饱和脂肪酸超过 90%,主要成分为油酸、亚油酸、棕榈酸、硬脂酸、亚麻油酸、豆蔻酸等,远远高于菜油、花生油和豆油,维生素 E 含量比橄榄油高一倍。而亚油酸、亚麻油酸是维持人体皮肤、毛发的生长所不可缺少的,还能够预防动脉硬化。此外,茶油还具有抗氧化作用。

【解酒方选】

1. 茶种子研碎,煎水服用,可解酒。

2. 山茶种子榨油,用 10～15 mg 茶油加 1/3 蜂蜜,于饮酒前服用,可防止酒醉。

槟 榔

【概述】 为棕榈科植物槟榔的干燥成熟种子。以海南产量最多,质量最好。槟榔,又名榔玉、宾门、青仔、国马、大白、花大白、大腹子、海南子、花槟榔。本品首载于《上林赋》,名"仁频"。入药首见于李当之《药录》。性温,味苦、辛,归胃、大肠经。具有杀虫消积,行气利水,截疟的功效。本品驱虫谱广,对绦虫、蛔虫、蛲虫、钩虫、姜片虫均有驱杀作用,而治绦虫证疗效较好;还善行胃肠之气,消积导滞,治疗食积气滞,腹胀便秘;还可治疗水肿实证,二便不利,及寒湿脚气肿痛及湿热泻痢等。常用量:3～10 g,煎服。生用力佳,炒用力缓;鲜者优于陈久者。

【文献辑萃】《名医别录》言:"主消谷,逐水,除痰癖,杀三虫伏尸,疗寸白"。《本草纲目》记载:"岭南人以槟榔代茶御瘴,其功有四:一曰醒能使之醉,盖食之久,则熏然颊赤,若饮酒然,苏东坡所谓'红潮登颊醉槟榔'也。二曰醉能使之醒,盖酒后嚼之,则宽气下痰,余醒顿醒,朱晦庵所谓'槟榔收得为祛痰'也。三曰饥能使之饱。四曰饱能使之饥。盖空腹食之,则充然气盛如饱;饱后食之,则饮食快然易消。又且赋性疏通而不泄气,禀味严正而更有余甘,有是德故有是功也。"《唐本草》载:"主腹胀,生捣末服,利水谷。敷疮,生肌肉止痛。烧为灰,主口吻白疮。"《日华子本草》言:"除一切风,下一切气,通关节,利九窍,补五劳七伤,健脾调中,除烦,破癥结,下五膈气。"《随息居饮食谱》载:"宣滞破坚,定痛和中,制肥甘之毒。且能坚齿,解口气。"《本草备要》曰:"攻坚去胀,消食行痰,下水除风,杀虫醒酒。"

【现代研究】 含生物碱0.3％～0.6％,主要为槟榔碱,其余有去甲基槟榔碱、槟榔次碱、去甲基槟榔次碱、异去甲基槟榔次碱、槟榔副碱、高槟榔碱等,均与鞣酸结合而存在。还含有脂肪油14％,其中脂肪酸有月桂酸、棕榈酸、肉豆蔻酸、十四碳烯酸、油酸、亚麻酸、硬脂酸等。此外还有鞣质及槟榔红色素。槟榔对绦虫、蛲虫、钩虫、蛔虫、肝吸虫、血吸虫均有麻痹或驱杀作用。对流感病毒、皮肤真菌、幽门螺旋杆菌均有抑制作用。槟榔碱有拟胆碱作用,能兴奋胆碱受体,从而促进汗腺、唾液分泌,减慢心率,降低血压,增加肠蠕动,滴眼可使瞳孔缩小。此外,槟榔中分离的聚酚化合物具有防癌抗癌的功效。

【解酒方选】

1. 槟榔茶解酒法:槟榔片 10 g。代茶饮,若在饮酒的同时饮用此茶更好。槟榔有消食、醒酒、宽胸腹、止呕吐的作用。饮酒的同时喝槟榔茶,既解酒又消食,一举两得。

2. 槟榔粥解酒法:槟榔 10 g,大米 100 g。将槟榔择净,加适量清水浸泡 5～10 min,煎水取汁,加大米煮成稀粥即可。此方具有下气、消积、杀虫之功效。常用于食积气滞,泻痢后重,以及多种肠道寄生虫病等。亦可用于解酒醒酒。每日 1～2 剂。

3. 榔术猪肚粥解酒法:槟榔 10 g,白术 30 g,猪肚150 g,大米 100 g,适量调味品。猪肚洗净切块后,与槟榔、白术同煮,煮至猪肚熟后,去渣取汁,再加大米煮粥服食。猪肚可取出调味佐餐。此方具有补中益气,健脾和胃之功效。常用于治疗酒后倦怠少气,脘腹胀满,食欲不振,大便不爽等。

4. 槟榔陈皮汤解酒法:槟榔与陈皮各 10 g。二药择净后,放入茶杯中,加适量沸水,密封浸泡 10 min 即可饮服。此方具有行气消食的作用。适用于酒积腹胀,恶心欲呕。每日 1～2 剂。

陈 皮

【概述】 为芸香科常绿小乔木植物橘及其同属多种植物的干燥成熟果皮。以陈久者为佳,故称陈皮。产于广东新会者称新会皮、广陈皮。陈皮,又名橘皮,古称贵老、红皮。性温,味辛、苦,归脾、肺经。具有理气健脾、燥湿化痰的功效。本品苦温而燥,治疗寒湿阻中之气滞最宜。陈皮辛香而行,善疏理气机,调畅中焦,故常用于呕吐,呃逆。既能燥湿化痰,又能温化寒痰,故可治疗湿痰、寒痰咳嗽。入肺走胸,辛行温通,能行气通痹止痛,治疗胸痹。煮粥服食可助陈皮理气化痰之力,并且增强其健脾养胃作用,对于酒醉呕吐甚效。常用量:3～9 g,煎服。

【文献辑萃】 《神农本草经》曰:"主胸中瘕热,逆气,利水谷,久服去臭,下气。"《本草纲目》记载:"疗呕哕反胃嘈杂,时吐清水,痰痞咳疟,大便闭塞,妇人乳痈。入食料,解鱼腥毒。""其治百病,总取其理气燥湿之功。同补药则补,同泻药则泻,同升药则升,同降药则降"。《本草备要》曰:"调中快膈,导滞消痰,利水破癥,宣通五脏,统治百病,皆取其理气燥湿之功。"

【现代研究】 陈皮中含有川陈皮素、橙皮苷、新橙皮苷、橙皮素、黄酮化合物、昔奈福林等。陈皮含 1.5%～2.0%的挥发油,广陈皮含 1.2%～3.2%的挥发油,其成分有 α-侧柏烯、柠檬烯等。陈皮提取物有清除氧自由基和抗脂质过氧化作用;鲜橘皮煎剂有扩张气管作用;挥发油的主要成分为柠檬烯,有刺激性祛痰的功效;有利胆、降低血清胆固醇的作用。

【解酒方选】

1. 枳壳陈皮汤解酒法:枳壳、陈皮各 10 g。将上药择净,放入茶杯中,倒入适量沸水,密封浸泡 10 分钟后即可饮用。此方具有行气消食的功效,常用于酒积腹胀,恶心欲呕。每日 1～2 剂。

2. 保和丸解酒法:连翘、莱菔子、陈皮各 30 g,神曲 60

g,制半夏、茯苓各 90 g,山楂 180 g。共为细末,炊饼为丸,如梧桐子大,适用于饮酒过度,脘腹胀满,吞酸嗳腐,不思进食。每服 6~9 g,麦芽汤送下。日服 2~3 次。(《丹溪心法》)

3. 陈皮槟榔解酒法:陈皮 20 g,槟榔 200 g,豆蔻、丁香、砂仁各 10 g,食盐 100 g。上药洗净后,放入锅中,加适量清水,武火煮沸后,转文火慢煮,煮至药液干后停火。待冷却后,取出槟榔,将其剁成黄豆大小的碎块备用。每顿饭后含服少许。此方具有行气健脾,消食化积的功效。常用于脾胃气滞所致脘腹胀满,纳差食少等,亦可用于醒酒解酒。

4. 木香陈皮汤解酒法:木香、陈皮各 10 g。将上药择净,放入茶杯中,倒入适量沸水,密封浸泡 10 min 后即可饮用。此方具有行气消积的功效,常用于酒积腹胀,胃脘不适,恶心欲呕,纳差食少等。每日 1~2 剂。

5. 黄芪陈皮粥解酒法:生黄芪 50 g,陈皮末 1 g,粳米 100 g,少许红糖。黄芪洗净后,煎水取汁,加入粳米、红糖同煮,粥将熟时,加入陈皮末,稍沸即可。佐餐食用。此方具有补益元气,健脾养胃,利水消肿的功效。常用于酒精性胃炎、慢性肝炎、慢性肾炎、慢性腹泻。老年性水肿、体虚自汗、疮疡久溃不收口等一切气血不足之病症。注:凡属阴虚体质,见舌质红,脉细数者,忌服。

6. 扁豆陈皮粥解酒法:鲜扁豆 150 g,陈皮 15 g,大米 100 g,适量红糖。扁豆、陈皮洗净、切碎后,和大米一同放入锅内熬粥,待粥熟时加入适量红糖调味。每日早晚空腹温服,每日 1 剂。此方具有健脾理气的作用,常用于脾胃虚弱,食欲不振,脘腹胀满等,亦可用于解酒醒酒。

7. 陈皮茶解酒法:陈皮 10 g,红枣 5 g。二者择净后,陈皮切粒,一起放入杯中,倒入适量沸水,浸泡 3～5 min 后饮服。此方具有行气消积的功效,常用于酒后脾胃气滞,胃脘不适,食欲不振等。

8. 陈皮荷叶茶解酒法:陈皮 500 g,鲜荷叶 100 张,生薏苡仁 1000 g,生山楂 1000 g。将夏日采集的鲜荷叶洗净、切丝、晾干;将余药研为细末,与荷叶混匀,分装 100 袋,开水冲泡代茶饮,每日 1 袋,连服 100 d。此方具有健脾降脂,化痰除湿的功效,常用于高脂血症、高血压,亦可用于解酒醒酒。

9. 陈皮青鸭解酒法:陈皮 10 g,青鸭 1 只,适量调味品。陈皮洗净后,切丝备用;鸭去毛,洗净,放入锅中,加适量清水,稍煮烂后取出,待凉即拆去鸭骨,将拆骨鸭胸脯朝上放在盆内。将适量奶粉、鸡汤加入炖鸭的原汤,并煮沸,调入酱油、料酒、胡椒粉,拌匀后倒入盆内。然后将陈皮放在鸭上面,再上笼蒸 30 min 即可。此方具有开胃健脾,利湿降脂的功效。常用于脾胃虚弱、纳差食少、高脂血症、高血压等,亦可用于解酒醒酒。

芦 根

【概述】 为禾本科植物芦苇的新鲜或干燥根茎。芦根,又名苇根、芦苇根。性寒,味甘。归肺、胃经。具有清热泻火,生津止渴,除烦,止呕,利尿的功效。本品可清透肺胃气分实热,又能生津止渴、除烦,故常用于治疗热病烦渴。芦根能清胃热而止呕逆,治疗胃热呕哕。又善清透肺热,治疗肺热咳嗽,肺痈吐脓。此外,还能清热利尿,用于热淋涩痛。常用量:煎服,干品 15～30g;鲜品加倍,或捣汁用。

【文献辑萃】 《神农本草经》言:"主消渴客热。"《玉楸药解》记载："清降肺胃,消荡郁烦,生津止渴,除烦下食,治噎膈懊恼。"《本草纲目》曰："主消渴客热,小便不利。"《本草经疏》载："味甘气寒而无毒,甘能益胃和中,寒能除热降火,热解胃和则津液疏通而渴止矣。"《新修本草》言："疗呕逆,下不食,胃中热。"

【现代研究】　本品含多种具有免疫活性的多聚糖类化合物,如木聚糖等。还含有多聚醇、甜菜碱、薏苡素、天门冬酰胺、游离脯氨基酸及黄酮类化合物苜蓿素等。芦根有解热、镇静、镇痛、降血糖、降血压、抗氧化及雌性激素样作用。其所含薏苡素对骨骼肌有抑制作用,苜蓿素对肠管有松弛作用。芦根还能抑制 β-溶血链球菌。

【解酒方选】

1. 杷叶芦根汤解酒法:枇杷叶 30 g,芦根 15 g。二药洗净后,放入锅中,加适量清水,武火煮沸后,转文火煮 20 min,去渣取汁代茶饮。此方具有清热宣肺之功,常用于酒后口渴,咽痒不适,干咳等。

2. 芦根二仁粥解酒法:芦根 150 g,薏苡仁 40 g,杏仁 10 g,竹茹一团,生姜 3 片,大米 150 g。将上药择净后,煎水取汁备用。大米煮粥,待粥熟时调入药汁,再煮一二沸即可。此方具有清热宣肺、化痰止咳之功,常用于酒后恶心呕吐,口渴欲饮等。每日 1 剂。

3. 荷叶芦根粥解酒法:鲜荷叶 1 张,芦根 50 g,扁豆 30 g,大米 30 g。荷叶、芦根煎水,取汁后加入扁豆、大米同煮为稀粥。此方具有清热解暑、健脾利湿的功效,常用于暑热证,亦用于解酒醒酒。每日 2 次。

4. 青果芦根茶解酒法:青果 4 枚,芦根 30 g,适量蜂蜜。

将青果、芦根煎水取汁,调入适量蜂蜜饮服。此方具有利咽清肺、生津润燥的功效,适用于干咳少痰,咽干口燥,亦可用于解酒醒酒。每日 1 剂。

车 前 草

【概述】　为车前科植物车前的叶。车前草,又名车前菜、牛甜菜、甜菠菜等。本品性微寒,味甘。归肝、肾、肺、小肠经。具有利尿通淋,渗湿止泻,明目,祛痰之功效。本品甘寒而利,善通利水道,清膀胱热结,常用于淋证,水肿。又能利水湿,分清浊而止泻,宜于治疗泄泻。还善清肝热而明目,治疗目赤肿痛,目暗昏花,翳障。能清肺化痰止咳,故可治疗痰热咳嗽。酒后常以本品泡茶饮服或煮粥服食,可防治醉酒。常用量:9～15 g,宜包煎。

【文献辑萃】　《神农本草经》曰:"主气癃,止痛,利水道小便,除湿痹。"《本草纲目》记载:"导小肠热,止暑湿泻痢。"《药性论》言其:"补五脏,明目,利小便,通五淋。"

【现代研究】　本品含黏液质、琥珀酸、二氢黄酮苷、车前烯醇、胆碱、车前子碱、腺嘌呤、脂肪油及维生素 A、B 等。本品有明显的利尿作用,增加尿量、尿酸、尿素、氯化物等的排泄,而且能促进呼吸道黏液分泌,稀释痰液,故有祛痰作用。可抑制各种杆菌和葡萄球菌。车前子提取液能预防肾结石的形成。

【解酒方选】

1. 车前叶粥解酒法:鲜车前叶 30 g(车前子 10 g),大米50 g,葱白两茎。车前叶与葱白择净,浸泡 5～10 min 后,煎水取汁,加大米煮粥服食。此方具有利湿通淋,清热明目之功效,常用于热结膀胱之小便不利,淋沥涩痛,肝经风热之目赤肿痛,视物昏花,及肺热咳嗽,痰多黏稠,暑热泄泻等,亦可用于解酒醒酒。每日 1 剂,连服 5～7 日。

2. 车前杞叶粥解酒法:车前叶 60 g,枸杞叶 30 g,大米 50 g,葱白一茎。二叶与葱白择净后,浸泡 5～10 min,煎水取汁,加大米煮粥服食。此方具有清热利湿通淋之功效,可治疗酒后小便淋涩,灼热刺痛,或伴发热,便秘等。每日 2 次。

3. 赤豆绿豆车前汤解酒法:赤豆、绿豆、车前子各 30 g。将车前子布包,同赤豆、绿豆共煮,煮至二豆熟后,去药包,食豆饮汤。此方具有清热解毒,利尿通淋之功效,常用于解酒醒酒,还可治疗湿热蕴结下焦之尿意频频,小便短数而刺痛等。每日 1 剂。

4. 绿豆车前蜜饮解酒法:绿豆 50 g,车前草 30 g,适量蜂蜜。绿豆、车前草洗净后,将车前草布包,共煮至绿豆烂熟后,去药包,加蜂蜜,再煮一二沸即可。此方具有清热利尿、解毒除湿之功效。常用于暑热烦渴,小便淋涩,尿急疼痛等,亦可用于解酒醒酒。

菊 花

【概述】 为菊科植物菊的干燥头状花序。根据颜色不同,有黄菊花和白菊花之分。菊花,又分北菊花、杭菊花、滁菊花。本品性微寒,味辛、甘、苦,归肺、肝经。具有疏散风热,平抑肝阳,清肝明目,清热解毒之功效。功能疏散肺经风热,治疗风热感冒,温病初起。性寒,入肝经,能清肝热,平肝阳,治疗肝阳眩晕,肝风实证。既能疏散肝经风热,又能泻肝火,故能治疗目赤昏花。味苦,性微寒,清热解毒,可治疗疮痈肿毒。疏散风热宜用黄菊花,平肝、清肝明目宜用白菊花。常用量:5～9 g,煎服。

【文献辑萃】《神农本草经》言:"主诸风头眩、肿痛,目欲脱,泪出,皮肤死肌,恶风湿痹。久服利血气,轻身耐老延年。"《本草纲目》曰:"补水所以制火,益金所以平木,木平则风熄,火降则热除,用治诸风头目,其旨深微。"《用药心法》载:"去翳膜,明目。"《药鉴》记载:"解醉汉昏迷,易醒。"《名医别录》曰:"除胸中烦热,安肠胃,利五脉,调四肢。"《随息居饮食谱》记载:"清利头目,养血息风,消疔肿。"《本草便读》言其:"平肝疏肝,清上焦之邪热,治目祛风,益阴滋肾。"

【现代研究】　本品含挥发油,油中有菊油环酮、龙脑、樟脑等。此外,还有菊苷、胆碱、黄酮、腺嘌呤、水苏碱、维生素 A、B_1、E,氨基酸及刺槐素等。菊花水浸剂或煎剂,对多种致病菌及流感病毒有抑制作用。菊花制剂有扩张冠脉、增加冠脉血流量、提高心肌耗氧量的功能。此外,本品还具有降压、缩短凝血时间、解热、镇静、抗炎的作用。

【解酒方选】

1. 三花茶解酒法:菊花、金银花各 10 g,扁豆花 2 朵,绿茶 3 g。将三花、绿茶一起放入杯中,冲入沸水,浸泡 3～5 min 后饮服。此方具有清热解暑,解毒清心之功效。常用于酒后小便短赤,口渴心烦等。

2. 藁本菊花茶解酒法:藁本 10 g,菊花 10 g。代茶饮。用于饮酒后头痛。

3. 葛花菊花茶解酒法:葛花 10 g,菊花 15 g。将二药择净后,放入茶杯中,倒入适量沸水,密闭浸泡 15～20 min 后

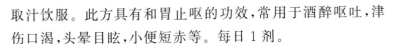

取汁饮服。此方具有和胃止呕的功效,常用于酒醉呕吐,津伤口渴,头晕目眩,小便短赤等。每日1剂。

4.菊花茄子羹解酒法:杭菊花40 g,茄子适量,调味品适量。菊花加水煮沸30 min左右,去渣取汁。茄子洗净后,切斜坡,放入烧热的素油锅内翻炒至快熟时,调入姜、葱、淀粉和菊花汁,再翻炒片刻,滴入少许麻油即可。此方具有清热解毒的功效,常用于酒后口渴。每日1剂。

5.菊花粥解酒法:菊花10 g,大米100 g,适量白糖。菊花择净后,加适量清水,煎水取汁,加大米煮粥,待粥熟时加入白糖,再煮一二沸即可。此方具有疏风清热、清肝明目、平降肝阳的功效,常用于外感发热,或温病初起,或肝经风热,目赤肿痛,头晕目眩,亦可用于解酒醒酒。每日1～2剂,连服3～5 d。

6.龙菊鱼肚解酒法:龙爪菊花50 g,黄鱼肚150 g,适量调味品。菊花洗净备用,鱼肚划开,放适量猪油入锅,烧至六成热时,下鱼肚,随后捞出,切块;然后在油温七成热时,放鱼块炸5 min。将炸好的鱼块洗净,切薄片,放入鸡汤煨20 min。锅内加入适量奶汤,煮沸后,放入鱼肚、菊花、盐、味精、料酒等,煮沸3～5 min后,淋上鸡油即可。此方具有益肝明目、疏风清热之功效。常用于风热上攻及高血压头晕目眩,视物模糊,干涩,亦可用于解酒醒酒。

7.菊花鸡汤解酒法:鸡脯肉300 g,菊花5朵,适量调味品。鸡脯肉洗净,切片后用淀粉拌匀备用。水煮沸后,放入鸡肉片及调味品,文火煮熟后,再下菊花与适量味精,再煮一二沸即可。此方具有疏肝清热、养阴明目之功效。常用于高血压头晕目眩,双目干涩,视物模糊,记忆力下降,失眠多梦,肢体麻木等,亦可用于解酒醒酒。每日 1 剂。

8. 菊花金针瘦肉汤解酒法:菊花、金针菇各 30 g,猪瘦肉 150 g,适量调味品。菊花、金针菇洗净后备用。猪肉洗净切丝后,用淀粉拌匀,锅中加适量清水煮沸后,加肉丝,文火煮至肉丝熟后,下菊花、金针菇及调味品等,再煮一二沸即可。此方具有疏肝养血、明目安神之功效,常用于酒醉引起的头目昏花,视力减退,肝区不适等。每日 1 剂。

9. 菊花猪肝汤解酒法:猪肝 500 g,菊花 10 g,鸡蛋 3 枚,鲜汤 1250 ml,食盐、味精各适量。猪肝捣碎,过滤去渣后,加入鸡蛋、鲜汤及调料,拌匀,撒上洗净的鲜菊花,上笼蒸熟即可。此方具有补益肝肾、滋阴润燥的功效。常用于肝肾阴虚所致头晕目眩、口干口苦、胸痛胁胀,急性酒精中毒,或酒精性肝炎、肝硬化,高血压,眼底出血,视网膜病变等症。每日 1～3 次,每次 150～200 ml。

栀　子

【概述】　为茜草科植物栀子的干燥成熟果实,栀子又分姜栀子、炒栀子、焦栀子。性寒味苦,入心、肺、三焦经。具有泻火除烦,清热利湿,凉血止血,以及解毒,解酒的功效。因其可以“通泻三焦火热”,故为治气分实热以及心肺等脏腑热证的要药,还可用于湿热黄疸,血热出血,火毒疮疡等症。常用量:5～10 g,煎服。外用可取生品研末调服。

【文献辑萃】　《神农本草经》言:“主五内邪气,胃中热气,面赤酒疱齇鼻,白癞赤癞疮疡。”《本草正》记载:“栀子,若用佐使,治有不同:加茵陈除湿热黄疸,加豆豉除心火烦躁,加厚朴、枳实可除烦满,加生姜、陈皮可除呕秽,同元胡破热滞瘀血腹痛。"《药性论》曰:"利五淋,主中恶,通小便,解五种黄病,名明目。"

【现代研究】 栀子含有山栀子苷、异栀子苷、栀子酮苷、去羟栀子苷等,还富含有三萜类化合物藏红花素和藏红花酸、黄酮类栀子素。栀子的醇萃取物有镇静,降压的作用,还能促进胆汁分泌,可以降低四氯化碳引起的肝损害,因此,对酒精性肝炎、脂肪肝有预防的作用。此外,取栀子水浸泡还可抑制多种皮肤真菌。

【解酒方选】

1. 栀子豉汤解酒法:栀子 10 g,淡豆豉 5 g。二药择净后,放入罐中,加适量清水,浸泡 5~10 min,煎服。此方具有清热除烦的功效。常用于醒酒解酒及热郁胸膈所致躁扰不宁、心烦不安等。每日 1 剂。

2. 栀子花茶解酒法:栀子花 1 朵,茶叶 5 g。二者择净后,放入杯中,倒入适量沸水,浸泡 10~20 min 后饮服。此方可清热平肝,常用于肝火上炎,头晕目眩,目赤肿痛,暑热心烦,小便短赤等,亦可用于解酒醒酒。每日 1 剂。

3. 栀子仁粥解酒法:栀子仁 3 g,大米 50 g,适量白糖。将栀子仁择净后,研末。大米淘净后,加清水熬粥,待快熟时调入栀子仁和白糖,煮至粥熟即可。此方可清热解毒,消肿散结。常用于急性扁桃体炎,急性乳腺炎,肺热咯血,疔疮痈毒,尿路感染,脂肪肝,酒精性肝炎,胆囊炎等。每日 1 剂,连服 3~5 d。不宜久服,以免苦寒伤胃。脾胃虚寒,食少便溏者不宜。

4. 栀子柏皮汤解酒法:栀子柏皮汤加茵陈 30 g,葛根 30 g,大黄 12 g,瞿麦 18 g,治疗酒疸。[《中国社区医师》

2010年3月12日第15版]

5. 黄连解毒汤(《外台秘要方》卷一方):黄连三两(9 g),黄芩、黄柏各二两(6 g),栀子十四枚,擘(9 g)。水六升,煎取二升,分二次服。功用:泻火解毒。主治一切实热火毒,三焦热盛之证。黄连解毒汤对醉酒产生的自主神经兴奋状态如血压升高等有较好疗效,对酒精性急性胃炎有胃黏膜保护作用,对糜烂性出血有止血作用。[国外医学·中医中药分册,1988,10(6):6]

炒麦芽

【概述】 为禾本科植物大麦的成熟果实,经过发芽晒干而成,炒麦芽又名焦麦芽、生麦芽、麦芽。性平味甘,入脾、胃、肝经。具有消食健胃和中,通络回乳消胀的功效。适用于米面薯芋食滞以及因断乳或乳汁郁积所引起的乳房胀痛。此外,本品还能疏肝解郁,用于肝气郁滞之胁痛及肝胃不和之脘腹痛。常用量:10～15 g,大剂量可用 30～120 g,煎服。

【文献辑萃】 《药性论》记载:"消化宿食,破冷气,去心腹胀满。"《本草纲目》言:"消化一切米面诸果食积。"

【现代研究】 麦芽含有淀粉酶、麦芽糖、催化酶等,因其水煎剂中可提取胰淀粉酶激活剂,所以有助消化的作用,但是淀粉酶不耐高温,麦芽炒焦或入煎剂都会降低其活性。麦芽具有回乳和催乳双向作用,其关键在于剂量大小的差异,小剂量催乳,大剂量回乳。麦芽煮粥,有健胃消食之功,可以防止酒后恶心呕吐,脘腹胀满不舒等。

【解酒方选】

1. 青皮麦芽汤解酒法:青皮 10 g,麦芽 15 g。二药择净后,放入杯中,倒入适量沸水,密闭浸泡 10 min 后饮服。此方可行气消食,常用于酒积腹胀,恶心呕吐。每日 1～2 剂。

2. 二芽粥解酒法:炒麦芽、炒谷芽各 10 g,大米 100 g,适量白糖。二芽择净后,浸泡 5～10 min,放入锅中,煎水取汁,再加大米煮粥,待粥熟时,调入白糖即可服食。此方可消食化积,常用于消化不良,脾胃虚弱,小儿疳积等。亦可用于解酒醒酒。每日 1 剂,连服 3～5 d。

茵 陈

【概述】 茵陈为茵陈蒿的干燥地上部分。茵陈又名绵茵陈、白蒿、绒蒿、松毛艾。主产于我国陕西、河北、山西等省。春季采收的习称绵茵陈,秋季采割的称茵陈蒿。春季幼苗高 6～10 cm 时采收或秋季花蕾长成时采割,除去杂质及老茎,晒干。茵陈微寒,苦、辛,归脾、胃、肝、胆经。有清湿热,退黄疸之功。用于黄疸尿少、湿疮瘙痒、传染性黄疸型肝炎,亦可解酒毒。常用量:6～20 g,水煎服。外用适量,煎汤熏洗。

【文献辑萃】 《神农本草经》曰:"主风湿寒热邪气,热结黄疸。"《名医别录》言:"通身发黄,小便不利,除头痛,去伏瘕。"

【现代研究】 茵陈中含有 6,7-二甲基七叶树内酯及挥发油,还含有茵陈烯块、茵陈醇、茵陈色原酮、氯原酸等。茵陈具有显著的保肝作用,对甲、乙型肝炎,黄疸型肝炎等有显著的疗效。而且有促进胆汁分泌,促进胆汁中胆酸和胆红素的排出。茵陈能增加心脏冠脉血流量,改善微循环,达到降血压,降血脂,抗凝血的作用。茵陈还可以驱除蛔虫,及具有抑制多种致病性皮肤真菌与细菌的药理作用。

【解酒方选】

1. 茵陈藿香解酒法:茵陈 10 g,藿香 6 g,佩兰 6 g,开水冲服,代茶饮用,功可清热利湿,解酒毒,用于饮酒过多,胃热而口有异味者。

2. 茵陈饮解酒法:茵陈 10 g,开水冲服,代茶饮用,可用于饮酒过多,小便黄者。

3. 茵陈葛花汤解酒法:茵陈 10 g,葛花 6 g,水煎服,功可清热利湿,醒神。用于酒后头晕脑涨,胸闷口苦者。

蛇 菰

【概述】　蛇菰为双子叶植物纲蔷薇亚纲蛇菰科蛇菰属多年生寄生肉质草本植物。蛇菰属全世界约 80 种,分布于亚洲和大洋洲热带和亚热带。我国产 19 种,云南境内有 12 种,为多种民族民间用药。蛇菰雌雄异株,雄株高 10～30 cm,雌株高 5～10 cm。根状茎肥厚,球形或块状,不规则分裂,黄褐色。花茎黄褐色,生卵形或卵状椭圆形鳞片,近互生。穗状花序顶生,花单性,雄花序长 10 cm,雌花序卵形,长 1.5～3 cm。别名葛乳、葛花菜、葛菌、红血莲、螺丝起,又称角菌、铺地开花、鹿仙草、地红果、仙人头等。该植物分布于我国台湾、广东、江西、湖北、四川、贵州及云南等省区,常被误认为是真菌类植物,通常见于海拔 1000～2000 m 的山坡竹林或阔叶林下,寄生于林中木本植物的根上。夏季采,洗净晒干。蛇菰全草入药,性寒,味苦、涩,无毒,归肺、大肠经。具有清热醒酒,止血生肌,调经活血,补肝益肾之功效;又可行气止痛。用于咳嗽吐血,虚劳出血,腰痛,痔疮肿痛,指疗。用法用量:3～6 钱。煎服可解酒醉,外用适量,捣烂调以麻油敷患处,治直肠脱出。

【文献集萃】 我国是把蛇菰入药最早的一个国家,历代本草也有记述,《本草纲目》有较详细记载,书中第 28 卷菜部称蛇菰为"葛花菜"和"葛乳",并详细指出,"诸名山皆有之,惟太和山采取,云乃葛之精华也",又称"秋霜浮空"如芝菌涌生地、其色赤脆、盖罩类也。气味甘苦,无毒,主治醒神、治酒积。《本草纲目拾遗》对蛇菰的记载亦详,该书 8 卷,诸菰部称"葛乳",名山皆有,亦产高州。《奥志》高州多种葛,秋霜时,有葛乳涌生地上,如芝如菌、赤色,时甘脆微苦,乃葛之精华也,亦曰葛罩。濒湖仅据《太和山志》,其载醒酒,与酒积成疾,他皆未及。性凉、解肌热、散风火及阳明风热斑疹。清热,解毒,醒酒。治风热斑疹,肺热咳嗽吐血,血崩,痔疮。《四川中药志》谓之:"清肺热,解热毒。治咳嗽吐血,血崩及痔疮肿痛。"《湖南药物志》曰:"指生蛇头疔,小儿阴茎肿,捣烂敷患处。"

【现代研究】 现代研究发现,蛇菰有抗哮喘、抗肿瘤、抗炎镇痛、保肝、解酒毒等作用。蛇菰中含有三萜类、苯丙素类、甾醇类、鞣质类、黄酮类及其苷类等多种化学成分,其中三萜类、苯丙素类及黄酮类均具有抗氧化活性。研究证明,疏花蛇菰、思茅蛇菰、隐轴蛇菰及杯茎蛇菰均含有多糖、黄酮、蒽醌及强心苷等类成分,临床试用于肝炎和肝硬化有一定疗效[中国中医药信息杂志,1998,5(4):29-31]。研究发现,蛇菰解酒毒后小白鼠血中乙醇浓度为 0.95 ± 1.78 g/L,与对照组比较有显著差异($P > 0.01$),与葛根组比较差异不明显($P > 0.05$)。说明蛇菰对酒精性肝脏具有修复作用,能降低酒毒,且毒理实验证实其安全无毒。其解酒机制推测可能与在乙醇代谢中起主要作用的醇氢脱酸（ADH）和在肝脏结合解毒过程中关键的谷胱甘肽转移酶有关[中国民族民间医药杂志,2003(6):347-349]。筒鞘蛇菰提取物能够降低血液中乙醇含量,促进乙醇在体内的代谢,从而起到一定的醒酒功效[中国民族民间医药杂志,2006,(82):289-291]。且筒鞘蛇菰醇提取物的醒酒效果比水提取物的效果要好[时珍国医国药,2006,17(11)Z163]。筒鞘蛇菰提取物可以提高ADH、ALDH、SOD、GSH-PX 的活性,加快乙醇在体内的代谢,减少自由基在体内的蓄积,降低脂质过氧化物的含量,从而起到保肝护肝的作用。[时珍国医国药,2007,18(12):2958-2960]

【解酒方选】

蛇菰适量,煎水,饮酒前服用,可以防止酒醉。广西瑶族和黔南布依族民间有酒前服用蛇菰解酒的习俗。

泽 泻

【概述】 泽泻为泽泻科植物泽泻的干燥块茎,多年生沼生草本。除去茎叶及须根,洗净,用微火烘干,再撞去须根及粗皮。切片,晒干,麸炒或酒制用。主要分布于中国东北、华东、西南及日本和印度等地。别名水泻、芒芋、鹄泻、泽芝、及泻、天鹅蛋、天秃、禹孙、窝革里(贵州黔东南)。性寒,味甘、淡,归肾、膀胱经。有利水渗湿、泄热通淋之功,主治小便不利、热淋涩痛、水肿胀满、呕吐、泻痢、痰饮眩晕、遗精。用法用量:煎汤,6～12 g;或入丸、散。

【文献集萃】 《本草衍义》:泽泻,其功尤长于行水。《医经溯洄集》:"泽泻,多服虽则目昏,暴服亦能明目,其义何也?

盖泻伏水,去留垢,故明目;小便利,肾气虚,故目昏。二者不可不知。《本草纲目》曰:"泽泻,气平,味甘而淡,淡能渗泄,气味俱薄,所以利水而泄下。渗湿热,行痰饮,止呕吐、泻痢,疝痛,脚气。"《药品化义》:"凡属泻病,小水必短数,以此(泽泻)清润肺气,通调水道,下输膀胱,主治水泻湿泻,使大便得实,则脾气自健也。因能利水道,令邪水去,则真水得养,故消渴能止。又能除湿热,通淋沥,分消痞满,透三焦蓄热停水,此为利水第一良品。"《本经》言:"主风寒湿痹,乳难,消水,养五脏,益气力,肥。"《别录》记载:"补虚损五劳,除五脏痞满,起阴气,止泄精、消渴、淋沥,逐膀胱、三焦停水。"《药性论》曰:"主肾虚精自出,治五淋,利膀胱热,宣通水道。"《日华子本草》言:"治五劳七伤,主头旋、耳虚鸣,筋骨挛缩,通小肠,止遗沥、尿血。"《医学启源》记载:"治小便淋沥,去阴间汗。"《主治秘诀》曰:"去旧水,养新水,利小便,消水肿,渗泄止渴。"李杲言:"去脬中留垢、心下水痞。"

【现代研究】 泽泻块茎主要含挥发油,生物碱,天门冬素,树脂,多种脂肪酸(棕榈酸、硬脂酸、油酸、亚油酸),泽泻萜醇 A、B、C,泽泻萜醇 A 乙酸酯,泽泻萜醇 B 乙酸酯,表泽泻萜醇 A 以及泽泻萜醇 C 乙酸酯,还含泽泻醇、环氧泽泻烯,以及卵磷脂、胆碱、2-糠醛。泽泻有显著利尿作用,且有轻度降压作用,现代医学研究证实,泽泻可降低血清总胆固醇及三酰甘油含量,减缓动脉粥样硬化形成,对脂肪肝也具有防治作用;泽泻对肝脏具有保护作用,泽泻醇 A 乙酸酯、泽泻醇 B 乙酸酯和泽泻醇 C 乙酸酯可保护因四氯化碳中毒的小鼠肝脏,其中以泽泻醇 C 乙酸酯效果最好。泽泻及其制剂现代还用于治疗内耳眩晕症、血脂异常、遗精、脂肪肝及糖尿病等。研究发现用白术、茯苓、泽泻、葛属植物的花、腺嘌呤、谷氨酸、茶和维生素 C 组方,制成粉末,溶于冷水。在饮酒前或后服用,能促进酒精在肝中代谢,加快排尿和排汗,并产生镇静作用。[国外医药·植物药分册,2006,21(4):181]

【解酒方选】

1. 泽术麋衔散解酒法:泽泻、白术各 10 分,麋衔 5 分。共为末,每服 3 指撮,食前冲服,服后饮热粥。用于:酒风,即饮酒中风,有周身发热,四肢倦怠,汗多,怕风,呼吸短而不畅。(麋衔,一名薇卿,即鹿衔草,味苦性平,微寒。)(《黄帝内经素问·病能论》)

2. 泽泻汤解酒法:泽泻、黄芩、白鲜皮、茵陈、阿胶(炒燥)各 30 g,炙甘草 1 g。用于:酒黄。病人五脏积热,面赤,妄言妄语,昏沉错乱,目中黄色。上为细末,每服 6 g,日服 2 次,空腹米饮送下。(《圣济总录》卷六十一)

3. 紫菀茸汤解酒法:紫菀茸 9 g,薇衔、白术、泽泻各 3 g,牡丹皮、麦门冬各 4.5 g,犀角 2.4 g,炙甘草 1 g,生甘草 0.6 g,藕汁 1 小杯。水煎服。适用于伤酒凑肺,发咳,痰中见血。原著中介绍:若阴虚多火,去白术,加白芍药 4.5 g;兼伤肉食,胸膈膨胀,去犀角,加焦山楂 9 g,炒炽实 3 g。(《张氏医通》卷十三)

4. 安胃饮解酒法:陈皮 12 g,山楂 10 g,麦芽 10 g,木通 10 g,泽泻 10 g,黄芩 12 g,石斛 15 g。用水煎煮 30 min,去渣取汁,分 3 次,食前服。适用于素有胃热,再加酒热损伤,引动胃火上冲所致呃逆不止。如胃火过盛者可再加用石膏 30 g。(《景岳全书》)

5. 旺胆消酒汤解酒法:柞木枝、山栀子、桑白皮、茯苓各
9 g,白芍药 30 g,竹叶 100 片,泽泻 6 g。水煎服。用于酒
疸,心中时时懊恼,热而不能食,尝欲呕吐,胸腹作满。每日
1 剂。(《辨证录》卷七)

6. 化疸汤解酒法:茵陈 30 g,苍术 15 g,木通 12 g,山栀
子 12 g,茯苓 12 g,猪苓 12 g,泽泻 10 g,薏苡仁 15 g。用水
煮 30 min,去渣取汁 400 ml。用于酒疸。本方在治疗酒疸
时可再加入葛根 15 g,首蓿 15 g,若有食滞者加用焦三仙,伴
血瘀者加红花、牡丹皮、元胡、蒲黄等品。分 2 次口服,每日
1 剂。(《杂病源流犀烛·六淫门》)

7. 导黄汤解酒法:葛根、木通、萆薢、茯苓、车前子、天花
粉各 6 g,山栀子、泽泻、连翘各 4.5 g,薏苡仁 30 g。用水煎
煮 30 min,去渣取汁,分 2 次服。适用于嗜酒者面目发黄,
口燥而渴,小便赤涩。(《医醇賸义》)

8. 大分清饮解酒法:茯苓、泽泻、木通各 10 g,猪苓、山
栀子、枳壳、车前子各 3 g。用水煎煮,取汁,远食服。适用于
纵酒后腹泻,下坠不止,时有腹痛。内热甚者可加黄芩、黄
连。(《景岳全书》)

9. 止痛如神汤:秦艽、桃仁(去皮尖)、皂角(烧存性)各
3 g,苍术(米泔水浸炒)、防风各 2.1 g,黄柏(酒炒)1.5 g,当
归尾(酒洗)、泽泻各 1 g,槟榔 0.3 g,熟大黄 3.6 g。将桃仁、
皂角、槟榔后入,水煎,空腹热服,少时进食,不使犯胃。饮酒
致痔疮发作者宜用本方治疗。若肿而有脓,加白葵花(去芯)
5 朵,青皮 1.5 g,木香 1 g。(《外科启玄》)

10. 海藏五饮汤解酒法:旋覆花、人参、陈皮、枳实、白
术、茯苓、厚朴、半夏、泽泻、猪苓、前胡、桂心、芍药、甘草各

9 g,水二盏,加生姜 10 片,同煎至七分,取汁,温饮,不拘时,忌食肉、生冷滋腻等物。适用于酒后伤寒饮冷过多所致的水饮病。(《医垒元戎》)

11. 龙胆泻肝汤解酒法:龙胆草 12 g,山栀子 12 g,黄芩 15 g,泽泻 10 g,木通 10 g,车前子 10 g,当归 12 g,柴胡 6 g,生地 12 g,甘草 6 g。用水煎煮 30 min,取汁 400 ml,分 2 次服下。适用于饮酒而致胆囊炎发作,右上腹部胀痛,可向右肩背部放射,伴见恶心呕吐,口苦咽干,或见黄疸者。(《医宗金鉴》)

12. 通瘀煎解酒法:当归、桃仁、乌药各 12 g,山楂、红花、青皮各 10 g,木香、泽泻各 6 g。用水煎煮,去渣取汁 400 ml,分 2 次服。适用于饮酒后突然晕倒,面白肢冷,汗出息微,不省人事。临证时可适当配用石菖蒲、远志、合欢花、山栀子等,能够明显提高治疗效果。(《景岳全书·新方八阵》)

13. 麦味地黄丸解酒法:生地黄(酒洗净入砂锅内蒸黑为度,如病弱畏滞,再加生姜汁拌匀,再蒸半晌,取出,手掐断入后药,同捣成饼)240 g,山茱萸(酒蒸去核,取肉晒干)、山药各 120 g,茯苓(去皮)、牡丹皮、泽泻各 90 g,五味子、麦门冬(去心)各 60 g。共为细末,炼蜜为丸,梧桐子大,每服 9 g,白开水送下。适用于酒渴,小便频数量多,形体消瘦,头晕乏力,腰酸。(《寿世保元》)

14. 干葛调五苓散解酒法:干葛 30 g,白术、猪苓、茯苓、泽泻各 10 g,桂枝 6 g。水煎服。适用于饮酒后口渴不止。(《证治要诀》)

15. 地黄饮子解酒法:人参、炙黄芪、炙甘草、生地黄、熟地黄、天门冬、麦门冬、炙枇杷叶、石斛、泽泻、炒枳壳各等份。共为粗末,每取 9 g,水煎服。适用于饮酒口渴,多饮而口干,心烦面赤。(《医方集解》引《易简方》)

16. 升阳益胃汤解酒法:黄芪 60 g,人参 30 g,半夏 30 g,陈皮 9 g,茯苓 9 g,泽泻 9 g,白术 9 g,白芍 15 g,防风 15 g,羌活 15 g,独活 15 g,柴胡 9 g,黄连 6 g,炙甘草 30 g。共为细末,每次取 9～15 g,加生姜 5 片,大枣 2 枚,水煎服,每日 1 次。适用于嗜酒者周身困倦乏力,周身不适,体胖纳差。(《脾胃论》卷上)

17. 耳聋左慈丸解酒法:熟地黄 24 g,山萸肉 12 g,山药 12 g,牡丹皮 6 g,云苓 10 g,泽泻 6 g,柴胡 6 g,磁石 30 g。先煎磁石,再加入余药煎煮 30 min,取汁 400 ml,分 2 次服下。适用于长期饮酒,损伤肝肾真精而致的耳鸣、耳聋证。其特点为耳鸣如蝉叫,伴见腰酸腿软等肝肾精亏之表现。(《小儿药证直诀》)

18. 耳鸣丸解酒法:大黄、制山茱萸、茯苓、泽泻各 240 g,黄连、黄柏、龙胆草、炒山栀子、黄芩、当归、炙龟板、熟地黄、山药各 300 g,炙五味子、芦荟、煅磁石各 60 g,木香 90 g,青黛 150 g,麝香 15 g。共为细末,冷开水泛为小丸,每 500 g,用朱砂、代赭石各半,共 105 g 为一料量,每服 6 g,温开水送下。适用于长期嗜酒,酒热内伏,引动肝火上攻于耳所致耳鸣重听,大便秘结,小便黄赤。方中麝香也可用白芷 60 g 代之。(《北京市中药成方选集》)

19. 葛根戒酒汤解酒法:葛根 30 g,枳椇子 15 g,党参、茯苓、白术各 12 g,白豆蔻、砂仁各 5 g,泽泻、猪苓各 10 g。适用于酒精依赖症。水煎服,每日 1 剂。

【食用注意】　泽泻与海蛤、文蛤相克。肾虚精滑无湿热者禁服。泽泻具有肝肾毒性,服用不当,能让肝脏、肾脏出现肿胀以及其他中毒症状。

青　皮

【概述】　青皮,是芸香科植物橘及其栽培变种的幼果或未成熟果实的干燥果皮。产地同陈皮,以广东新会为佳。性温,味苦、辛,入肝、胆、胃经,有疏肝破气,消积化滞、解酒之功效,善治饮酒过多,烦渴,胸膈饱胀,呕吐酒食、不思饮食、食积气滞、头晕头痛等症状。常与柴胡、木香、橘皮、枳实等配伍同用。配伍柴胡、郁金、香附用于醉酒肝郁胸胁胀痛;配伍山楂、神曲、麦芽等可治疗酒后气滞、脘腹胀痛;若气滞较重的人可再配伍枳实、槟榔、木香同用。常用量:3～9 g,水煎服。醋制疏肝止痛解酒力强。

【文献辑萃】　《本草图经》云:"主气滞,下食,破积结及膈气。"《本草纲目》言:"治胸膈气逆,胸痛,小腹疝痛,消乳肿,疏肝胆,泻肺气。""青橘皮,其色青气烈,味苦而辛,治之以醋,所谓肝欲散,急食辛以散之,以酸泄之,以苦降之也"。《本草汇言》曰:"青橘皮,破滞气,削坚积之药也……此剂苦能泄,辛能散,芳香能辟邪消瘴,运行水谷,诚专功也。"《珍珠囊药性赋》记载:"破坚癖,散滞气,去下焦诸湿,治左胁肝经积气。"

【现代研究】　现代药理研究发现,本品所含挥发油对胃肠道有温和的刺激作用,能促进消化液的分泌和排除肠内积气;其煎剂能抑制肠管平滑肌,呈解痉作用,且此作用强于陈皮。对胆囊平滑肌有舒张作用,有利胆作用。对肝瘀气滞、饮食停积、脘腹胀满、酒醉腹胀呕吐者,有药到病除之功。现代中医药研究表明,本品味辛,辛能散能行,具有发散表邪的作用,可以增加酒后的排尿量和排尿频率及身体排汗,从而解酒毒。(《解酒妙方》)

【解酒方选】

1. 仙方内消丸解酒法:青皮(去白)、陈皮(去白)、莪术(煨)、干漆(炒出烟)、芫花(醋煮)、百草霜、附子、补骨脂(炒)、牙皂各 90 g,黑牵牛子(半生半熟)15 g。共为细末,醋和为丸,如梧桐子大,每服 30 丸,随汤下。用于治疗醉酒及酒食太过伤脾胃。(《普济方》)

2. 二陈加青皮葛根汤解酒法:青皮 10 g,陈皮 10 g,半夏 12 g,云苓 15 g,甘草 6 g,葛根 12 g,生姜 6 g。水煎服。可以用于治疗大醉后战栗,手足厥冷,不省人事。《杂病源流犀烛·诸厥源流》中云"因酒而得,亦名酒厥。宜二陈汤加青皮、葛根。"可见本方在历史上就已被用作治疗酒厥。(《杂病源流犀烛》)

3. 导饮丸解酒法:青皮、陈皮、炮三棱、炮莪术、黄连、枳壳(麸炒)各 30 g,大黄、黄柏各 90 g,炒香附、黑牵牛子各 120 g。共为细末,泛水为丸,梧桐子大,每服 3～6 g,食后生姜煎汤送下。可以治疗醉酒及饮酒发热,恶寒、战栗,头痛。(《儒门事亲》)

4. 枳术黄连丸解酒法:枳实、白术、青皮、半夏、白茯苓、黄皮、黄连、南星、陈皮各 10 g,大黄 100 g。共为末,糊为丸,如梧桐子大。每服 60～70 丸,临睡温水送下。本方对醉酒及酒热上攻所致诸证均有良好效果,能消除酒毒,引热下行,化痰宽中。治饮酒太过致眼热,口疮,有痰等。(《普济方》)

5.健胃解酒片解酒法:青皮 500 g,盐 100 g,炙甘草 300 g,舶茴香 200 g,将青皮去瓤拣净,加盐、炙甘草、舶茴香和适量清水共煮,不断搅拌,水尽后,以慢火把药焙干,去掉甘草、舶茴香,只取青皮收存,每天饭后嚼服数片,可解酒及预防治疗酒精性肝炎、肝纤维化、肝硬化。

6.元代无名氏之解醒汤解酒法:醉酒后服莲花青皮(三分),白茯苓(一钱半),白豆蔻仁(半两),木香(半钱),橘红(一钱半),泽泻(二钱),神曲(一钱,炒黄),缩砂仁(半两),葛花(半两),猪苓(去黑皮,半钱),干生姜(二钱),白术(二钱),人参(一钱)。研为细末,和匀,每次服二钱半,米汤调匀,微出汗即可,酒疾即去,不可多服。醉酒后服用。(名医李东垣之方,妙绝。其孙李信之传)。(《居家必用事类全集》)

7.葛花解醒汤解酒法:青皮(去瓤)1 g,白豆蔻仁、缩砂仁、葛花各 15 g,干姜、神曲(炒黄)、泽泻、白术各 6 g,橘皮(去白)、猪苓(去皮)、人参(去芦)、白茯苓各 4.5 g,木香 1.5 g。水煎服,治饮酒太过,呕吐痰逆,心神烦乱,胸膈痞塞,手足战摇,饮食减少,小便不利。(《脾胃论》)

三 七

【概述】 三七,是五加科植物的干燥根。主产于云南、广西等地。夏末秋初开花前或冬季种子成熟后采挖。生用或研细粉用。性温,味甘、微苦,归肝、胃经,有化瘀止血、活血定痛、补虚强壮、解酒之功,善治饮酒过多所致的出血,虚弱乏力等症状。常与血余炭、花蕊石、龙骨、乳香、没药等配伍同用。常用量:3～10 g,水煎服。或研末吞服,1～1.5 g。亦入丸散。

【文献辑萃】《本草求真》曰:"三七,世人仅知功能止血住痛,殊不知痛因血瘀则痛作,血因敷散则血止。三七气味苦温,能于血分化其血瘀。故……且以吐血、衄血、下血、血痢、崩漏、经水不止、产后恶露不下,俱宜自嚼,或为末,米饮送下即愈。"《本草新编》曰:"三七根,止血之神药也。……加入补佳音补气药之中则更神。"《医学衷中参西录》言:"三七,善化瘀血,又善止血妄行,为吐衄要药。"

【现代研究】 三七中含有的三七总皂苷(PNS)是五加科人参属植物三七叶的主要有效活性成分,近年来随着对其研究的不断深入,发现了三七总皂苷还是一种神经营养药物,具有明显的镇痛镇静作用,还具有广泛的抗焦虑作用,同时可通过镇静安神调节自主神经功能。三七叶的镇静安神、抗焦虑以及自主神经功能的调节作用对酒精依赖综合征患者"戒断症状"有治疗作用;此外,三七叶的有效成分有扩张血管、清除自由基、抗炎、抗氧化、神经营养等药理作用,保护酒精依赖综合征患者神经系统及其他组织,促进已损伤的组织恢复。[广州医药,2011,42(5)]

研究发现三七可通过有效改善肝脏微循环,使肝脏血供增加,改善肝脏缺血缺氧,增强细胞超氧化物歧化酶(SOD)活力,减轻细胞损伤;通过抑制肝星状细胞增生及细胞内外型胶原生成来实现抗肝纤维化作用。研究发现应用三七进行干预,大鼠肝脏的脂肪变性程度及炎症程度均较模型组明显降低,血清肝功能 ALT、AST 和肝纤维化指标 HA、LN 的含量均明显下降,表明三七能明显改善乙醇引起的肝组织脂肪变性和炎症程度,减轻肝组织损伤。[医学研究杂志,2008,37(3)]

三七总皂苷具有保护肝细胞 mtDNA 的作用,近年来三七治疗肝炎、肝纤维化及肝硬化等多种肝病都取得了较好的疗效。三七叶苷能降低肝组织中 MDA 水平、升高 GSH 含量,亦能减轻大鼠肝组织脂肪变性。三七可通过有效改善肝脏微循环,使肝脏血供增加,改善肝脏缺血缺氧,增强细胞SOD 活力,减轻细胞损伤,起到抗氧化的作用。[山东医药,2010,50(16)]

国内学者发现动物服用 600mg/kg 三七水提物对乙醇造成的机体损伤有保护作用。此水提物能够缩短醉酒小鼠(614g/kg 体重)翻正反射消失的时间,对抗饮酒引起的肝脏排泄功能下降。连续服用三七水提物和乙醇 14d,还可降低乙醇引起的血中高甘油三酯,减少胃溃疡指数。[中成药,1992,14(6):32-33]

【解酒方选】

1. 化血丹解酒法:三七 6 g,煅花蕊石 9 g,血余炭 3 g。共为细末,分 2 次水送服。可治醉酒及酒伤各种出血。适用于饮酒咳血、吐血、衄血、尿血、便血等。(《医学衷中参西录》)

2. 花蕊石三七粉方解酒法:花蕊石 10 g,三七 30 g。共研细末,可治醉酒及饮酒后月经量多。适用于酒醉及饮酒后月经量过多,甚则沿腿下流者。每服 3 g,日服 2 次。

3. 三七人参粥解酒法:三七 3 g,人参 6 g,粳米 60 g,白糖适量。将人参、三七切片打碎,与粳米(洗净)同入砂锅煮粥,粥熟后放入白糖调匀。可益气养心,活血祛瘀。适用于饮酒伤心、心气不足而致酒精性高血压、冠心病、心绞痛、心肌梗死等病症。(《醒酒解酒妙方》)

4. 三七内金竹茹汤解酒法：三七粉 3～6 g，鸡内金、竹茹各 15 g，煮后服用。能健脾消食、清热化痰、降逆和胃、活血、止血，从而有效缓解酒后恶心呕吐、有效预防酒后胃出血，达到护胃防吐的疗效。

5. 千钟酒解酒法：三七、人参、葛花、葛根、茶种子、牡蛎肉、刺五加各 15 g，水煎服，适用于任何醉酒。能够降低血液中乙醇含量，加速乙醇代谢，有醒神解酒保肝之效。［中国保健食品，2003(8)：13-14］

刺　五　加

【概述】　刺五加，是刺五加科植物刺五加的根茎或茎。主产于东三省及河北、山西等地。春秋二季采挖，切片晒干或生用。性温，味甘、微苦，入脾、肺、心、肾经，有益气健脾、补肾安神、利尿解酒之功效。善治饮酒过多所致的头晕、头痛，烦渴，体倦乏力，食欲不振等症。常与五味子、杜仲、酸枣仁、远志、石菖蒲等配伍同用。常用量：9～27 g，水煎服，此外，目前多作颗粒剂、口服液及注射剂使用。

【文献辑萃】　汉代《神农本草经》已将它列为上品药。上品乃指无毒，久服可以轻身、延年益寿而无害。刺五加自古即被视为具有填精补髓及抗衰老作用的良药。明朝李时珍《本草纲目》曰："刺五加，以五叶交加者良，故名五加，又名五花。五加治风湿，壮筋骨，其功良深，宁得一把五加，不用金玉满车。"又曰："文章作酒，能成其味，以金买草，不言其贵"，对刺五加做了很高的赞誉。《名医别录》认为刺五加有补中、益精、坚筋骨、强意志等功效。刺五加于《实用补养中药》一书中记载，属于补气药，具有补虚扶弱的功效，可预防

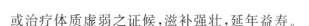

或治疗体质虚弱之证候,滋补强壮,延年益寿。

【现代研究】 刺五加科植物是胃肠吸收抑制药解酒作用研究较为活跃的一类植物。刺五加中的三萜皂苷类成分具有抑制乙醇胃肠吸收的作用[中成药,1992,14(6):32-33]。另外,刺五加能使机体处于增强非特异性防御能力状态,可增强机体对有害因素的抵抗能力,如寒冷、灼热、过重或失重、过度运动或强迫性不动、放射,改善血象及其他指标。而且,刺五加具有对血液循环提升与促进的作用,即加速氧气运送至各处细胞,缓解因缺氧造成糖类无氧代谢产生乳酸等物质造成的疲倦感与昏睡。现代研究证实,刺五加含有多种五加苷、多糖等活性成分,具有抗衰老,抗疲劳(刺五加苷的抗疲劳作用比人参还强),抗癌,和调节神经、内分泌、心血管功能,提高机体对物理、化学、生物等有害刺激的抵抗能力等。有镇静作用,可用治失眠;有止咳、祛痰、平喘作用;可治白细胞减少症;还可辅治癌症。在老年病方面,可扩张血管,增加冠脉流量,用于心绞痛及高脂血症、脑血栓;对高血压、低血压均有疗效;还可增强体力,改善脑力;在神经衰弱、失眠、高血压病、冠心病、脑梗塞、脑动脉硬化、更年期综合征、血脂异常、糖尿病、风湿病、慢性支气管炎以及肿瘤等疾患的治疗中,都有一定疗效;长期饮用可养气安神、益气健脑、温肾健脾、抗疲劳,同时对心脑血管疾病的预防和恢复有一定的辅助疗效。

【解酒方选】

1. 五加茶解酒法:刺五加 10~20 g,葛根 20~40,草莓 10~20 g,五味子 10~20 g,陈皮 10~20 g,藕节 10~20 g,薄荷 10~20 g,甘草 10~20 g,维生素 C 0.8~1.2 g,维生素

B₁ 0.2～0.4 g。研末冲服,有快速醒酒之效。

2. 千钟酒解酒法:刺五加、三七、人参、葛花、葛根、茶种子、牡蛎肉各 15 g,水煎服,适用于任何醉酒。能够降低血液中乙醇含量,加速乙醇代谢,有醒神解酒保肝之效。[中国保健食品,2003(8):13-14]

贯 众

【概述】 贯众,是鳞毛蕨科植物粗茎鳞毛蕨的带叶柄基部的干燥根茎。产地主要为黑龙江、吉林、辽宁三省,习称"东北贯众"或"绵马贯众"。性微寒,味苦,有小毒,归肝、脾经,有清热解毒、凉血止血、杀虫、解酒毒、解热毒之功效。善治饮酒过多之全身发热、头昏、眩晕等症;饮酒过量所致胃出血、吐血、黑便等症状。常与金银花、板蓝根、大青叶、黄连等配伍同用以清热解表散邪。若酒后气不摄血而出血可加黄芪、当归、阿胶同用,鼻塞、流涕可配伍桑叶或单用。常用量:5～9 g,煎服或炒炭用。

【文献辑萃】 《神农本草经》曰:"主腹中邪热气,诸毒,杀三虫。"《名医别录》言:"去寸白,破癥瘕,除头风,止金疮。"《本草纲目》曰:"治下血崩中,带下,产后血气胀痛,斑疹毒,漆毒,骨鲠。"

【现代研究】 对实验性肝损伤作用:贯众有效成分能使SGPT 血清蛋白恢复正常,能明显提高肝糖原的含量,对临床治疗酒精性、病毒性肝炎选择药物提供依据。[天津药学,1995,7(2):19-21]

治疗乙型肝炎:复方贯众注射液,由贯众、土茯苓、丹皮、野菊花组成,静滴治疗乙型肝炎 90 例,对乙型肝炎有肯定疗效,未见毒副反应,使乙型肝炎病人升高的转氨酶下降,并使HBSAg 转阴,临床症状明显改善。[新中医,1984(1):34-35]

【解酒方选】

1. 五豆汤解酒法:贯众 500 g,黑豆、黄豆、绿豆、青豆、赤小豆各 250 g,干葛 500 g,甘草 500 g。专能解酒毒,止烦渴,且能治糖尿病疮疡。

2. 葛根散解酒法:贯众 30 g,甘草 30 g,干葛花 30 g,葛根 30 g,砂仁 30 g。可解酒毒。适用于饮酒过度,出现胸膈痞闷甚则酒精中毒症状者。(《普济方》)

3. 强肝汤解酒法:贯众 12 g,太子参 30 g,生黄芪 30 g,炒白术 20 g,当归 20 g,炒白芍 15 g,丹参 30 g,赤芍 12 g,柴胡 10 g,炙甘草 6 g。水煎服。适用于饮酒过多所致的酒精性肝病、食欲不振、脘腹胀满、体虚乏力等。[现代中西医结合杂志,2009,18(20):2389]

茯　苓

【概述】　茯苓,为多孔菌科真菌茯苓的干燥菌核,寄生于松科植物赤松或马尾松等树根上。产于云南者,称"云苓",质较优。茯苓性平,味甘、淡,入心、脾、肾经,有利水渗湿,健脾,宁心之功效。其性平和,利水而不伤正,为利水渗湿消水服用之要药,有健脾保神和中作用,常用于治疗水肿尿少、痰饮眩晕、脾虚食少、便溏泄泻、心神不安、惊悸失眠等症状。常与泽泻、猪苓、白术、桂枝、甘草、半夏、生姜等配伍同用。常用量:9～15 g,水煎服。

【文献辑萃】　《神农本草经》曰:"主胸胁逆气,忧恚惊邪恐悸,心下结痛,寒热,烦满,咳逆,口焦,舌干,利小便。久服安魂、养神、不饥、延年。"《世补斋医书》言:"茯苓一味,为治痰主药,痰之本,水也,茯苓可以行水。痰之动,湿也,茯苓又可以行湿。"《别录》载:"止消渴,好睡,大腹,淋沥,膈中痰水,水肿淋结。"《药性论》记述:"开胃,止呕逆,善安心神,主肺痿痰壅,治小儿惊痫,疗心腹胀满,妇人热淋。"《本草衍义》曰:"行水之功多,益心脾。"《药征》道:"主治悸及肉筋惕,旁治头眩烦躁。"《药品化义》中说:"白茯苓,味独甘淡,甘则能补,淡则能渗,……盖渗湿则膀胱得养,肾气既吐,则腰脐间血自利,津道流行,益肺于上源,补脾于中部,令脾肺之气从上而下,通调水道,以输膀胱,故小便多而能止,涩而能利。"《日华子本草》载:"补五劳七伤,安胎,暖腰膝,开心益智,止健忘。"《医学启源》载:"止消渴,利小便,除湿益燥,利腰脐间血,和中益气为主。治小便不通,溺黄或赤而不利。"《主治秘要》曰:"其用有五:止泻一也;利小便二也;开腠理三也;除虚热四也;生津液五也。"《珍珠囊》载:"渗泄,止渴,伐肾邪。小便多则能止之,涩则能利之。"《本草纲目精要》言:"开胃止呕逆,善安心神,主肺痿痰壅,心腹胀满,小儿惊痫,女人热淋。"

【现代研究】 现代药理研究表明,本品含 β-茯苓聚糖,占干重约93%,还含有茯苓酸、蛋白质、脂肪、卵磷脂、胆碱、组氨酸、麦角甾醇、树胶及无机物钾、钠、镁、铁、钙、磷等。茯苓煎剂、糖浆剂、醇提取物、乙醚提取物,分别具有利尿、镇静、抗肿瘤、降血糖、增加心肌收缩力的作用。茯苓多糖有增强免疫力的作用。茯苓有护肝作用,能降低胃液分泌,对胃溃疡有抑制作用。茯苓煎剂小鼠腹腔注射,可见自发活动显著降低,能拮抗咖啡因引起的小鼠过度兴奋。茯苓对四氯化碳所致大鼠肝损伤有明显的保护作用,使谷丙转氨酶活性明显降低,防止肝细胞坏死。实验表明:逍遥散各药中,以当归、茯苓抗肝细胞坏死的效果最为显著,在诸药中惟独茯苓有使肝细胞肿胀显著减退之功能,使肝脏重量明显增加,加速肝细胞再生,达到保肝降酶的作用[中华内科杂志,1977,2(1):13]。经观察发现,羧甲基茯苓多糖(CMP)注射液对四氯化碳引起的小鼠肝损害具有保护作用,并可使血清谷丙转氨酶显著降低,还能使大鼠部分切除肝脏再生能力提高,再生肝重和体重之比增加[食用菌,2003,(增刊):46-47]。采用四氯化碳、高脂低蛋白膳食、饮酒等复合病因刺激复制肝硬变动物模型,在肝硬化形成后,经茯苓醇治三周,结果对照组动物仍有肝硬化,而给药组动物肝硬化明显减轻,肝内胶原蛋白含量低于对照组,而尿羟脯氨酸排出量高于对照组,表明药物可促进实验性肝硬化动物肝脏胶原蛋白降解,使肝内纤维组织重吸收[山西医学报,1992,23(2):101]。羧甲基茯苓多糖对肝硬化、慢性迁延性肝炎有较好疗效,90%患者肝功能能得到改善,对急性黄疸型肝炎近期治愈率在30%以上,能提高血清补体 C_3 及 IgA 的含量,降低 IgG 及 IgM 的含量[中西医结合杂志,1985,5(2):115]。经过大量药理临床研究证明,茯苓除具备传统药效外,还发现茯苓多糖具有抗癌和增加人体免疫,从而具有抗艾滋病等作用;茯苓还具有抗肝硬化、增白、防石作用,并可减轻卡那霉素中毒性耳损害、抗迟发型超敏反应、抑制 MMC 诱导的精子畸变等药理作用。

【解酒方选】

1. 葛花二仁汤解酒法:茯苓 5 g,白豆蔻仁 15 g,木香

3 g,橘红 5 g,青皮 1 g,泽泻 6 g,香薷 3 g,缩砂仁 15 g,葛花
15 g,猪苓 3 g,干生姜 6 g,白术 6 g,人参 3 g。将上药择净,
研为细末,和匀备用。每取 5~10 g,温开水送服。此方具有
解酒醒酒的功效。适用于饮酒过度。

2. 九鹿回口服液解酒法:含有水、大豆、玉米、枸杞子、
茯苓、酵母粉、乳杆菌等。对化学性肝损伤有一定的保护作
用,抑制肿瘤。适用于醒酒解酒、肿瘤患者及肝损伤者。每
次 50~100 ml,每日 2~3 次。特殊保健者,可加大 1 倍。服
前摇匀,5 天内服完。

3. 茵陈五苓丸解酒法:含有茵陈、泽泻、猪苓、茯苓、肉
桂,具有清热利湿、通利小便之功。适用于脂肪肝、传染性肝
炎等,也用于解酒醒酒。冲服,每次 1 包,每日 3 次。

4. 五苓散解酒法:由猪苓、茯苓、泽泻、白术、桂枝组成。
具有利水渗湿、温阳化气之功效。主治蓄水证、痰饮咳嗽等。
也用于解酒醒酒。五苓散(《伤寒论》):猪苓十八铢(12 g),
去皮泽泻一两六铢(20 g),白术十八铢(12 g),茯苓十八铢
(12 g),桂枝半两(8 g),去皮捣为散,以白饮和服方寸匕
(6 g),日三服,多饮暖水,汗出愈,如法将息。功用:利水渗
湿,温阳化气。原方治太阳表邪未解,内传太阳膀胱腑,致膀
胱气化不利,水蓄下焦,而成太阳经腑同病之蓄水证。给 4
周龄的小鼠经口投与乙醇,另一组并用五苓散,3 个月后五
苓散组动物毛色好、活泼,而乙醇组则呈明显的乙醇中毒症
状。文献研究了五苓散对酒精代谢酶活性的影响,结果发现
给予高脂肪食物和酒精组的大鼠 1 个月后全身状态恶化,但
并用五苓散组全身状态较前明显改善。观察肝脏代谢:酒精
组可见甘油三酯、胆固醇增加,五苓散组则有降低趋势,以甘

油三酯最为显著,过氧化脂质也降低。另外,酒精组的AFH、ALDH 的活性降低,五苓散组则未见降低。[国外医学・中医中药分册,1984,6(2):16]

5. 葛根茯苓粥解酒法:葛根 30 g,茯苓 10 g,大米 50 g,食盐适量。把葛根、茯苓烘干后研末备用。先取大米淘净,加清水适量煮粥,待熟时加入葛根茯苓粉,煮熟后加食盐适量调味服食。此方具有清热化湿的功效。适用于解酒醒酒,亦可用于湿热阻滞之慢性结肠炎。每日 2 次,早晚温服。

6. 茯苓粉粥:茯苓 30 g,大米 50 g,白糖少许。把茯苓择净后,研为细末。取大米淘净,放入锅内,加适量清水煮沸后,下茯苓粉,煮至粥熟时,调入白糖,再煮一二沸即成。此方具有健脾利湿,宁心安神之功效。可用于治疗脾胃亏虚,水湿肿满,小便不利,大便溏薄,心悸,失眠多梦,心神不宁等,也用于醒酒解酒。每日 1 剂,分早晚服。

7. 神麦冬瓜鸭汤解酒法:茯神、麦冬各 30 g,冬瓜1500 g,青鸭 1 只,调味品适量。将鸭去毛杂,冬瓜去皮,洗净,切块;将诸药用布包,放入锅内,加适量清水炖熟后,调味服食。此方具有清热养阴、宁心安神的功效。适用于饮酒后情绪不稳,烦躁易怒,失眠多梦等。

8. 茯苓白术肚条解酒法:茯苓 30 g,白术 10 g,砂仁5 g,猪肚 1 具,调味品适量。将猪肚洗净,加入适量清水,放入茯苓、白术,煮熟后取出猪肚切条。另取药汁适量煮沸,下猪肚条及葱、姜、料酒、味精、食盐、砂仁末、川椒粉、胡椒粉等,煮沸后,下淀粉适量,炒匀即可服食,淋香麻油少许以增色。此方具有芳化醒脾、行气健脾之功效。可用于治疗慢性胃炎,食欲不振,肢体肿胀,小便不利,大便溏薄等,也用于醒酒解酒。

9. 茯苓梅花银耳解酒法:茯苓 15 g,银耳 50 g,鸽蛋 20 g,调料适量。将茯苓研为细粉,兑入 50～70 ml 水,煮 20 min,去渣取汁备用。银耳用温水发好,洗净备用。把鸽蛋打入抹好油的梅花模子内,同时将银耳镶在鸽蛋上,蒸 1～2 min 后取出备用。锅烧热放油,放入鸡汤,调料及茯苓药汁,煮沸后,勾芡并加鸡油,淋在银耳上即成。此方具有补心安神,健脾利湿,利尿消肿,润肺补肾,生津止咳的功效。适用于头晕眼花,失眠健忘,脾虚泄泻,肾炎水肿等,也可用于醒酒解酒。

10. 荷花茯苓银鱼:荷花 2 朵,茯苓 20 g,银鱼 300 g,调料适量。将荷花洗净切丝,茯苓研为细粉,银鱼洗净,用蛋汁调匀,锅内用素油滑锅后下银鱼稍炒待用;再用葱姜爆炒后下银鱼荷花煸炒调味,淋明油出锅即成。此方具有清热利湿之功。可用于治疗暑湿感冒,心烦尿赤,也用于醒酒解酒。

11. 茯苓陈皮姜汁茶解酒法:茯苓 25 g,陈皮 10 g,姜汁 10 滴。茯苓、陈皮煎水取汁,调入姜汁和匀饮服。此方具有健脾和胃止呕之功效。适用于酒醉恶心,呕吐,呃逆等。每日 2～3 次。

12. 茯苓陈皮生姜茶解酒法:茯苓 25 g,陈皮 10 g,生姜 5 片。将茯苓、陈皮择净清洗后,与姜片一同放入锅中,加适量清水,煎水取汁,代茶饮服。此方具有健脾和胃,化痰降脂的功效,可用于高脂血症。每日 1 剂。

13. 葛根养阴解毒汤解酒法:葛根、郁金、茯苓、白术、虎杖、石斛、黄精、赤芍、山楂、泽泻各 15 g,茵陈 30 g,鸡内金、厚朴各 10 g,陈皮 9 g,生甘草、砂仁(后下)各 6 g。适用于酒

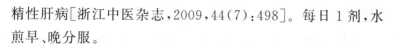

精性肝病［浙江中医杂志,2009,44(7):498］。每日 1 剂,水煎早、晚分服。

14. 人参汤解酒法:人参 60 g,葛根 30 g,白芍 30 g,瓜蒌 30 g,枳实 30 g,生地黄 30 g,茯神 30 g,甘草 30 g,酸枣仁 30 g。有解酒,益气安神,清热除烦之功效。用于饮酒过多,大热烦躁,言语错谬及房劳。

15. 葛花解醒汤解酒法:葛花 15 g,砂仁 6 g(后入),白豆蔻 6 g(后入),党参 15 g,白术 10 g,茯苓 10 g,猪苓 10 g,泽泻 10 g,神曲 6 g,陈皮 6 g,黑干姜 3 g,木香 3 g(后入),青皮 3 g,生甘草 3 g。温中健脾、利湿解酒毒,治疗酒精性肝炎［中国中医急症,2005,14(9):838-839］。煎汤喂服或鼻饲 150ml,每日 2 次,配合用地西泮治疗酒精所致谵言状态。每日 1 剂。(《脾胃论》)

16. 葛花醒酒益肝方解酒法:葛花 10 g,砂仁 10 g,木香 10 g,党参 20 g,白术 15 g,茯苓 15 g,法半夏 10 g,陈皮 10 g,甘草 10 g,茵陈 30 g,栀子 10 g,大黄 10 g,柴胡 10 g,白芍 20 g(醋炒),珍珠草 15 g,肝炎草 15 g,鳖甲 10 g(先煎),水蛭 2 g(碾末服),水煎 500 ml,分 2～3 次服用。具有攻补兼施,通补共济,健脾胃且又疏肝经,活瘀血解酒毒且又降血脂,适用于酒精性肝病,每日 1 剂。［新乡医学院学报,2009,26(3):278-280］

17. 藿香正气散:藿香 10 g,大腹皮 10 g,紫苏 10g,茯苓 10 g,白芷 10 g,甘草 3 g,陈皮 6 g,白术 6 g,厚朴 6 g,半夏曲 6 g,桔梗 6 g。共为细末,每服 15 g,用姜、枣煎液送服。或用市售藿香正气水 10 ml,口服,每日 3 次。此方具有解表化湿,理气和中的功效。适用于饮酒过量后恶心呕吐,持

续多日不解者。(《和剂局方》)

18. 逍遥散解酒法:柴胡 10 g,芍药 12 g,当归 12 g,白术 10 g,云苓 10 g,薄荷 6 g,生姜 6 g,炙甘草 6 g。共为细末,每取 3～6 g,大枣煎水送服,或用水煎煮,取汁 400 毫升,分 2 次服下。本方具有舒肝柔肝,健脾行滞的功效。适用于长期饮酒而致肝功能异常,伴见右胁疼痛,脘闷腹胀,体倦乏力者。长期饮酒者,易致慢性肝细胞损害而致肝功能异常,且迟迟不愈。临证时宜根据不同临床表现配用丹参、香附、郁金、党参、山药、鸡内金等,以增强药力,促进肝功能的康复。(《和剂局方》)

19. 解酒复肝汤:枳椇子 15 g,葛根 15 g,丹参 30 g,赤芍 15 g,桃仁 10 g,生山楂 15 g,茵陈 30 g,山甲 6 g,鳖甲 15 g,虎杖 30 g,茯苓 10 g,白术 10 g。此方具有解酒毒,醒脾和胃的功效。适用于乏力、腹胀、恶心、肝脾肿大,或出现黄疸,肝功能及肝纤维化指标异常的患者。每日 1 剂,水煎取汁,分 2～3 次温服。

20. 琼玉膏解酒法:生地黄 1000 g,人参 90 g,茯苓 180 g,白蜜 500 g。先将生地黄捣汁,人参、茯苓为细末,与蜜和匀,装瓷器封好,隔水煮成膏,每次用开水冲服 2 汤匙。本方具有益气养阴、化痰止咳的功效。适用于长期饮酒干咳。长期过量饮酒,酒热损伤脾肺,致燥热内生,肺气不足之气阴两伤而干咳不止。(《洪氏集验方》)

21. 清膈饮解酒法:枇杷叶 6 g,竹茹 6 g,半夏 10 g,茯苓 10 g,生姜 6 g。用水煎煮,取汁 200 ml,不拘时服用。本方具有清热化痰,降逆止呕的功效。适用于饮酒后呕吐,胸膈满闷,或呕吐痰逆。

苍　术

【概述】　苍术,是菊科多年生草本植物茅苍术或北苍术的干燥根茎。以产于江苏茅山一带者质量最好,故名茅苍术。苍术性温,味辛、苦,入脾、胃、肝经,有燥湿健脾,祛风散寒之功效。善治湿盛困脾所致腔痞腹胀、食欲不振、呕吐、泄泻等症状。常与厚朴、陈皮、茯苓、泽泻、猪苓等配伍同用。临床上多将其用在健胃、治疗风寒感冒以及风湿关节炎等方面。常用量:5～10 g,水煎服。

【文献辑萃】　《神农本草经》曰"主风寒湿痹,死肌痉疸。作煎饵久服,轻身延年不饥。"《名医别录》言其:"主头痛,消痰水,逐皮间风水结肿,除心下急满及霍乱吐下不止,暖胃消谷嗜食。"《纲目》载:"治湿痰留饮,或挟瘀血成窠囊,及脾湿下流,浊沥带下,滑泻肠风。"刘完素:"明目,暖水脏。"(引自《纲目》)李东垣:"除湿发汗,健胃安脾,治痿要药。"(引自《纲目》)朱丹溪:"散风益气,总解诸郁。"(引自《纲目》)《本草经集注》载:"除恶气,弥灾疹。"《珍珠囊》载:"诸肿湿非此不能除,能健胃安脾。"《玉楸药解》载:"燥土利水,泄饮消痰,行瘀开郁,去漏,化辟除癥,理吞酸去腐,辟山川瘴疠,回筋骨之痿软,清溲溺之浑浊。"《本草求原》载:"强脾,止水泻、伤泄、伤食暑泻,脾虚下血。"

【现代研究】　现代药理研究表明,苍术主要含挥发油,油中主含苍术醇,及少量苍术酮、维生素 A 样物质、维生素 B 和菊糖。苍术的挥发油有明显的抗副交感神经介质乙酰胆碱引起的肠痉挛作用;对于交感神经介质肾上腺素引起的肠肌松弛,苍术制剂可以促进肾上腺抑制作用的振幅恢复,苍术醇有促进胃肠运动的作用,也可微弱收缩胃平滑肌。实验研究发现,苍术可能通过抗胆碱作用而对抗盐酸所致的大鼠急性胃炎及幽门结扎所致的大鼠胃溃疡[中医药研究,1992,2:59-60]。苍术对消化系统的作用主要包括以下几点。

(1)胃肠运动:苍术醇提取液和水溶液对兔十二指肠活动有明显的抑制作用,对抗ACh引起的肠管平滑肌收缩,对弛张后的胃平滑肌有轻微的增强收缩作用。苍术能抑制脾虚动物小肠推进运动,对抗脾虚所致的血清铜、锌比值升高,降低血清铜,提高血清锌,改善脾虚动物代谢功能,增加体重,并通过提高血清铁增加血红蛋白合成,提高红细胞功能。①抗胃损伤作用:苍术煎剂对多种实验性胃溃疡有明显抑制作用。苍术煎剂可增加大鼠胃黏膜血流量和血清胃泌素含量,升高胃黏膜组织SOD活性,降低MDA含量。②抑制胃酸分泌:北苍术挥发油中的苍术醇能抑制甾体激素的释放,减轻甾体激素对胃酸分泌的刺激。茅苍术所含β-桉叶醇有抗H_2受体作用,能抑制胃酸分泌,并对抗皮质激素对胃酸分泌的刺激。

(2)增强胃黏膜保护作用:北苍术可使胃黏膜组织血流量增加,从苍术中提取的氨基己糖有促进胃黏膜修复作用。保肝、抗毒作用:50%甲醇提取液3000 mg/kg、苍术酮50 mg/kg口服能抑制四氯化碳引起的小白鼠血清GOT、GPT、LDH的上升,肝脏病理切片可见苍术酮治疗组小白鼠肝组织脂肪浸润减轻,坏死和肿胀区较四氯化碳组小[现代中药药理与临床应用手册,中国中医药出版社,2008:369]。

(3)保肝作用:苍术和茅苍术对CCl_4诱发的模型培养鼠

肝细胞毒性显示不同的抗肝毒作用,苍术酮、β-桉叶醇和茅术醇对此有显著的预防作用。苍术煎剂能明显促进肝蛋白质的合成[实用中药辞典·上卷,人民卫生出版社,2002：880]。β-桉叶醇对胃肠运动机能有双向调节作用,即在胃肠运动功能正常或低下时,能促进胃肠蠕动,在脾虚泄泻或胃肠功能亢进时,显示出明显的抑制作用。尚有实验证明苍术乙酸乙酯提取物具有抑制急、慢性及免疫性炎症的作用,还可降低毛细血管通透性,增强小鼠单核巨噬细胞系统的吞噬功能,减少炎症部位的前列腺素 E_2 含量,增加小鼠血清中超氧化物歧化酶含量[中药药理与临床手册,人民卫生出版社,2006：424]。此外,苍术挥发油对中枢神经系统,小剂量可起到镇静作用,同时使脊髓放射亢进;大剂量则发挥抑制作用。苍术煎剂有降血糖作用,同时可以排钠、排钾;其维生素 A 样物质有治疗夜盲症及角膜软化症的作用。

【解酒方选】

1. 栀连正气散解酒法：山栀子 12 g,黄连 10 g,藿香 12 g,厚朴 12 g,陈皮 10 g,半夏 12 g,甘草 6 g,苍术 10 g,竹茹 10 g,茯苓 10 g。将药泡 15 min 后,用水煎煮 30 min,取汁分 3 次服。本方具有清胃热,除逆气,化酒毒的功效。可用于治疗饮酒后恶心呕吐,不能进食,食入即吐,口干渴,五心烦热,夜卧不安,二便阻涩。长期嗜酒,酒热内停于胃,胃不受纳而致本症。即使无上述症状,在饮酒过量后服用本方,能缓解酒毒,预防胃肠疾病发生。(《症因脉治》)

2. 消痔丸解酒法：生地 12 g,黄芩 6 g,金银花 3 g,炒枳壳 3 g,秦艽 3 g,防风 6 g,制大黄 6 g,当归 6 g,地龙 6 g,炒苍术 6 g,炒槐花 6 g,赤芍药 6 g。共为细末,炼蜜为丸,每服

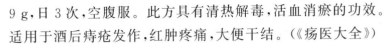

9 g,日 3 次,空腹服。此方具有清热解毒,活血消瘀的功效。适用于酒后痔疮发作,红肿疼痛,大便干结。(《疡医大全》)

3. 理脾汤解酒法:苍术(米泔浸,炒)3 g,厚朴(姜炒)4.5 g,炒砂仁 1.5 g,炒神曲 3 g,山楂肉 3 g,炒麦芽 3 g,陈皮 3 g,黑干姜 2.5 g,炙甘草 1.5 g,生姜 3 片。用水煎煮,去渣取汁 600 ml,分 3 次服。本方具有理脾和胃,消食导滞的功效。适用于饮酒后胸膈满闷而痛,不思饮食。酒食停积,脾胃气滞,消导不利者宜服此方。胸膈满闷重者宜用此方,临证时可加用枳壳、莪术。(《古今医鉴》)

4. 曲术丸解酒法:炒神曲 90 g,苍术(泔浸炒)45 g,陈皮 30 g。研为细末,生姜煮神曲糊为丸,每服 6～9 g,姜汤送下。此方具有消食化积,和胃止嗳的功效。适用于酒饮停留胃脘,脘胀作痛,嗳气频频,口流清水,或吞酸嘈杂。酒饮宿食而致的嗳气宜以本方治疗。(《三因极一病证方论》卷十一)

5. 食郁汤解酒法:苍术 12 g,厚朴 15 g,川芎 10 g,陈皮 10 g,神曲 10 g,山栀子 12 g,枳壳 12 g,炙甘草 6 g,香附 10 g,炒仁 6 g。用水煎煮 30 min,去渣取汁 400 ml,分 3 次服。本方具有健脾理气,消食化积之功。适用于酒食郁积不化,酸嗳腹满,不能食,或黄疸膨胀痞块。一般情况下,因酒食太过,引起嗳腐脘痞,不能进食者,服用本方 2～3 帖即可痊愈。另外,本方对酒源性肝脏病变也有一定疗效。(《杂病源流犀烛》)

6. 化疸汤解酒法:茵陈 30 g,苍术 15 g,木通 12 g,山栀子 12 g,茯苓 12 g,猪苓 12 g,泽泻 10 g,薏苡仁 15 g。用水煮 30 min,去渣取汁 400 ml,分 2 次口服,适用于酒疸。本方在治疗酒疸时可再加入葛根 15 g,首蓿 15 g,若有食滞者加用焦三仙,伴血瘀者加红花、牡丹皮、元胡、蒲黄等品。每日 1 剂。(《杂病源流犀烛·六淫门》)

7. 紫金丸解酒法:血竭、青皮、陈皮、姜厚朴、干漆(炒)、槟榔、黄矾各 60 g,沉香、百草霜、香附、针砂(醋炒)、秦艽各 30 g,枳壳(麸炒)75 g,莪术(醋炒)、三棱(醋炒)各 90 g,皂矾(醋煮)120 g,甘草 15 g。(一方加苍术,白术各 30 g)。共为细末,枣糊为丸,每服 6 g,日服 2～3 次。米饮送下。适用于酒疸、食疸、积聚癥瘕、心腹疼痛、潮热。本方可治疗酒疸,并见癥瘕,即肝硬化而见黄疸者。(《寿世保元》卷三)

8. 栀连平胃散解酒法:栀子、黄连、苍术、厚朴、陈皮、甘草、枳壳、桔梗各 6～9 g。水煎服。本方具有清热导滞之功。酒积有腹痛者甚多,伴见大便有黄沫者亦较多,凡有是证即可用本方治之,简便有效,安全可靠。(《症因脉治》卷四)

9. 平胃散解酒法:苍术(去粗皮,米泔水浸)500 g,厚朴(去粗皮,姜汁制,炒香)、陈皮(去白)各 320 g,炒甘草 60 g。共为细末,每取 6 g,加生姜 2 片,大枣 2 枚,水煎,去姜枣,食前热服;或入盐一捻沸汤冲服。适用于饮酒后腹泻。《不居集·酒伤》云:"人但知酒有湿热,而不知酒有寒湿也。"纵酒而阳气虚弱者,酒湿从寒化,症见饮食渐少,形体渐瘦,困倦畏寒,泄泻日久,或五更作泻,或秋冬加剧,脉多弦细者,属酒湿作泻。治宜培补脾肾,温化寒湿。可选用平胃散加减治疗,以燥湿健脾,行气止泄。(《太平惠民和剂局方》)

10. 中和汤解酒法:神曲、生莱菔子、黄芩(酒炒)、姜半夏、茯苓、山楂、苍术、黄连(酒炒)各 4.5 g,葛根 3 g,紫金锭(冲)0.6 g。水煎服,每日 1 剂。适用于饮酒后痢下赤白,里急后重。原著介绍本方时指出,若属"醉饱受邪,加葛根一钱,紫金锭(冲入)二分"。方中所指紫金锭,原名太乙紫金锭,又叫神仙万病解毒丸、解毒万病丹等,具有解诸毒、疗诸疮、利关窍、治百病之功效。(《医方简义·卷三》)

11. 黑地黄丸解酒法(刘河间方):熟地黄、苍术各500 g,五味子 250 g,干姜 30 g(春季 20 g,夏季 15 g,秋20 g,冬 30 g)。共为细末,枣肉和作丸,如梧桐子大,每服9 g,米汤送下。适用于饮酒后痔疮发作,大便下血。本方对久痔便血,脾胃亏虚,神疲乏力,面色㿠白者尤其适用。

12. 止痛如神汤解酒法:秦艽、桃仁(去皮尖)、皂角(烧存性)各 3 g,苍术(米泔水浸炒)、防风各 2.1 g,黄柏(酒炒)1.5 g,当归尾(酒洗)、泽泻各 1 g,槟榔 0.3 g,熟大黄 3.6 g。将桃仁、皂角、槟榔后入,水煎,空腹热服,少时进食,不使犯胃。适用于痔疮初起,结肿胀痛,灼热作痒,及肛门裂,便秘等。饮酒致痔疮发作者宜用本方。若肿而有脓,加白葵花(去芯心)5 朵,青皮 1.5 g,木香 1 g;大便秘甚,倍大黄,加麻仁、枳实;肿甚,倍黄柏、泽泻,加防己、猪苓、黄芩;痛甚,加羌活、郁李仁;痒甚,倍防风,加黄芪、羌活、麻黄、藁本、甘草;下血,倍黄柏,加地榆、槐花、荆芥穗、白芷;小便涩数不通,加赤茯苓、车前子、灯芯、萹蓄。(《外科启玄》)

白　术

【概述】　为菊科植物白术的根茎。于浙江于潜产者最佳,称为"于术"。白术性味甘、苦、温,入脾、胃经,有益气健脾、燥湿利水、止汗、安胎之功效。善治脾虚食少,腹胀泄泻,痰饮眩悸,水肿,自汗,胎动不安等症状。常与人参、茯苓、桂枝、黄芪、陈皮等药配伍同用。常用量:6～12 g,水煎服。炒用可增强补气健脾止泻作用。

【文献辑萃】《本经》载:"主风寒湿痹,死肌,痉,疸,止汗,除热,消食。作煎饵久服,轻身延年不饥。"《别录》载:"主大风在身面,风眩头痛,目泪出。消痰水,逐皮间风水结肿,除心下急满及霍乱吐下不止。利腰脐间血,益津液,暖胃,消谷,嗜食。"《本草通玄》曰:"补脾胃之药,更无出其右者。土旺则能健运,故不能食者,食停滞者,有痞积者,皆用之也。土旺则能胜湿,故患痰饮者,肿满者,湿痹者,皆赖之也。土旺则清气善升,而精微上奉,浊气善除,而糟粕下输,故吐泻者,不可阙也。"《药性论》载:"主大风顽痹,多年气痢,心腹胀痛。破消宿食,开胃,去痰涎,除寒热,止下泄。主面光悦,驻颜,去干。治水肿胀满。止呕逆,腹内冷痛,吐泻不住及胃气虚冷痢。"《日华子》载:"治一切风疾,五劳七伤,冷气腹胀。补腰膝。消痰,治水气,利小便。止反胃呕逆,及筋骨弱软,痃癖气块,妇人冷癥瘕,温疾,山岚瘴气,除烦长肌。"《医学启源》载:"除湿益燥,和中益气。其用有九:温中,一也;去脾胃中湿,二也;除胃热,三也;强脾胃,进饮食,四也;和胃,生津液,五也;主肌热,六也;治四肢困倦,目不欲开,怠惰嗜卧,不思饮食,七也;止渴,八也;安胎,九也。"《汤液本草》载:"治皮间风,止汗消痞,补胃和中,利腰脐间血,通水道,上而皮毛,中而心胃,下而腰脐,在气主气,在血主血。"《本草衍义补遗》载:"除湿之功为胜。又有汗则止,无汗则发。味亦有辛,能消虚痰。"《药性考》载:"兼补气血,定痛,(止)呕逆,水肿宜之。"《本草纲目》言:"治心腹胀满,腹中冷痛,胃虚下利,多年气痢,除寒热,止呕逆。"刘完素曰:"除湿益气,和中补阳,消痰逐水,生津止渴,止泻痢,消足胫湿肿,除胃中热,肌热。得枳实,消痞满气分。佐黄芩,安胎清热。"

【现代研究】　白术含有挥发油,油中主要有苍术酮、苍术醇、苍术醚、杜松脑、苍术内酯等,并含有果糖、菊糖、白术多糖,多种氨基酸及维生素 A 类成分等。白术对肠管运动可发挥双向调节作用,当肠管兴奋时呈抑制作用,而肠管抑制时呈兴奋作用;可防治实验性胃溃疡;有强壮作用;可促进小鼠体重增加;可以明显促进小肠蛋白质的合成;能促进细胞免疫功能;具有一定提升白细胞作用;还能起到保肝、利胆、利尿、降血糖、抗血凝、抗菌、抗肿瘤等作用。白术挥发油有镇静作用。

白术煎剂、白术己烷提取物、甲醇提取物和苍术协同口服对大鼠 CCl_4 肝损伤有保护作用,可减轻肝细胞变性坏死,促进肝细胞新生,使升高的 AST、ALT 和 LDH 降低,防止肝糖原减少,促进 DNA 的恢复。白术醋酸乙酯提取物有明显的利胆作用,大鼠十二指肠给药能明显增加胆汁分泌量。白术及白术提取物对实验性胃溃疡有抑制作用,尤其是对胃应激性溃疡作用显著,对组胺引起的溃疡作用较弱。白术丙酮提取物十二指肠给药对幽门结扎大鼠胃液分泌有抑制作用,可降低胃酸浓度,减少胃酸及胃蛋白酶的排出量,并抑制该酶的活性。[实用中药辞典·上卷,人民卫生出版社,2002:531]。调节胃肠运动:白术可兴奋胃肠道 M 受体和乙酰胆碱受体,促进胃肠蠕动与排空,还可抑制胃肠运动和治疗脾虚证。较低浓度(6.25%)的白术水煎剂 1 ml 对离体豚鼠回肠平滑肌收缩有轻度抑制效应,较高浓度(12.5%,25%,50%,75%,100%)的白术水煎剂 1 ml 则能显著加强豚鼠回肠平滑肌的收缩,并呈量效关系。白术茯苓汤也可使脾虚大鼠血清素(GAS)、血浆素(MTL)含量升高,血管活性肠肽(VIP)含量降低,能增加胃肠运动,促进胃肠道内胃酸、胃蛋白酶、胰液、胆汁的分泌增加,从而使脾虚大鼠的胃肠运动、吸收功能障碍得到改善。对神经系统的作用:白术对自主神经系统具有双向调节作用,可通过调整自主神经系统功能,治疗脾虚病人类似消化道功能紊乱的有关诸症,从而达到补脾目的。β-桉叶油醇兼有布比卡因和氯丙嗪具有的类似苯环利定的降低骨骼肌乙酰胆碱受体敏感性作用,并对琥珀酰胆碱引起的烟碱受体持续的除极有相乘作用,苍术醇对平滑肌以抗胆碱作用为主,兼有 Ca^{2+} 拮抗作用,此二者使白术具有镇痛作用,后者更与白术的健胃作用密切相关。此外,白术挥发油对金钱蛙也有镇静作用,大剂量呈现麻醉作用[现代中药药理与临床应用手册,中国中医药出版社,2008:811]。以色素葡聚糖蓝色 2000(BD2000)为胃肠内标记物,以给药后一定时间该色素于胃内的残留率及其前端于小肠内的推进距离为指标,证实白术煎剂有明显的促进小鼠胃排空及小肠推进功能的作用[辽宁医学杂志,1996,10(4):186]。大剂量白术水煎剂能促进小鼠胃肠推进运动。这种效应主要通过胆碱能受体介导,并与 α 受体有关,与 β 受体关系不大[中国医院药学杂志,1995,15(4):167]。从白术分离出 6 个结晶,其中 3 个鉴定为杜松脑、苍术内酯和羟基白术内酯。药理实验证明,白术挥发油抑制肠管的自发运动及拮抗 $BaCl_2$ 的作用较强,拮抗 ACh 的作用稍弱。杜松脑拮抗 ACh 的作用较强,抑制肠管自发运动及拮抗 $BaCl_2$ 的作用相对较弱。[中药材,1988,11(6):38]

【解酒方选】

1. 用含白术、茯苓、泽泻、葛属植物花等的组方解酒（US2004247704～A1）：本组方由白术、茯苓、泽泻、葛属植物的花、腺嘌呤、谷氨酸、茶和维生素 C 组成，制成粉末，溶于冷水。在饮酒前或后服用，能促进酒精在肝中代谢，加快排尿和排汗，并产生镇静作用。本品通过促进酒精代谢，有效地中和酒精，减少因醉酒产生的各种不良行为，减轻严重宿醉。[国外医药·植物药分册,2006,21(4):181]

2. 解醒汤解酒法：茯苓 5 g,白豆蔻仁 15 g,木香 3 g,橘红 5 g,青皮 1 g,泽泻 6 g,香薷 3 g,缩砂仁 15 g,葛花 15 g,猪苓 3 g,干生姜 6 g,白术 6 g,人参 3 g。将上药择净，研为细末，和匀备用。每取 5～10 g,温开水送服。此方具有解酒醒酒的功效。适用于饮酒过度。

3. 三叶白术粥解酒法：苏叶、淡竹叶、藿香叶各 15 g,大米 50 g,白术 10 g。将诸药煎水取汁，加入大米煮粥服食。每日 2 次。此方具有芳香解表，健脾化湿之功效。可用于治疗暑湿困脾，肢体沉重，纳差食少，小便短赤等，也可用于醒酒解酒。

4. 槟术猪肚粥解酒法：槟榔 10 g,白术 30 g,猪肚 150 g,大米 100 g,调味品适量。猪肚洗净切块，与槟榔、白术一同放入锅中，加适量清水煮至猪肚熟后，去渣取汁，加大米煮粥食用。可取出猪肚调味佐餐服食。此方具有补中益气，健脾和胃之功效。适用于酒后食欲不振，倦怠少气，脘腹胀满，大便不爽等。

5. 茯苓白术肚条解酒法：茯苓 30 g,白术 10 g,砂仁 5 g,猪肚 1 具,调味品适量。将猪肚洗净，加入适量清水，放入茯苓、白术,煮熟后取出猪肚切条。另取药汁适量煮沸,下猪肚条及葱、姜、料酒、味精、食盐、砂仁末、川椒粉、胡椒粉等,煮沸后,下淀粉适量,炒匀即可服食,淋香麻油少许以增色。此方具有芳化醒脾,行气健脾之功效。可用于治疗慢性胃炎,食欲不振,肢体肿胀,小便不利,大便溏薄等,也用于醒酒解酒。

6. 葛根养阴解毒汤解酒法:葛根、郁金、茯苓、白术、虎杖、石斛、黄精、赤芍、山楂、泽泻各 15 g,茵陈 30 g,鸡内金、厚朴各 10 g,陈皮 9 g,生甘草、砂仁(后下)各 6 g。每日 1 剂,水煎早晚分服,适用于酒精性肝病。[浙江中医杂志,2009,44(7):498]

7. 葛花解醒汤解酒法:葛花 15 g,砂仁 6 g(后入),白豆蔻 6 g(后入),党参 15 g,白术 10 g,茯苓 10 g,猪苓 10 g,泽泻 10 g,神曲 6 g,陈皮 6 g,黑干姜 3 g,木香 3 g(后入),青皮 3 g,生甘草 3 g。随证加减,每日 1 剂。温中健脾、利湿解酒毒。治疗酒精性肝炎[中国中医急症,2005,14(9):838-839]。煎汤喂服或鼻饲 150ml,每日 2 次,配合地西泮治疗酒精所致谵言状态。(《脾胃论·煎汤喂服或鼻饲》)

8. 葛花醒酒益肝方解酒法:葛花 10 g,砂仁 10 g,木香 10 g,党参 20 g,白术 15 g,茯苓 15 g,法半夏 10 g,陈皮 10 g,甘草 10 g,茵陈 30 g,栀子 10 g,大黄 10 g,柴胡 10 g,白芍 20 g(醋炒),珍珠草 15 g,肝炎草 15 g,鳖甲 10 g(先煎),水蛭 2 g(碾末服),每日 1 剂,水煎 500 ml,分 2～3 次服用。具有攻补兼施,通补共济,健脾胃且又疏肝经,活瘀血解酒毒且又降血脂,适用于酒精性肝病。[新乡医学院学报,2009,26(3):278-280]

9. 葛花解酒消脂汤解酒法：葛根 15 g，葛花 30 g，柴胡 10 g，虎杖 20 g，山慈菇 15 g，刘寄奴 15 g，柳枝 10 g，枸杞子 15 g，莪术 15 g，炒白术 15 g，焦山楂 20 g，泽泻 30 g，炒薏苡仁 30 g，茵陈 30 g，白茅根 30 g。每日 1 剂，水煎服。具有解毒利湿、疏肝泻热、祛瘀通滞和化浊降脂作用，适用于酒精性脂肪肝。[中西医结合学报，2007，5（3）：343-345]

10. 藿香正气散解酒法：藿香 10 g，大腹皮 10 g，紫苏 10 g，茯苓 10 g，白芷 10 g，甘草 3 g，陈皮 6 g，白术 6 g，厚朴 6 g，半夏曲 6 g，桔梗 6 g。共为细末，每服 15 g，用姜、枣煎液送服。或用市售藿香正气水 10 ml，口服，每日 3 次。此方具有解表化湿，理气和中的功效。适用于饮酒过量后恶心呕吐，持续多日不解者。（《和剂局方》）

11. 逍遥散解酒法：柴胡 10 g，芍药 12 g，当归 12 g，白术 10 g，云苓 10 g，薄荷 6 g，生姜 6 g，炙甘草 6 g。共为细末，每取 3～6 g，大枣煎水送服，或用水煎煮，取汁 400 ml，分 2 次服下。本方具有舒肝柔肝，健脾行滞的功效。适用于长期饮酒而致肝功能异常，伴见右胁疼痛，脘闷腹胀，体倦乏力者。长期饮酒者，易致慢性肝细胞损害而致肝功能异常，且迟迟不愈。临证时宜根据不同临床表现配用丹参、香附、郁金、党参、山药、鸡内金等，以增强药力，促进肝功能的康复。（《和剂局方》）

12. 解酒复肝汤解酒法：枳椇子 15 g，葛根 15 g，丹参 30 g，赤芍 15 g，桃仁 10 g，生山楂 15 g，茵陈 30 g，穿山甲（代）6 g，鳖甲 15 g，虎杖 30 g，茯苓 10 g，白术 10 g。每日 1 剂，水煎取汁，分 2～3 次温服。此方具有解酒毒，醒脾和胃的功效。适用于乏力、腹胀、恶心、肝脾肿大，或出现黄疸，肝功能及肝纤维化指标异常的患者。

麝 香

【概述】 麝香,为鹿科动物林麝、马麝或原麝成熟雄体香囊中的干燥分泌物。野生麝多在冬季至次春猎取,猎获后,割取香囊,阴干,习称"毛壳麝香";剖开香囊,除去囊壳,称"麝香仁",其中呈颗粒状者称"当门子"。麝香性温,味辛,入心、脾经,具有开窍醒神、活血通经、消肿止痛之功效,善治闭证神昏,疮疡肿毒,咽喉肿痛,血瘀经闭,癥瘕,心腹暴痛,跌打损伤,风寒湿痹,难产,胞衣不下等。常与牛黄、冰片、朱砂、苏合香、檀香、安息香等配伍同用。常用量:0.03～0.1 g,入丸、散,不宜入煎剂。

【文献辑萃】 《本经》载:"主辟恶风,杀鬼精物,温疟,蛊毒,痫至,去三虫。久服除邪,不梦寤魇寐。"《名医别录》曰:麝香可治"中恶,心腹暴痛胀急,痞满,风毒,妇人产难,堕胎,去面䵟,目中肤翳"。《本草纲目》载:"通诸窍,开经络,透肌骨,解酒毒,消瓜果食积,治中风、中气、中恶、痰厥、积聚癥瘕。"及"盖麝走窜,能通诸窍之不利,开经络之壅遏,若诸风、诸气、诸血、诸痛、惊痫、癥瘕诸病,经络壅闭,孔窍不利者,安得不用为引导以开之通之耶? 非不可用也,但不可过也"。《药性论》载:"除心痛,小儿惊痫、客忤,镇心安神。止小便利,能蚀一切痈疮脓。"《食疗本草》曰:"除百病,治一切恶气及惊怖恍惚。"《日华子》载:"杀脏腑虫,制蛇、蚕咬,沙虱、溪、瘴毒。吐风痰。纳子宫暖水脏,止冷带疾。"《本草正》载:"除一切恶疮痔漏肿痛,脓水腐面,面干斑疹。凡气滞为病者,俱宜用之。若鼠咬、虫咬成疮,以麝香封之"。《本草备要》载:

"治耳聋,目翳,阴冷。"

【现代研究】 麝香所含成分主要有麝香大环化合物如麝香酮等,甾类化合物如睾丸酮、雌二醇、胆甾醇,多种氨基酸如天门冬氨酸、丝氨酸,及无机盐和其他成分如尿囊素、蛋白激酶激活剂等。麝香对中枢神经系统的作用是双向的,小剂量时起兴奋作用,大剂量则抑制,增强中枢神经系统的耐缺氧能力,改善脑循环;有显著的强心作用,可兴奋心脏,增加心脏收缩振幅,增强心肌功能;对由于血栓引起的缺血性心脏障碍有预防和治疗作用;麝香具有一定的抗炎作用,与氢化可的松相似;对子宫有明显兴奋、增强宫缩作用,尤其对在体妊娠子宫更为敏感,对非妊娠子宫的兴奋发生较慢,但作用持久,麝香酮还能显著增加子宫收缩频率和强度,并且有抗着床和抗早孕作用,且随着孕期延长,抗孕作用更趋显著;本品对人体肿瘤细胞有抑制作用,浓度大则作用强,对小鼠艾氏腹水癌细胞和肉瘤 S180 细胞有杀灭作用。

麝香能抑制幽门结扎大鼠的溃疡形成,并能抑制胃液分泌,但麝香酮和尿囊素无此作用。麝香对炎症病理发展过程的血管通透性增加期、白细胞游走期和肉芽肿形成期三个阶段都有影响。麝香水浸出物对小鼠毛细血管通透性增加有明显的抑制作用,其强度为芦丁的 3 倍或水杨酸的 40 倍。麝香、蟾酥及牛黄三种药物合用时,有明显的协同作用。体外实验表明,麝香能抑制豚鼠白细胞游走,其作用强度为水杨酸的 10 倍,氢化可的松的 20 倍。另有报道,从麝香中分离出分子量约为 1000 的多肽,对豚鼠白细胞游走的抑制强度约为氢化可的松的 40 倍。大鼠甲醛滤纸片法实验表明,麝香混悬液对炎症晚期形成的肉芽肿抑制作用较弱,仅为醋酸可的松的 1/10,但对大鼠的巴豆油性肉芽肿,麝香乳剂每只 1～2 mg 皮下注射有明显的抑制作用(现代中药药理与临床应用手册,中国中医药出版社,2008:485)。对中枢神经系统作用:经小鼠给药动态观察到,3H—麝香酮灌胃给药后,5 min 即可透过血脑屏障进入中枢神经系统各部位。尾静脉注射后 2 min 即进入中枢神经系统各部位。据此推测,麝香的通关利窍、开窍醒脑以及临床用麝香及其制剂治疗中风、神志昏迷的机理很可能与药物迅速透过血脑屏障、在中枢神经系统蓄积时间较长有关(麝香酮的生物半衰期约 9 h)。研究发现给大鼠多次口服麝香 200 mg/kg 或合成麝香酮 5 mg/kg 后,均能非常显著地缩短大鼠注射戊巴比妥钠后的睡眠时间。这种结果的产生,可能是由于麝香及麝香酮具有刺激肝脏微粒体药物转化酶作用,从而使肝脏内戊巴比妥钠的代谢失活加速所致[山东医药工业,2002,21(4):27]。以浓冰醋酸直接涂抹于大鼠胃壁,诱发慢性实验性溃疡,然后按 200 mg/kg 口服麝香混悬液。结果表明,其对溃疡面的愈合有明显促进作用。这种作用的产生可能与麝香抗炎、生肌、镇痛、止血的作用有关系[山东医药工业,2002,21(4):27]。麝香对炎症的早、中、晚三期均有明显效果．尤其是对早、中期的作用较强,麝香抗炎的机理可能与兴奋下丘脑-垂体-肾上腺皮质激素系统有关。麝香水溶物可降低大鼠肾上腺内维生素 C 的含量,切除肾上腺其抗炎作用消失,但切除垂体其抗炎作用依然存在,说明其作用与肾上腺的完整存在密切相关。麝香水溶物中分离出抗炎的有效成分麝香-I,可明显减少中性白细胞,抑制血小板活化因子的生成,抑制对乙酰转移酶的活性,降低细胞内钙水平,这可能是麝香抗炎的机制之一。此外,抑制白三烯、趋化三肽及溶酶体的释放也是麝香抗炎作用的机制。[中药药理学,人民卫生出版社,2000:762]

【解酒方选】

1. 酒仙乐解酒法(又名解酒灵):由人参、天麻、黄连、黄柏、黄芩、葛花、葛根、枳椇子、延胡索、麝香等二十余种中草药配伍而成,经过加工炮制成为细末粉剂型。具有解酒醒酒之功。在饮酒前服,或在饮酒过程中服用,可防止醉酒。在酒后服用可解酒。每次 1 袋,温开水冲饮。

2. 枳椇子丸解酒法:枳椇子二两,麝香一钱。为末,面糊丸,如梧子大。每服三十丸,空心盐汤吞下。治饮酒多发积,为酷热蒸熏,五脏津液枯燥,血泣小便并多,肌肉消烁,专嗜冷物寒浆。(《世医得效方》)

3. 活命金丹解酒法:贯众、甘草、板蓝根、葛根、芒硝各30 g,大黄 45 g,牛黄、珍珠、生犀角、薄荷各 15 g,朱砂(一半为衣)12 g,麝香、桂枝、青黛各 9 g,冰片 6 g。研为细末,蜜水浸蒸饼为丸,每丸 3 g,金箔、朱砂为衣,每服 1 丸,汲水化下。此方具有醒神开窍,解毒导滞的功效。适用于一切酒毒、药毒,发热腹胀,大小便倒运,胸膈痞满,上实下虚,气闭面赤,汗后余热疑惑及中风不语,半身不遂,肢体麻木,痰涎上潮,咽嗌倒运,牙关紧闭。(《卫生宝鉴》卷八)

4. 沉檀聚香饼子解酒法:香附子 150 g,丁香 60 g,檀香120 g,三棱 60 g,白茯苓 60 g,甘松 60 g,沉香 45 g,白豆蔻60 g,砂仁 60 g,甘草 150 g,木香 45 g,葛花 90 g,干葛120 g,麝香 9 g,南硼砂 30 g。除方中甘草外,其余诸药共研为细末,将甘草熬为膏子,炒飞罗面适量,与药末混合后,捏

成小饼,每饼 2～3 g。需用时不计时噙化药饼,一日可连用
3～5 次。本方具有消化宿酒,辟口气,助脾胃,和饮食的功
效。专消宿酒,方中诸药协同,对于宿酒不消者确有较好疗
效。(《普济方》)

二、营养与保健方

天生草解酒茶

【概述】　“天生草解酒茶”是以葛花、葛根、荽蒿、银杏
叶、银杏黄酮为原料,分别经清洗、烘干、粉碎、炒制最后混合
搅拌制成。具有清热解毒、保肝护胃、降脂醒酒、补中益气之
功效,主要用于缓解醉酒后头痛头晕,呕吐,烦热口渴等不
适。用法用量为:取 1 袋,加沸水冲泡代茶饮用。

【现代研究】　本品中的葛花具有解热生津,和胃醒酒等
功效。可治酒后的发热烦渴、头痛头昏、呕吐、不思饮食、胸
膈胀满等。葛根有解肌发表的功效,即通过体液尤其是汗液
的排出达到解酒毒的目的。葛根还具有清热生津的作用,可
以治疗饮酒过度、湿热伤津引起的口干口渴。荽蒿有利膈、
开胃、行水、解毒等功效。可治胃气虚弱、浮肿、酒毒等。银
杏叶、银杏黄酮具有清除自由基、抗氧化和利尿解毒的作用。
诸药合用起到很好的解酒防醉作用。研究表明该茶能有效
激发人体乙醛脱氢酶的产生,能快速分解人体内的酒精,从
而缓解因醉酒产生的头昏头痛,烦热口渴,不思饮食等不适。

【使用注意】　重症患者请遵医嘱;饮酒前先饮用天生草
解酒茶效果最佳。

瑞莱星解酒神逸保健茶

【概述】 瑞莱星解酒神逸保健茶由河南省医学科学院所开发,采用的是天然野生食用植物葛根,精提其主剂,与河南名茶信阳毛尖科学配比制成。具有清热解毒、降脂醒酒、解乏等功效,可用于防醉解酒,预防心脑血管疾病等。用法用量为:取 1 袋,加入沸水冲泡代茶饮用。

【现代研究】 方中的葛根有解肌发表、清热生津的功效,可以治疗饮酒过度、湿热伤津引起的口干口渴。葛根中含有大量的葛根素和其他黄酮类物质,对人体的作用主要是降脂、降压、清热解毒、透疹止泻、解痉镇痛、改善脑微循环等,是防治高血压、高血脂、冠心病、糖尿病、脑血栓、肠胃病等多种疾病药品的重要原料。茶叶中的茶多酚能提高肝脏对酒精的代谢作用。二者合用有很好的解酒、保健的作用。研究发现,本品能显著降低机体中乙醇含量,解除机体酒精中毒尤其是肝中毒。其机制为进入人体后激发肝脏 P450酶系统,使其转化能力提高 4～5 倍,从而加速酒精的降解转化而解毒。

【使用注意】 重症患者请遵医嘱。日常饮用对预防心脑血管疾病等有很好的保健作用。

葛花菊花醒酒茶

【概述】 葛花菊花茶组方为葛花 10 g、菊花 15 g。有解酒护肝、和胃止呕之功效,适用于酒醉呕吐、津伤口渴、头目眩晕、小便短赤等。用法为:将二者择净,放入茶杯中,冲入沸水浸泡后代茶饮。

【现代研究】　方中葛花是一种常见的解酒中药,能清热解毒、和胃醒酒。可用于酒后的发热烦渴,头痛头昏、呕吐、不思饮食、胸膈胀满等。科学研究证实:葛花含有的皂角苷和异黄酮分别在免疫系统和内分泌系统发挥协调作用,可以改善酒精引起的新陈代谢异常,解酒护肝效果显著。菊花能疏散风热、平肝明目、解毒泻火、利咽止痛,可用于治疗酒后咽喉肿痛、目赤、皮肤瘙痒等症状。二者合用可有效缓解醉酒后呕吐,烦热口渴,头痛头晕,咽喉肿痛等不适症状。

【使用注意】　重症患者请遵医嘱。

美乐雅解酒茶

【概述】　美乐雅解酒茶以原始紫葛花、葛根、枳椇子、低聚木糖醇等为主料,经过现代生物技术加工而成,被誉为"千杯不醉解酒养生茶"。具有醒酒护肝,健胃养生等功效,主要用于防醉解酒,缓解酒后呕吐,烦热口渴,头痛头晕,二便不利等不适。用法用量为:取1袋,加入沸水冲泡代茶饮用。

【现代研究】　方中葛花具有解热生津、和胃醒酒等功效。可治酒后发热烦渴、头痛、头昏、呕吐、不思饮食、胸膈胀满等。葛根有解肌发表、清热生津的功效,可通过体液尤其是汗液的排出达到解酒毒的目的。可以治疗饮酒过度、湿热伤津的口干口渴。枳椇子可除烦渴,解酒毒,利小便。可用于治疗饮酒过度所致的胸膈烦热、头风、小腹拘急、口渴心烦、二便不利等病症。低聚木糖醇在人体内不会直接进入大肠内,而是优先被双歧杆菌所利用,具有极好的促进双歧杆菌增殖的活性,优化体内微生态平衡。全方合用,共同达到解肌发表、利尿除湿、清热生津等作用。美乐雅解酒茶独有抑制酒精吸收加速酒精排泄双重功效,能清除残余酒精在肝、胃中的积淀,迅速将酒精排出体外,从而有效缓解酒后呕吐,烦热口渴,头痛头晕,二便不利等不适。

【使用注意】 重症患者请遵医嘱;在饮酒前或饮酒时同饮效果最佳。

醉 翁 茶

【概述】 醉翁茶由枳椇子 18 g,柯子、鸡骨草、山楂、杜仲各 12 g,泽泻、苍术、金钱草各 9 g,茯苓 6 g 组成。有解酒去湿、护肝降脂、降胆固醇、降血压的功效,适用于长期饮酒而致血压、胆固醇偏高的肥胖患者。用量用法为:上药加水 1200 ml 煎至 400 ml,再加上适量冰糖,代茶饮。

【现代研究】 醉翁茶中的枳椇子具有解酒毒、除烦渴、利小便之功效,可用于治疗饮酒过度所致的胸闷烦热、头风、小腹拘急、口渴心烦、二便不利等病症。杜仲、山楂具有降血压、降血脂降胆固醇的作用,可以减少长期饮酒者酒精性脂肪肝的危害。山楂还能消食化积、行气散瘀,可用于酒后脘腹胀满、嗳气吞酸,腹痛便溏。鸡骨草、金钱草可护肝益胃,清热利湿。茯苓、苍术、泽泻可利水祛湿,增加醉酒者的排尿量和排尿频率,使酒毒从尿而解,从而使症状得解,还可治疗酒后水肿、小便不利、腹水胀满、湿盛泻泄等症。诸药合用起到护肝降脂,解酒去湿的作用。可快速消除醉酒后二便不利、胸膈烦热、嗳气吞酸等不适。醉翁茶是一味很好的解酒茶,对于好饮酒的人是很好的保健饮品。

【使用注意】 重症患者请遵医嘱;肾阴虚者慎用,孕妇忌用;对于喜爱饮酒的肥胖者可日常饮用;适合过量饮酒的三高(高血压、高血脂、高血糖)人群。

金 葛 露

【概述】　湖南金维康生物技术有限公司生产。金葛露主要由葛根素、茶多酚、葡萄糖、琥珀酸、延胡索酸、L-谷氨酰胺、抗坏血酸和柠檬酸等配制而成,是以解酒为主要功能的一种全新功能饮料。具有解酒、保肝、健胃的功效,可消除饮酒引起的口渴、呕吐、乏力、心跳加快、头痛等症状。用法用量为:每次 10～20 ml,酒前、酒中或酒后饮用。

【现代研究】　方中葛根素具有抗胆碱解痉,增加脑及冠状血管血流量,降血脂、降血糖、降血压,保护心血管及抗动脉硬化、抗氧化、抗血栓形成等作用。茶多酚作为抗氧化剂,既可抑制乙醇氧化为乙醛,也可清除机体内由乙醇介导的氧化应激产生的自由基,能提高肝脏对酒精的代谢作用。葡萄糖能抑制乙醇脱氢酶,减缓乙醛的产生。加入琥珀酸、延胡索酸、L-谷氨酰胺和抗坏血酸等酸类物质能明显提高解酒、防醉、纠正运动失调和改善记忆障碍的作用,其机理可能是各酸类物质能加快三羧酸循环,促进乙醛的分解。项伟等通过小鼠动物睡眠时间实验、攀附能力实验和跳台实验,观察金葛露对小鼠的睡眠、运动和记忆能力的影响以及解酒效果,结果表明金葛露在解酒、防醉、改善记忆障碍和抗攀附功能障碍方面均高于其他配方物质。其中茶多酚的解酒、防醉和改善记忆障碍的效果比葛根素明显,葛根素纠正运动失调作用的效果比茶多酚明显,而且提高金葛露糖酸比值不会影响其解酒效果。[中国酿造,2007,168(3):31-32]

【使用注意】　重症患者请遵医嘱;饮酒前 10 min 饮用

该产品效果最佳；日常饮用，能够起到滋养人身、平衡阴阳、协调脏腑等保健作用。

解酒口服液

【概述】 解酒口服液是由北京中医药大学王新月等研究的中药复方解酒制剂，由葛花、枳椇子、黄连、砂仁等组成。此口服液具有化湿醒脾、和胃降逆、清热泻火、发散利尿的作用，具有良好的解酒效果及保肝作用，尤其对酒精性肝损伤的防护作用更明显。用法用量为：每次1～2支，饮酒前或酒后服用。

【现代研究】 方中葛花、枳椇子既可发汗，又能利尿、清热生津，使酒毒从汗、小便而解，为解酒要药。黄连有清热燥湿、泻火解毒的功效，用于解除醉酒者的酒后湿热中阻、胃胀、恶心呕吐等症状。砂仁能化湿行气，温中止呕止泻。可治疗酒后脾胃气滞、食少、脘腹胀痛、呕吐泄泻、痰多胸闷、脾胃虚寒、气逆呕吐等症。诸药合用，共同达到清热生津、化湿行气、利尿解毒的作用。王新月等采用给小鼠灌胃二锅头白酒的方法造成小鼠醉酒模型，观察解酒口服液对急性酒精中毒小鼠行为及全血乙醇含量的影响，结果表明解酒口服液能促进乙醇的代谢，加速乙醇的分解和排泄，降低血乙醇含量，从根本上有效地缓解急性酒精中毒的症状。其加速乙醇排泄的途径可能是通过发汗、利尿及提高肝细胞对乙醇的分解能力来实现的。

【使用注意】 重症患者请遵医嘱；不宜长期、大量服用；肾阴虚者慎用，孕妇忌用。

花露水

【概述】 花露水是以花露油作为主体香料,配以酒精制成的一种香水类产品。主要原料有酒精、香精、蒸馏水,并辅以少量螯合剂(柠檬酸钠)、抗氧剂(二叔丁基对甲酚)及一些中药薄荷等。有去污杀菌、防痱止痒、提神醒脑等功效。主要用于防蚊虫叮咬、缓解酒后头晕头痛、减轻醉意等。用法用量为:洒数滴花露水在热毛巾上,轻轻擦拭醉酒者的胸、背、肘和太阳穴等处就可明显减轻其醉意。

【现代研究】 花露水最多的成分是酒精,是用70%左右的酒精、3%左右的香精和25%的水配制而成。酒清浓度为70%～75%,这种配比易渗入细菌内部,使原生质和细胞核中的蛋白质变性而失去活性,从而消毒杀菌作用强。外用擦拭可促进血液循环,增加皮肤的散热能力,使机体的代谢功能也相应加强。花露水含有一些中药薄荷,有解热发汗、兴奋中枢的作用,能有效缓解酒后头痛头晕、胸闷烦热等。因此花露水除了能祛痱止痒、防蚊虫叮咬、除菌杀菌外,还具有很好的解酒醒脑作用。

【使用注意】 涂抹花露水要适量,避免身体出现发痒、冒冷汗等不良反应;不宜在皮肤发炎处涂抹;避免与眼睛直接接触。

解酒烟剂

【概述】 解酒烟剂是用葛花、葛根、白茅根、白扁豆、淡竹叶、五味子、薄荷、藿香、半夏、白芷等制成碎片或丝状物,加工成圆柱或圆盘状。具有防醉解酒,提神醒脑的作用,适

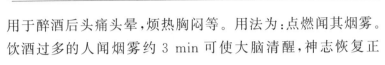

用于醉酒后头痛头晕,烦热胸闷等。用法为:点燃闻其烟雾。饮酒过多的人闻烟雾约 3 min 可使大脑清醒,神志恢复正常。

【现代研究】 方中葛花、葛根有清热生津、解肌发表之功效,用于饮酒过度、头痛头昏、烦热口渴、胸膈饱胀等症。白茅根、白扁豆、淡竹叶具有清热凉血,利尿消肿,健脾化湿等功效,可治酒后烦热、脾胃气滞、二便不利等。五味子可益气生津,保肝安神,用于津伤口渴、短气脉虚,内热消渴,心悸失眠等。薄荷有解热发汗、兴奋中枢的作用,能有效缓解其头痛、头晕。藿香、半夏能行水湿,降逆气,可用于胃气上逆、恶心呕吐。白芷具有解热、镇痛、抗炎等作用,还能改善局部血液循环。诸药同用,共奏解酒醒脑之功效。可有效的缓解酒后头晕头痛,恶心呕吐,心悸失眠,烦热胸闷等不适症状。

【使用注意】 重症患者请遵医嘱。

高浓度膳食纤维素片

【概述】 本产品是从多种绿色的谷物、水果、蔬菜中提取膳食纤维,按国际营养结构标准精制而成的安全营养补充剂,是保持人体健康的营养必需品。有通便、排毒、降脂等作用,可用于预防便秘、心血管疾病,减肥,美容,解酒等。用法用量为:每日 2 次,每次 1~2 粒,随水吞服。

【现代研究】 膳食纤维这类物质能刺激肠道蠕动,有利于粪便排出,可预防便秘、直肠癌、痔疮及下肢静脉曲张;可抑制机体对胆固醇的吸收,达到降血脂的作用,可预防动脉粥样硬化和冠心病等心血管疾病的发生。产生饱腹感,对肥胖病人进食有利,可作为减肥食品。改善耐糖量,可调节糖尿病病人的血糖水平,可作为糖尿病病人的食品;改善肠道菌群,预防肠癌、阑尾炎等。膳食纤维可加快体内毒素排出,酒前半小时服用(服用后需要饮足量白开水),纤维素遇水后迅速膨胀,释放出大量阳离子,可以阻止酒精进入血液循环,减少酒精对肝脏和身体的伤害。

【使用注意】　过多的摄入膳食纤维会致腹部不适,如增加肠蠕动和增加产气量,影响其他营养素如蛋白质的消化和钙、铁的吸收;长期大剂量吃膳食纤维减肥的女性会发生生殖器官发育不良或月经不调。

卵 磷 脂

【概述】　卵磷脂是广泛存在于动物和植物体内含磷的一类脂肪物质的总称,主要成分有磷脂酰胆碱、脑磷脂、肌醇磷脂和丝氨酸磷脂等。它不仅是动植物细胞的组成部分,生命的物质基础,还是胆碱和必需脂肪酸的一个来源。卵磷脂主要集中在动物大脑、脊髓、心、肝、肾、生殖腺和植物的种籽中,对维持生物膜的生理活性和机体的正常代谢起着关键作用。主要有降血脂、保护肝脏、美容养颜、健脑益智、预防老年痴呆、化解胆结石等作用。常用量为:每日 8～20 g,温水冲服。

【现代研究】　长期以来,营养学家和医学家们公认卵磷脂对人与动物的肝功能具有保护作用。卵磷脂通过六个方面全面保护肝脏:①减轻肝脏组织指示酶的流失;②改善肝脏新陈代谢;③消除肝脏中细胞死亡,纤维化和脂肪渗透现象;④减轻自由基或氧化剂产生的脂质过氧化现象;⑤减轻细胞膜的损害,保证细胞膜的连续性;⑥核糖核酸(RNA)和蛋白质的细胞合成增加。卵磷脂不仅可以保护肝脏不受酒精的侵害，还有利尿作用，可加速酒精排泄从而起到解酒的作用，还可以抑制肠内胆固醇的吸收降低血液胆固醇。所以卵磷脂可以有效地预防肝硬化、脂肪肝、酒精性肝损伤等。此外本品还能促进细胞增殖，使其活力旺盛。主要用于动脉粥样硬化，急、慢性肝炎，脂肪肝，肝硬化，神经衰弱等。

【使用注意】 不宜大量食用；重症患者请遵医嘱；适合过量饮酒的三高（高血压，高血脂，高血糖）人群。

不 醉 丹

【概述】 不醉丹是老中医杨更禄研制的解酒方剂。主要由白术、葛花、人参、蔻仁、青皮、木香、干姜、神曲等组成。具有防醉解酒、健脾益胃的功效。适用于醉酒后出现胃部胀满、不思饮食、口臭嗜睡等不适症状。用法用量为：每次1丸，细嚼，热酒送下。

【现代研究】 方中葛花独入阳明，解酒醒脾。可治酒后的发热烦渴、胸膈胀满等。蔻仁、青皮、木香、干姜温中健脾，行气和胃。可用于醉酒后出现胃部胀满、不思饮食等。人参、白术能有效补脾益气，全面恢复醉酒者的身体。神曲可解酒化食。诸药同用，共奏温和健脾，分消酒湿之功效。可有效缓解醉酒者胃部不适、不思饮食等症状。不醉丹在解酒的同时还兼顾调和脾胃，对身体保健有很好的作用。刘亚千等利用小鼠醉酒模型进一步验证该处方的解酒功效，并对其解酒机理进行初步探讨，结果表明不醉丹能有效改善小鼠的醉酒状态，其作用机理可能与降低血浆酒精浓度相关。

【使用注意】 重症患者请遵医嘱；孕妇忌用；不宜长期、

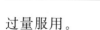

过量服用。

解 酒 灵

【概述】 解酒灵是一种新型的纯中药保健药,主要由甘草、白芍、党参、山楂、陈皮等组成。具有健脾胃,益气阳,解酒毒之功效,主治嗜酒中虚,湿伤脾胃,头痛心烦,眩晕呕吐等酒伤之证。用法用量为:口服,每日 2～3 次,每次 20 ml。

【现代研究】 本方中甘草具有补脾益气,清热解毒,祛痰止咳,缓急止痛,调和诸药的功效。现代药理学研究表明,甘草的有效成分为甘草甜素,其水解产生的葡萄糖醛酸能与毒物结合,同时还有肾上腺皮质激素样作用,可增强肝脏的解毒功能。党参、白芍、陈皮可补中益气、健脾护肝,可治嗜酒中虚,湿伤脾胃等。山楂具有消食化积,行气散瘀的作用,可用于酒后的脘腹胀满、嗳气吞酸等。诸药同用,起到很好的解酒和胃,补气健脾的作用。实验研究发现该药对高剂量乙醇引起的中枢抑制有一定的抵抗作用,对乙醇引起小鼠行动不协调性有一定的抑制作用,可能机制为抑制胃酸的分泌,提高乙醇脱氢酶的活性,加速乙醇的氧化代谢,降低血醇的浓度,减轻对机体的损害。

【使用注意】 重症患者请遵医嘱;孕妇忌用;不宜长期、过量服用。

海王金樽

【概述】 海王金樽为深圳市海王健康科技发展有限公司生产,主要原料为牡蛎精粉、维生素 C、L-半胱氨酸、牛磺酸、泛酸钙、淀粉、蔗糖等。有解酒和保肝作用,对化学性肝损伤有辅助保护作用和保健功能。用法用量为:每日 3 次,每次 3 片,含食或咀嚼食用。

【现代研究】 本品牡蛎提取物中含的糖原、氨基酸对饮酒者的肝脏有明显的保护作用。它能明显保护胃黏膜免受乙醇损伤,显著降低由酒精所致的胃壁循环量增加,并改善毛细血管微循环,从而明显改善由酒精所致的末梢循环障碍;并能降低肝组织脂质过氧化物含量,以抵抗乙醇在肝组织中的自由基对脂质过氧化损伤作用;它能提高血清和肝组织的超氧化物歧化酶(SOD)活力,SOD 能清除乙醇在肝细胞代谢过程中产生的超氧阴离子自由基而稳定细胞膜系统,从而起到保护肝细胞的作用;能加快酒精在人体内的代谢过程,解除乙醇和甲醛对肝细胞的直接损伤(主要是缩短酒精及其代谢产物在体内的停留时间,减少了脏器对这些物质的吸收,降低单位时间内血液中的酒精浓度),从而对酒精中毒有明显的预防和治疗作用,使醉酒现象出现迟缓,醉酒程度减轻,加快酒后运动失调的恢复。维生素 C、L-半胱氨酸、牛磺酸、泛酸钙等能加快三羧酸循环,促进乙醛的分解。全方合用,起到很好的解酒防醉,保肝护胃作用。

【使用注意】 适用于有化学性肝损伤者;重症患者请遵医嘱;不宜长期、过量服用;孕妇及哺乳期妇女忌用。

葛花醒酒养胃颗粒

【概述】 葛花醒酒养胃颗粒为包头医学院制剂中心生产,主要由葛花、青荷叶、白蔻仁等组成,具有芳香化浊,醒酒养胃等功效。用于酒精性肝病治疗。

【现代研究】 葛花醒酒养胃颗粒能有效降低大鼠血浆

内毒素和血清肿瘤坏死因子(TNF-α)水平;明显降低大鼠肝组织中血浆内毒素(LBP)和CD14的mRNA的表达;对酒精所致的血清丙氨酸转氨酶（ALT）、天冬氨酸转氨酶（AST）、γ-谷氨酰转肽酶(GGT)、三酰甘油(TG)的升高有明显的降低作用。由此提示,葛花醒酒养胃颗粒能降低血浆内毒素水平,并具有保护肝细胞,稳定细胞膜的作用,具有一定的研发价值和临床应用前景。

维 生 素

食物中广泛存在的维生素,也具有一定的解酒作用。现代研究证明,酗酒将导致维生素 B_1 的缺乏,说明酒精会消耗大量的维生素 B_1,另外维生素 B_1 还可加快酒精的代谢过程,解除乙醇和乙醛对肌细胞的直接损伤,从而对酒精中毒有明显的治疗作用。维生素 B_1 还可能会清除乙醇代谢时所产生的自由基。基于以上原因,使得维生素 B_1 对酒精引起的心功能改变产生了一定的预防及修复作用。

维生素C片

【概述】 维生素C片为人工合成片剂,主要成分为维生素C。维生素C又叫抗坏血酸,是一种水溶性维生素,是人体健康所必需的13种维生素之一。维生素C的主要作用是提高免疫力、抗氧化、参与胶原蛋白的合成、防癌、保护细胞、解毒,保护肝脏等。可用于饮酒过量欲恶心呕吐者。用法用量为:饮酒前一次口服维生素C 6～10片(0.6～1.0 g),可预防酒精中毒。

【现代研究】 维生素C为抗体及胶原形成,组织修补(包括某些氧化还原作用),苯丙氨酸、酪氨酸、叶酸的代谢,铁、碳水化合物的利用,脂肪、蛋白质的合成,维持免疫功能,羟化与羟色胺,保持血管的完整,促进非血红素铁吸收等所必需。维生素 C 能在体内各器官系统中发挥作用,帮助机体维持健康。主要用于防治维生素 C 缺乏病(坏血病),也可用于各种急慢性传染性疾病及紫癜等辅助治疗,用于治疗肝硬化、急性肝炎和砷、汞、铅、苯等慢性中毒时肝脏的损害。维生素 C 能加快三羧酸循环,促进乙醛的分解,加快酒精在体内的代谢。维生素 C 还能够增强肝脏功能,起到护肝作用。

【使用注意】　过量服用可引起不良反应:每日服 1～4 g,可引起腹泻、皮疹、胃酸增多、胃液反流,有时尚可见泌尿系结石、尿内草酸盐与尿酸盐排出增多、深静脉血栓形成、血管内溶血或凝血等,有时可导致白细胞吞噬能力降低。每日用量超过 5 g 时,可导致溶血,重者可致命。孕妇服用大剂量时,可能产生婴儿坏血病。

酒 芝 灵

【概述】　酒芝灵是广州沣芝生物科技有限公司灵芝研究所的科研人员,结合中医祖传秘方,利用现代先进的生产工艺,精制而成的灵芝浓缩液。是目前唯一用灵芝浓缩液解酒的产品。主要成分为灵芝、枸杞子、五味子、蜂蜜等。具有解酒护肝的功效,可消除酒后头晕头痛,烦躁胸闷等不适感。用法用量为:取 1 袋兑温开水服用,可根据个人需要增减用量。

【现代研究】　本品中灵芝有效成分为 80%,现代临床研究,灵芝可以清除血中毒素,对受损的肝脏细胞起营养修复的作用。其有效成分是灵芝多糖,它能提高机体免疫力,提高机体耐缺氧能力,消除自由基、解毒,提高肝脏合成DNA、RNA 蛋白能力,延长寿命,解酒效果较好。枸杞子、五味子、蜂蜜有益气生津,养肝补肾润肺的作用,用于津伤口渴,肝肾亏虚,头晕目眩等。全方合用,既可解酒防醉,又能保肝补肾。研究发现,酒灵芝能使人体快速分解出乙醇脱氢酶和乙醛脱氢酶,可以快速分解人体内的酒精。能快速消除酒后头晕头痛,心悸胸闷,烦躁口渴等症。

【使用注意】 重症患者请遵医嘱;酒前饮用可提高饮酒量,酒后饮用可快速消除酒后不适感。

强力醒酒护肝丸

【概述】 本品是采用天然草本植物(枳椇子、葛花、茯苓、人参等)以现代先进生物工程技术提取而成的精华,具有护肝养胃、防醉解酒的功效,适用于饮酒过量所引起之呕吐、眩晕、头痛、痰逆、慢性酒精中毒、小便不利等。用法用量为:成人每次 2 丸,每日 3 次,温水吞服。

【现代研究】 枳椇子具有解酒毒,除烦渴、利小便之功,用于治疗饮酒过度所致的胸膈烦热、头风、小腹拘急、口渴心烦、二便不利等病症。葛花有和胃醒酒、解热生津之功,可治酒后发热烦渴、头痛、头昏、呕吐、不思饮食、胸膈胀满等。茯苓具有渗湿利水,健脾和胃,宁心安神的功效,主治小便不利、水肿胀满、呕吐、泄泻、心悸不安、失眠健忘等。人参能增加肝脏代谢各物质的酶活性,使肝脏的解毒能力增强,从而增强机体对各种化学物质的耐受力。诸药同用可解酒,保肝和胃,缓解酒后烦渴,二便不利,头痛眩晕等不适。强力醒酒护肝丸是中西医结合的结晶,从中医角度讲:舒肝、理气,促进人体发汗排尿,从而提高肝脏消化能力,加快体内酒精的排泄。从西医原理上可能对解酒酶起激活催化作用,提高人体肝脏对酒精的分解效率。中西医紧密结合,协调作用,对人体起保健调养作用。

【使用注意】　不宜长期、过量食用;重症患者请遵医嘱;肾阴虚者慎用,孕妇忌用;酒前服用可以防醉护肝增加酒量,酒后服用可缓解过量饮酒引起的不适。

葛根含片

【概述】　葛根含片又名"酒哥",由广西轻工业研究院和美国现代技术公司联合研制的一种解酒新含片,主要原料为葛根精华素、甘草、维生素、葛花等多种天然解酒原料。具有醒酒、护肝养胃、清火解毒的功效,主要用于缓解酒精对人体的伤害,饮酒过量或醉酒后感觉头晕眼花、周身不适等。用法用量为:酒前或酒后 $1\sim2$ 片,含服。

【现代研究】　方中的葛根精华素、葛花具有和胃醒酒、清热生津的功效。用于饮酒过度、头痛、头昏、烦渴、胸膈饱胀、呕吐酸水等伤及胃气之症。甘草具有补脾益气,清热解毒,祛痰止咳,缓急止痛,调和诸药的功效。维生素可增强肝脏的解毒功能。研究发现"酒哥"有五大优势:①本品运用现代药食同源理论,改善血管弹性和通透性,能更好地向脑部输血供氧,调节人体免疫系统,使中枢神经减少酒精的伤害。②本品采用的药食两用成分,有效帮助胃部产生消化酶,在肠胃的表面形成保护层,保护胃部不受到乙醇的伤害。③"酒哥"不仅能清心火,除烦热,利小便,更能有效地拮抗酒精引起的睾丸组织脂质过氧化损害,保护生殖系统不受伤害。④本品含有蛋白质、碳水化合物、钙、锌、维生素等多种营养素,供机体所需,具有多种保健功能。⑤本品可以改善酒精引起的新陈代谢异常,有效分解乙醇、乙醛,迅速排出体外,减少乙醇、乙醛对人体肝脏细胞的损害,有显著的解酒护肝效果。

【使用注意】　重症患者请遵医嘱;孕妇忌用;不宜长期、过量食用。

御 酒 丸

【概述】　御酒丸是从纯天然草本植物姜黄中提取制成的一种解酒产品,主要成分为姜黄素。具有防宿醉、保肝护胃、消除疲劳的功效,主要用于酒后头痛、眩晕、皮肤过敏、肠胃不适等。用法用量为:喝酒前,服用 3～6 粒。如喝较多,酒中、酒后可再服 3～6 粒。

【现代研究】　该品中的姜黄素具有利胆作用,可以增加胆汁分泌的作用,同时也可以增加胆汁中的固体物、胆酸和胆红素的排泄量,通过利胆作用达到解酒的作用,使酒毒排出体外。现代药理研究表明姜黄素还具有抗氧化、抗炎、镇痛、降血脂、抗肿瘤等作用。研究表明御酒丸能提高肝脏对酒精的代谢、对脂质的代谢和抗氧化性,能将酒精直接氧化成没有毒性的酸酯类物质,同时能促进肝脏大量分泌酒精分解酶,将酒精一步步分解为乙醛、乙酸、二氧化碳和水;御酒丸可清除人体胃肠道存留的有机毒素,减轻肝脏、肾脏的解毒排毒负担而保肝护肾;能够提升心脏耐缺氧机能,稳定血压、平稳心律,防止心脏功能异常;可及时补充人体细胞所需的特殊营养,帮助大脑和肝脏细胞正常工作,使人能够在饮酒过程中保持头脑清醒,防止酒后产生头痛、晕眩、疲劳、局部皮肤过敏,肠胃不适等酒后症状。

【使用注意】 重症患者请遵医嘱;不宜长期、过量食用;脾虚者慎用,孕妇忌用;适于酒后容易感到不适、有吸烟习惯及身体易疲倦的人群。

葛 花 露

【概述】 葛花露由葛花、绞股蓝、山楂等十几味中药制成的纯中药醒酒保健饮料,含生药量 0.2 g/ml。对小鼠及家兔实验性醉酒均有显著的醒酒作用。[咸宁医学院学报,2001,15(1):29-31]

【现代研究】 葛花露对对乙酰氨基酚所致小鼠肝损伤的保护作用:葛花露可显著阻止对乙酰氨基酚小鼠血清天冬氨酸转氨酶(AST)、谷胱甘肽 S－转移酶(GST)和肝组织 MDA 升高,对肝脏谷胱甘肽(GSH)耗竭则无保护作用。

ru21 安体普复合片

【概述】 ru21 安体普是指 ru21 安体普解酒片(全称 RU-21 安体普天然植物提取物复合片)。由美国精神科学有限公司生产,有解酒作用。饮酒前和饮酒时食用,用法:在酒前 15～20 min 食用 2 片效果为佳。如果酒精饮入量比较大,则需及时补食,参考一两白酒一片,次日若还有酒后不适感,可以补用一次。食用本品不受用餐或饮酒时间限制,可与果汁、茶水或矿泉水同时食用。胃酸过多及胃溃疡者请在饭后食用。

【现代研究】 ru21安体普解酒片为纯天然健康生物食品,它的核心成分是一种产自俄罗斯的天然物质,在这个基础上再配入人体所需的营养成分。RU-21主要成分,每100 g含有维生素C 5 g、琥珀酸20 g、富马酸7.5 g、谷氨酸盐20 g、膳食纤维20 g、热量544焦耳以及葡萄糖。ru21安体普复合片通过减缓乙醇氧化为毒性物质的过程来平衡酒精代谢,加速毒性物质转化为乙酸、水和二氧化碳,从而减少毒性物质。ru21安体普复合片中所含的右旋糖(葡萄糖)可以减缓乙醇氧化过程。在肝脏细胞液中,右旋糖和用于乙醇分解的NAD池细胞液共同产生作用,迅速氧化,导致反应所需的NAD细胞液不足。基质(琥珀酸和富马酸)加速毒性物质分解成乙酸、二氧化碳和水。ru21安体普解酒片中加入了L-谷氨酸盐,减少毒素的产生。协调并抑制由酒精中毒引起的损伤过程。维生素C用于维护中枢神经体系、肝脏和激素活性组织的抗氧化系统,维护产生抗压激素的肾上腺皮层。

醒酒颗粒

【概述】 醒酒颗粒由甘草、党参、白芍、山楂、陈皮等组成。

【现代研究】 药效学试验观察发现该药具有解酒护肝作用。方中以有较强解毒功能的甘草为君药,党参、白芍为臣药,佐以山楂消食化积,陈皮理气健脾为使,共奏解酒防醉之功效。方中山楂富含多种酶类,可促进乙醇的分解,加速乙醇的代谢,并可明显阻止灌胃乙醇对胃黏膜的损伤,抑制消化道对乙醇的吸收,从而使血液中乙醇含量减少,起到解酒防醉作用。同时,这些酶可逆转乙醇诱导的大鼠血清中ADH活性的升高,使其恢复正常的乙醇脱氢酶氧化代谢过程,保持乙醇氧化中间产物乙醛产生与积累间的平衡状态。[解放军药学学报,2006,22(5):350-352]

永生宜康

【概述】 永生宜康(酒用添加剂)是以蜂蜜、葡萄糖、氨基酸、食用醋等为原料,经发酵后浓缩、提纯出的浅橙色液体,其作用可减小酒精对人体的刺激,起到醒酒、保肝、减毒作用。

【现代研究】 袁秉祥等对永生宜康进行了醒酒和减轻酒精致动物肝损伤药效学实验。结果表明,永生宜康对酒精致小鼠肝损伤有明显的保护作用,能缩短小鼠的醒酒时间,加快酒精在体内代谢,能降低血清中 AST、ALT,起到保肝减毒作用。病理学检查结果显示,永生宜康组小鼠肝脏损伤程度与模型组比较明显减轻,说明永生宜康能缓解酒精中毒,加快酒精在体内的代谢,起到一定的保肝、降酶、解毒作用。[酿酒科技,2005,4:90-92]

神仙醒酒丹

【概述】 神仙醒酒丹是用葛花、葛根粉、赤小豆花、绿豆花、白豆蔻、柿霜等各味药共同研成细粉,用生藕汁做成的丸。具有宣散排毒,利尿祛湿,醒脾清胃之功效,主要适用于酒后头痛、眩晕、小便短涩、胃痛、胃酸、食少、脉滑、口苦等症。用法用量为:每次用 1 丸,嚼碎吞服。

【现代研究】 方中葛花、葛根具有清热生津、解肌发表的作用,可以使酒湿之邪从肌表而出。可用于饮酒过度、头痛、头昏、烦渴、胸膈饱胀等症。赤小豆花、绿豆花具有利水消肿、清热解毒的作用。这两味药可以促使酒湿和小便一同排出;白豆蔻具有调气化湿,醒脾开胃的作用。用于酒后的脘腹胀痛,呕吐,食欲不振等,柿霜、藕汁具有清热生津的作用,可治酒后烦热口渴。全方合用,既具有解肌发表、利尿、渗湿的作用,又有升清降浊、清热生津的作用,所以可用于酒醉的病症,尤其适用于长期酗酒所引起的头痛眩晕、小便短赤涩痛、食欲不振等症。

【使用注意】 不宜长期、过量食用;重症患者请遵医嘱;肾虚者慎用,孕妇忌用。

酒仙胶囊

根据酒性热伤阳,以热性解毒药为主匡扶阳气,用雄黄、全蝎、白豆蔻等十味中药制成酒仙胶囊,治疗急性酒精中毒取得了良好的效果。临床观察对消除酒精中毒症状最快者约 10 min,最慢者约 12 h,后遗症在 1～2 d 内完全消除。[湖南中医学院学报,1991,11(27):27-28]